Standl/Mehnert

**Das große TRIAS-Handbuch
für Diabetiker**

Die Autoren des Buches

Prof. Dr. med. Eberhard Standl
Chefarzt der 3. Med. Abteilung
Akadem. Lehrkrankenhaus München-Schwabing,
Stellv. Vorstand der Forschergruppe Diabetes, München
Chefredakteur von »Diabetes und Stoffwechsel«,
»Schulungsprofi Diabetes« und »Diabetes-Journal«

Prof. Dr. med. Hellmut Mehnert
Präsident der Deutschen Diabetes-Union
Geschäftsf. Vorstand der Forschergruppe Diabetes, München
Chefredakteur von »Diabetes-Journal«

Das Buch entstand in Zusammenarbeit mit dem
gesamten »Schwabinger Schulungsteam«:

Dr. med. Eberhard Biermann
Maria Loser, Diabetesberaterin DDG
Gabriele Müller, Diabetesberaterin DDG
Hedwig Rauch, Diabetesberaterin DDG
Marion Reimann, Diabetes- und Hypertonieberaterin
Christina Stöger, Diätassistentin
Elke Zengler, Diabetesberaterin DDG
Priv.-Doz. Dr. med. Anette G. Ziegler

und den ehemaligen Mitgliedern:
Mechthild Lörcher, Diabetesberaterin DDG
Christa Reinert, Ökotrophologin

Prof. Dr. med. Eberhard Standl
Prof. Dr. med. Hellmut Mehnert

Das große TRIAS-Handbuch für Diabetiker

Wie Sie unbeschwert und aktiv
mit Diabetes leben

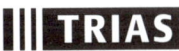

Leserservice:

Wenn Sie Fragen oder Anregungen zu diesem Buch haben, schreiben Sie uns: TRIAS Verlag, Postfach 301120, 70451 Stuttgart

Umschlaggestaltung:
Cyclus · D+P Loenicker, Stuttgart

Lektorat:
Uta Spieldiener

Textzeichnungen:
Friedrich Hartmann, Nagold

Bildnachweis:
S. 159: Raimund Mayer, Schorndorf
S. 48, 61, 74, 241, 244, 245 264, 272, 281: MEV
S. 255: Milupa GmbH & Co. KG

Die Deutsche Bibliothek –
CIP Einheitsaufnahme
Standl, Eberhard:
Das große TRIAS-Handbuch für Diabetiker : wie Sie unbeschwert und aktiv mit Diabetes leben / Eberhard Standl ; Hellmut Mehnert. – Stuttgart : TRIAS, 1998
  (TRIAS ärztlicher Rat)
  Frühere Ausg. u.d.T.: Mehnert, Hellmut:
  Handbuch für Diabetiker

Gedruckt auf chlorfrei gebleichtem Papier

© 1998 Georg Thieme Verlag
Rüdigerstraße 14, D-70469 Stuttgart
Printed in Germany
Satz: Fotosatz H. Buck, Kumhausen
Druck: Parzeller, Fulda

ISBN 3-89373-420-1

Wichtiger Hinweis:
Wie jede Wissenschaft ist die Medizin ständigen Entwicklungen unterworfen. Forschung und klinische Erfahrung erweitern unsere Erkenntnisse, insbesondere was Behandlung und medikamentöse Therapie anbelangt. Soweit in diesem Werk eine Dosierung oder eine Applikation erwähnt wird, darf der Leser zwar darauf vertrauen, daß Autoren, Herausgeber und Verlag große Sorgfalt darauf verwandt haben, daß diese Angabe **dem Wissensstand bei Fertigstellung des Werkes** entspricht. Für Angaben über Dosierungsanweisungen und Applikationsformen kann vom Verlag jedoch keine Gewähr übernommen werden. **Jeder Benutzer ist angehalten,** durch sorgfältige Prüfung der Beipackzettel der verwendeten Präparate und gegebenenfalls nach Konsultation eines Spezialisten festzustellen, ob die dort gegebene Empfehlung für Dosierungen oder die Beachtung von Kontraindikationen gegenüber der Angabe in diesem Buch abweicht. Eine solche Prüfung ist besonders wichtig bei selten verwendeten Präparaten oder solchen, die neu auf den Markt gebracht worden sind. **Jede Dosierung oder Applikation erfolgt auf eigene Gefahr des Benutzers.** Autoren und Verlag appellieren an jeden Benutzer, ihm etwa auffallende Ungenauigkeiten dem Verlag mitzuteilen.

Geschützte Warennamen (Warenzeichen) werden **nicht** besonders kenntlich gemacht. Aus dem Fehlen eines solchen Hinweises kann also nicht geschlossen werden, daß es sich um einen freien Warennamen handele. Das Werk, einschließlich aller seiner Teile, ist urheberrechtlich geschützt. Jede Verwertung außerhalb der engen Grenzen des Urheberrechtsgesetzes ist ohne Zustimmung des Verlages unzulässig und strafbar. Das gilt insbesondere für Vervielfältigungen, Übersetzungen, Mikroverfilmungen und die Einspeicherung und Verarbeitung in elektronischen Systemen.

Inhalt

Zu diesem Buch 15

- **Für wen ist dieses Buch geschrieben?** 17
  Typ-1-Diabetiker, der »intensiviert« Insulin spritzt 18
  Typ-2-Diabetiker ohne Insulinbehandlung 19
  Typ-2-Diabetiker mit Insulinbehandlung 19
  Der Diabetes – eine Volkskrankheit 20

- **Ursachen und Entstehung des Diabetes** 22
  Die Rolle der Vererbung 22
  – MODY-Diabetes – eine genetische Sonderform 23
  Einflüsse des Immunsystems bei Typ-1-Diabetes 24
  Typ-2-Diabetiker sind meistens übergewichtig 27
  – Wenn der Muskel nicht mehr auf Insulin reagiert 27
  Das metabolische Syndrom und seine Folgen 28
  Der Einfluß von Infektionen 29
  Wenn die Krankheit während der Schwangerschaft beginnt 30
  Medikamente als Auslöser des Diabetes 30
  Diabetes als Folge anderer Erkrankungen 31

- **Was ist Diabetes?** 32
  Absoluter oder relativer Insulinmangel? 32
  Welche Aufgaben hat Insulin? 36
  Die Unterschiede zwischen Typ-1- und Typ-2-Diabetes 37
  Wie wird der Diabetes festgestellt? 39
  Sind Sie ein Diabetiker oder ein Zuckerkranker? 40
  Ist der Diabetes heilbar? 40

Inhalt

- **Auch die Seele ist betroffen** — 43
  - Die ersten Tage wie in Trance — 43
  - Den Diabetes akzeptieren – wie geht das? — 46
  - **Selbsthilfe:** Akzeptieren Sie den Diabetes – Schritt für Schritt — 47

- **Vom Nutzen einer guten Diabeteseinstellung** — 49
  - Was sagt der HbA_{1c}-Wert aus? — 49
  - Der Anreiz zum Mitmachen — 52

- **Moderne Ernährung ist kein Hungerregime!** — 55
  - Nährstoffe zum Aufbau und Betrieb des Körpers — 57
  - Was sind Kohlenhydrate? — 58
  - **Praxistip:** Kohlenhydrate austauschen und BE mit Küchenmaßen abmessen — 59
  - – Welche Kohlenhydrate sind für Typ-1-Diabetiker geeignet? — 60
  - – Welche Kohlenhydrate sind für Typ-2-Diabetiker geeignet? — 61
  - **Tabelle:** Kohlenhydrat-Austauschtabelle — 62
  - Fett-Austauschtabelle — 65
  - Fett und Eiweiß — 68
  - – Achten Sie auf verstecktes Fett — 68
  - Wieviel Kalorien braucht der Mensch? — 70
  - Ballaststoffe – günstig für den Blutzucker — 73
  - Öfter, aber weniger essen! — 75
  - Zuckeraustauschstoffe und Süßstoffe – ein Unterschied — 78
  - Spezielle Diabetikerprodukte sind überflüssig — 79
  - Die Auswahl der Getränke — 80

Die Behandlung mit Tabletten — 82

Alpha-Glukosidasehemmer (z.B. Glucobay) bremsen die Verdauung von Kohlenhydraten — 83

Das Biguanid Metformin – Wirkungen außerhalb der Bauchspeicheldrüse — 84

Mehr Insulin durch Sulfonylharnstoffe — 85

Völlig neu: die Insulinsensitizer — 87

Die Kombination verschiedener Behandlungen — 89

– Der Einstieg in die Insulintherapie — 90

Merkblatt: Wann sollen die Tabletten geschluckt werden? — 92

Das Wundermittel Insulin — 93

Die Entdeckung des Insulins — 93

Was ist Insulin, und wie wirkt es? — 96

– Welche Insuline gibt es? — 97

– Den Wirkablauf verstehen — 101

Humaninsulin – das Mittel der Wahl — 103

Der richtige Umgang mit dem Insulin — 104

– Ampullen mit 40 oder 100 Einheiten — 104

– Insulin richtig lagern und mitnehmen — 105

Die richtige Spritztechnik — 106

Praxisteil: Insulin richtig aufziehen, mischen und spritzen — 110

Wo soll ich spritzen? — 114

Insulin ist gut verträglich — 115

Die regelmäßige Selbstkontrolle — 118

Die Selbstkontrolle des Blutzuckers — 119

– Blutzuckerkontrolle ohne Meßgerät – so wird's gemacht — 120

Die Selbstkontrolle des Harnzuckers — 122

– Azetonbestimmung im Urin — 123

Wann und wie oft den Blut- und Harnzucker testen? 124
– Müssen sowohl Typ-1- als auch Typ-2-Diabetiker messen? 124
– Blutzuckermessung zum Feststellen von Unterzucker 126
– So führen Sie Ihr »Diabetiker-Tagebuch« 126

● Die intensivierte Insulintherapie des Typ-1-Diabetikers 128

Die intensivierte Insulintherapie mit Insulinpumpe 129
Die intensivierte Insulintherapie mit Spritzen 129
An verschiedene Voraussetzungen geknüpft 131
– Insulin an die BE anpassen 131
– Wie hoch soll der Blutzucker vor der Spritze sein? 133
– Regeln für die Korrekturdosis 134
– Testen der Menge an Basalinsulin 135
– Zwischenmahlzeiten 135
– Der Spritz-Eß-Abstand 136
– Die Spätmahlzeit 136
Intensivierte Insulintherapie auch bei Typ-1-Patienten mit Kurzzeitdiabetes 137
Praxisteil: Analyse und Behandlung von häufigen Problemen 139

● Die konservative Insulintherapie bei Typ-2-Diabetes 141

– Warum und ab wann müssen auch Typ-2-Diabetiker spritzen? 141
Kombination von blutzuckersenkenden Tabletten mit Insulin 142
Die alleinige Behandlung mit Insulin 143
– Die freie Mischung von Normal- und Verzögerungsinsulin morgens und abends 144
– Die 3-Spritzen-Therapie 145
– Die Abstimmung von Spritzen mit den Mahlzeiten 145

Die Anpassung der Insulindosis für Typ-2-Diabetiker 147
– Die Verminderung der Insulindosis 148
– Die Erhöhung der Insulindosis 148
Beispiele: So passen Sie die Insulindosis an 150
Wenn der Zucker trotzdem steigt 155

- **Gefährliche Stoffwechselentgleisung: das diabetische Koma** 157
  Notfallplan: Richtig handeln bei einer Stoffwechselentgleisung (Ketoazidose) 160

- **Insulinpumpen** 162
  Was ist und wie funktioniert eine Insulinpumpe? 164
  Was ist das Besondere an der Pumpenbehandlung? 164
  Ist die Behandlung gefährlich? Welche Komplikationen können auftreten? 165
  Was muß ich selbst bei einer Behandlung mit einer Pumpe tun? Was kann ich von der Behandlung erwarten? 165
  Wer kommt für eine Behandlung mit Insulinpumpen in Frage? 166
  Kommt für mich persönlich eine Pumpentherapie in Frage? 166
  Was ist in naher oder ferner Zukunft auf diesem Gebiet an Neuerungen zu erwarten? 167

- **Hoffnungen auf neue Möglichkeiten der Behandlung** 168
  Der Traum von der künstlichen B-Zelle 168
  Wunschvorstellung »Blutzuckerfühler« 168
  Wie weit ist man mit der Verpflanzung von Langerhansschen Inseln? 170
  Kann das Immunsystem beeinflußt werden? 172

Inhalt

● Hypoglykämie: Wenn der Zucker zu tief absinkt — 173

- Blutzucker unter 50 mg%: Hypoglykämie — 174
- Bei Unterzucker: BE essen und Blutzucker messen — 176
- Hypoglykämie – wie beugt man vor? — 177
- Halten Sie Not-BE stets griffbereit — 177
- So handeln Sie als Angehöriger richtig — 178
- So spritzen Sie Glukagon richtig — 178
- Die Zuckerspritze durch den Notarzt — 179
- **Erste Hilfe:** Richtig handeln bei einer Unterzuckerung (»Hypo«) — 180

● Sportlich aktiv und fit — 182

- Sport hat Auswirkungen auf die Behandlung — 182
- – Muskelarbeit senkt den Blutzucker — 182
- – Welche Sportarten sind geeignet? — 184
- Was ist beim Sport zu beachten? — 186
- – Stoffwechselmaßnahmen vorher überlegen — 186
- – Ausgleich durch Extra-BE — 186
- – Verringerung der Insulindosis — 186
- – Was Sie beim Sport immer dabei haben sollten — 190

● Folgeschäden: vermeiden und rechtzeitig behandeln — 192

- Makro- und Mikroangiopathie: Gefäßschäden mit Folgen — 192
- – Schalten Sie Ihre Risikofaktoren aus — 193
- – Bluthochdruck: Heute sehr gut zu behandeln — 194
- – Aspirin stoppt die Makroangiopathie — 196
- – Betablocker und Fettsenker nach Herzinfarkt — 196
- – Diabetische Netzhauterkrankung – wie wird behandelt? — 197
- – Diabetische Nierenerkrankung: Eiweiß im Harn — 198

– Vorbeugen ist wichtiger als Heilen	199
Merkblatt: Untersuchungen schützen vor Folgekrankheiten	201
Nervenstörungen und sonstige Begleiterscheinungen	202
– Verbesserte Behandlung durch gute Diabeteseinstellung	202
– Verlangsamte Magenentleerung	203
– Diabetische Blasenlähmung	203
– Erektionsstörungen	204
– Vorübergehende Muskellähmungen	204
– Häufige Gallensteine	204
– Mastfettleber verschwindet durch Gewichtsabnahme	205
– Anfällig für Hautinfektionen und Juckreiz	205
– Gestörte Sehkraft	206
● **Die richtige Pflege diabetischer Füße**	207
Wie sich Durchblutungs- und Nervenstörungen äußern	207
Schauen Sie sich einmal täglich Ihre Füße an!	208
Wie kann man Fußverletzungen vorbeugen?	209
Praxisteil: Fußpflege – so machen Sie es richtig	211
Was Sie Ihren Füßen nicht zumuten sollten	212
Auch die Gefäße können trainiert werden	212
Exkurs: Kleine Fußgymnastik für Diabetiker – turnen Sie Ihre Füße fit	213
● **Der kranke Diabetiker**	217
Insulin niemals weglassen – Dosis bei Krankheit anpassen	217
Beispiele: So verhalten Sie sich bei Krankheit richtig	218
Welche anderen Medikamente beeinflussen den Blutzucker?	219
Wenn man ins Krankenhaus muß	219
Exkurs: Schulung für Typ-2-Diabetiker: Wissenswertes und Praktisches in Kurzform	222

Inhalt

1. Schulungseinheit: Wichtige Fragen zu Diabetes, Insulin, Blutzucker und Nierenschwelle — 222
2. Schulungseinheit: Wichtige Fragen zur Ernährung — 226
3. Schulungseinheit: Wichtige Fragen zur Fußpflege — 233
4. Schulungseinheit: Wichtige Fragen zur Spätschäden, Vorsorge und Sport — 235
5. Schulungseinheit (nur für insulinspritzende Diabetiker): Wichtige Fragen zum Insulinspritzen — 238

● Das diabetische Kind — 241

Welcher Diabetestyp steht bei Kindern im Vordergrund? — 242
Ersteinstellung und Schulung in der Klinik — 242
Verräterischer Durst als erstes Anzeichen — 243
Was und wieviel soll das Kind essen? — 245
– Eine geregelte Ernährung ist notwendig — 247
Intensivierte Insulintherapie bei Kindern — 247
Merkblatt: Das diabetische Kind – Merkblatt für Erzieher — 249
Behandeln Sie Ihr Kind, als wäre es gesund — 251
Sommerferienlager speziell für diabetische Kinder — 251

● Mutter werden trotz Diabetes — 253

Ein Baby trotz Diabetes? – heute kein Problem mehr — 253
Schlechte Diabeteseinstellung: Risiken für das Kind — 254
Strenge Anforderungen an die Diabeteseinstellung — 254
Die Schwangerschaft planen — 256
Exkurs: Gestationsdiabetes: Wenn die Krankheit erst während der Schwangerschaft auftritt — 257
Der Insulinbedarf steigt meistens an — 259
Überwachung durch Internist und Geburtshelfer — 260
An Geburtsvorbereitungskurs teilnehmen — 260

So wird das ungeborene Baby überwacht	261
Verhalten bei vorzeitigen Wehen	261
Das Baby ist da: Blutzucker, Stillen, Rooming-in	262
Die weitere Familienplanung	262

● Der Alltag: Partnerschaft, Familie, Beruf — 263

Die gleiche Ernährung für die ganze Familie	263
Was der Partner wissen sollte	264
Den richtigen Beruf wählen	266
– Berufliche Einschränkungen für insulinspritzende Diabetiker	266
– Regelung von Umschulungsmaßnahmen	267
– Einstellung in den öffentlichen Dienst	267
– Betriebsdienst der Deutschen Bahn AG	268
– Grad der Behinderung – ein Widerspruch?	268
Exkurs: Richtlinien für die Einstellung von Diabetikern in den öffentlichen Dienst	269
– Wie werden Kinder eingestuft?	271
– Verhalten am Arbeitsplatz	271
– Vorsorge bei den Kollegen und für die Mahlzeiten	272
– Rechtsanspruch nach dem Bundessozialhilfegesetz	273
– Berentung nur in Ausnahmefällen	273

● Auto und Führerschein — 274

Richtlinien für den diabetischen Fahrschüler	274
Drei Gefahrengruppen für eine Hypoglykämie	275
Was Sie sonst noch wissen sollten	277
Merkblatt: Regeln für autofahrende Diabetiker	279

Inhalt

- **Diabetiker auf Reisen** — 280
  - Insulin an die Aktivität im Urlaub anpassen — 280
  - Wer mag: Reisen speziell für Diabetiker — 281
  - Freude am Essen – auch im Urlaub — 282
  - Kummer mit dem Insulin in heißen Ländern? — 282
  - **Merkblatt:** Checkliste für die Reise — 283
  - Auf Zeitverschiebung reagieren — 284
  - **Service:** Übersetzungshilfe für Ihren Diabetikerausweis — 285
  - Attest für Pumpenträger — 287

- **Der Deutsche Diabetiker-Bund stellt sich vor** — 288
  - Ziele des Deutschen Diabetiker-Bundes e.V. — 289
  - Die Deutsche Diabetes-Union — 289
  - Diabetes-Journal: eine Zeitschrift für Diabetiker — 289

- **Bücher zum Weiterlesen** — 293

- **Adressen, die weiterhelfen** — 295

- **Sachverzeichnis** — 296

Zu diesem Buch

»Unbeschwert und aktiv« heißt zu Beginn des 3. Jahrtausends das Motto für jedermann. »Unbeschwert und aktiv« können mittlerweile auch die von Diabetes betroffenen Menschen leben, vorausgesetzt sie nutzen die heute sehr guten Behandlungsmöglichkeiten für diese häufige Krankheit. Früher kaum denkbare Freiheiten und Flexibilität in der Diabetesführung sind nunmehr vielfache Realität, man muß nur wissen, worauf es ankommt.

Dieses Wissen zu vermitteln und vor allem die Kraft (neudeutsch: Power), die eigenen Dinge trotz Diabetes selbst zu regeln, zu »empowern« – wie man im Fachjargon sagt –, ist das Ziel dieses Handbuches für Diabetiker, dessen Vorgängertitel bereits über 150 000 mal Eingang bei Diabetikern und deren Familien gefunden hat. Mit dieser Neuausgabe trägt »das Handbuch« dem gewaltigen Entwicklungsschub Rechnung, der sich auf dem Gebiet der medikamentösen und technischen Möglichkeiten für die Diabetesherapie seit Jahren unvermindert fortsetzt.

Speziell neu konzipiert für diese Neuausgabe wurden die Themen »Ernährung«, »blutzuckersenkende Tabletten«, »intensivierte Insulintherapie«, »konservative Insulintherapie«, »Blutzuckerselbstkontrolle«, um nur die wichtigsten zu nennen. Daneben findet sich das Neueste über Insulin-Pens und -Pumpen, ebenso über die neuesten Blutzuckermeßgeräte und Stechhilfen. Ein Abschnitt über Hypertonie-Schulung wurde erstmalig aufgenommen, wie überhaupt das gesamte Handbuch auf den aktuellen Stand gebracht wurde.

Große Motivation kommt heute aus der mittlerweile gesicherten Erkenntnis, daß eine gute Diabeteseinstellung mit entsprechenden HbA_{1c}-Werten die Folgeschäden an Auge, Niere, Nerven, aber auch an den großen Blutgefäßen, tatsächlich verhindern kann. Die amerikanische DCCT-Studie (Diabetes Control and Complication Trial) und eine Reihe weiterer internationaler Großstudien haben das gezeigt. Im Vergleich zum ersten Erscheinen des Vorgängers dieses Ratgeber-Buches für Diabetiker 1975 hat sich damit die praktische Diabetesbehandlung revolutioniert.

Damals waren – für unsere technologieverwöhnten Augen erscheint das steinzeitlich – ein Reagenzglas zur Harnzuckerkontrolle, eine Blut-

Zu diesem Buch

zuckerpipette und ein Harnzuckerteststreifen außen auf dem Umschlag abgebildet. Das war durchaus programmatisch gemeint: Die Leser mußten erst noch gewonnen werden, aktiv und mitverantwortlich bei der Überwachung und Einstellung ihres Diabetes mitzuarbeiten. Dagegen ist für den informierten Diabetiker unserer Tage, speziell bei Anwendung der intensivierten Insulintherapie, aber auch sonst, Blutzuckerselbstkontrolle eigentlich selbstverständlich. Das größte Handicap sind in der Gegenwart die Kosten und die Kostenträger, nicht die einfache und zuverlässige Durchführung mit kleinsten Blutmengen. Natürlich ist aber auch, daß die Hoffnungen für die Zukunft auf unblutige Meßmethoden gerichtet sind!

Das Buch setzt kein Wissen voraus und will auch keine strukturierten Schulungskurse ersetzen, die heute Standard sind für die verschiedenen Gruppen von Diabetikern, für die Menschen mit intensivierter Insulintherapie, mit konventioneller Insulinbehandlung aber auch ohne die Notwendigkeit einer Verabreichung von Insulin – also für alle Diabetiker.

Es will auch nicht mit dem monatlich erscheinenden Magazin für Diabetiker, dem Diabetes-Journal, in Konkurrenz treten, das als offizielles Organ vom Deutschen Diabetiker-Bund, von der Deutschen Diabetes-Gesellschaft und von der Deutschen Diabetes-Union herausgegeben wird.

»Das Handbuch« möchte jedoch auch bereits »geschulte« Menschen mit Diabetes weiter fit machen, schließlich gibt es über alle Situationen Auskunft, von sozialmedizinischen Belangen über Vererbung und Schwangerschaft bis hin zu Problemen bei Reisen, im Urlaub oder bei zusätzlichen Krankheiten. In diesem Sinne kann man sowohl als »alter Hase«, der schon viel mit seinem Diabetes erlebt hat, nur mal so in dieses Buch »hineinschmökern«, wird dann aber bald feststellen, wieviel Neues es doch gibt, als auch als »Newcomer«, der möglichst schnell über seinen Diabetes Bescheid wissen will, alles von vorne bis hinten lesen.

Über all den inhaltlichen Neuerungen ist auch äußerlich ein aktuelles und modernes Buch entstanden mit vielen Merksätzen, Hinweisen, Abbildungen, Zeichnungen und Tabellen. Ein gewisser optischer Anreiz soll zum Lesen und Lernen animieren. Unverändert ist das Ziel der Autoren geblieben: Das Buch möge dazu beitragen, den Kontakt zwischen Arzt und Patient zu verstärken, und den von Diabetes betroffenen Menschen helfen, aktiv und unbeschwert zu leben!

E. Standl
H. Mehnert, im Februar 1998

Für wen ist dieses Buch geschrieben?

Dieses Buch wendet sich an alle Diabetiker, speziell wenn sie in allen Lebenslagen aktiv und fit sein wollen. Es setzt weder voraus, daß man bereits ein gewiefter »Diabetes-Experte« ist, noch erschöpft es sich andererseits als reine Anfangslektüre für diejenigen, die eben erst mit ihrem Diabetes konfrontiert worden sind.

Dieser Ratgeber vermittelt Grundwissen über den Diabetes. Ebenso kann er als Nachschlagewerk für besondere Situationen dienen, die im Laufe eines Lebens mit Diabetes auftreten. Strukturierte Gruppenschulung will und kann er nicht ersetzen, wohl aber sinnvoll begleiten und ergänzen.

Ist es berechtigt, »alle Diabetiker« gleichsam in einen Topf zu werfen? Bestehen nicht je nach Lebensalter und Diabetestyp unterschiedliche Probleme? Das trifft zweifellos zu, auch wenn, wie zu zeigen sein wird, viele

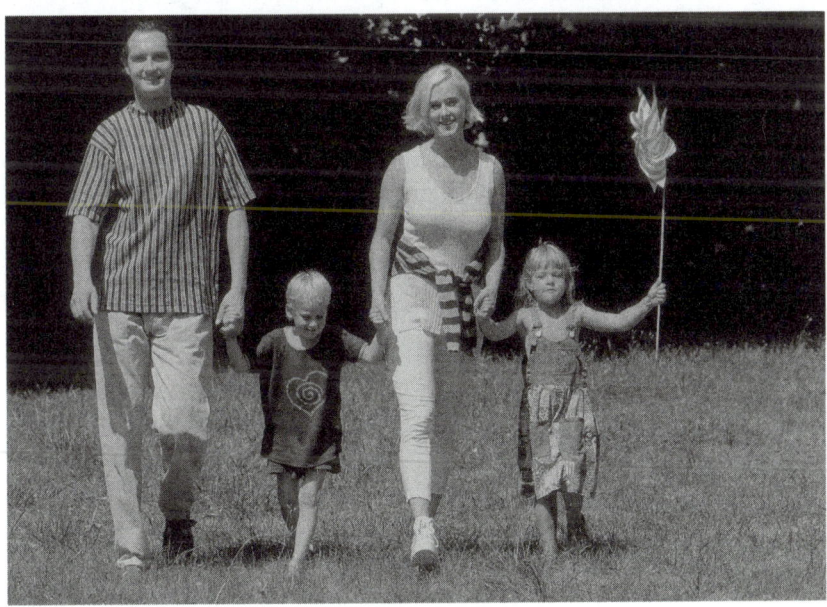

»Unbeschwert und aktiv« – so können Diabetiker heutzutage leben.

■ Für wen ist dieses Buch geschrieben?

Gemeinsamkeiten vorhanden sind, die eine einheitliche Betrachtung der Krankheit ermöglichen. Stellen wir aber zunächst drei Fälle vor, wie sie immer wieder auftreten und in denen sich die meisten Leser dieses Buches wiedererkennen können.

Typ-1-Diabetiker, der »intensiviert« Insulin spritzt

Diese Patienten hat man früher auch als jugendliche Diabetiker bezeichnet. Zwar haben viele dieser Menschen ihren Diabetes im Alter von 10, 15 oder 20 Jahren bekommen, manche auch schon mit 5, andere aber erst mit 40 oder 60 oder im noch höheren Lebensalter. Der Beginn des Diabetes mit starkem Durst, vermehrtem Wasserlassen, auffälliger Gewichtsabnahme, mitunter sogar mit einem diabetischen Koma, ist hier schwerlich zu übersehen. Zur Einstellung dieser eher leicht untergewichtigen Diabetiker auf Insulin war eine sofortige Krankenhausaufnahme notwendig. Meist ist eine sogenannte intensivierte Insulintherapie mit täglich 4 Spritzen Insulin plus ebenso häufigen Blutzuckerselbstkontrollen für das Erreichen einigermaßen normaler und stabiler Blutzuckerwerte erforderlich, eine Reihe von Patienten ist auf die Hilfe von Insulinpumpen angewiesen. Zur Steuerung der Einstellung sind regelmäßige Selbstkontrollen durch die Patienten – in der Regel in Form von Blutzuckerselbstmessungen – heutzutage nicht mehr wegzudenken. Erst wenn damit eine funktionelle Anpassung der Insulindosis gelingt, sind die Ziele der intensivierten Insulintherapie erreicht. Gefährdung durch Unterzuckerungen, »Hypos«, ist die Kehrseite der Medaille. Sie treten stets dann auf, wenn Mahlzeiten vergessen werden, die zusätzliche körperliche Arbeit oder Alkoholgenuß nicht beachtet oder insgesamt ganz einfach zu viel Insulin gespritzt wird. Die Leute reden gerne von dem »armen Kerl« oder der »armen Frau« mit dem »schweren Diabetes«, der sogar mit Spritzen behandelt werden muß. Natürlich meinen sie, daß eine solche Frau keine Kinder bekommen kann.

Typ-2-Diabetiker ohne Insulinbehandlung

Als »milden« Erwachsenen- oder gar Altersdiabetes hat man diese Diabetesform lange bezeichnet. Tatsächlich handelt es sich meist um 50, 60 oder 70jährige Menschen, deren Diabetes kaum jemals vor dem 40. Lebensjahr begonnen hat. Aber »milde« und damit harmlos ist dieser Diabetes deshalb keineswegs, selbst wenn er anfänglich noch nicht einmal Beschwerden machte und man sich fast ärgert, daß der Arzt »zufällig« die Diagnose Diabetes gestellt hat. Bei anderen waren zwar Beschwerden wie bei dem ersten Patienten vorhanden, nur zog sich das ganze über mehrere Monate hin (der Durst war im Sommer gar nicht so schlimm, wie gut doch das Bier schmeckte!). Das Essen jedenfalls hat stets gut »gemundet«. In der Familie waren von jeher alle dick, natürlich auch der Patient. Blutdruck- und Blutfetterhöhungen sind oft gleichzeitig vorhanden und meistens schon Jahre bekannt. Der Arzt sagt, daß dieser Diabetes eigentlich mit Diät allein behandelt werden könnte. Mit der Gewichtsabnahme gibt es aber Schwierigkeiten. Tabletten sind verschrieben worden. Der Arzt tut dies nur widerstrebend und weist auf die Notwendigkeit der alleinigen Behandlung mit Diät hin. Vielfach wollen und wollen die Harnzuckerselbstkontrollen aber einfach nicht negativ werden ... Andere Betroffene schaffen es aber sehr gut, praktisch normale (»normnahe«) Blutzuckerwerte zu erreichen und dies auch mit Blutzuckerselbstkontrollen zu dokumentieren.

Typ-2-Diabetiker mit Insulinbehandlung

So paradox es klingt: Auch bei den eigentlich nicht insulinabhängigen Typ-2-Diabetikern kann eine Insulinbehandlung notwendig werden. Obwohl sich der Patient seit Jahren nicht mehr so recht um ein niedriges Gewicht mühte, schien es plötzlich von selbst zu gehen. Binnen einem halben Jahr war das Körperfett weitgehend dahingeschmolzen. Allerdings war die Harnzuckerausscheidung dabei exzessiv hoch; sogar Azeton wurde im Urin festgestellt. Das genaue Einhalten der Diabetesdiät brachte dann trotz der Höchstdosis der »Zuckertabletten« die Entgleisung nicht mehr zum Stillstand, nachts suchten quälende Nervenschmerzen die Beine heim. Kurzum: Auch bei Typ-2-Diabetikern kann der körpereigene Insulinmangel so weit fortschreiten, daß nurmehr eine Behandlung mit Insulin, d.h. Spritzen, die vielen Probleme zu lösen vermag. Im nachhinein bedauern nicht wenige Patienten, daß sie sich nicht schon

■ Für wen ist dieses Buch geschrieben? ■

wesentlich früher auf die Insulinbehandlung eingelassen haben, nachdem sie sich so viel besser fühlen. Meist kommen diese Patienten mit ein bis zwei Spritzen täglich aus – im Sinne einer »konservativen« Insulinbehandlung –, manche benötigen vier Spritzen oder müssen intensiviert spritzen. Nicht selten erweist sich eine Kombination mit Sulfonylharnstoff-Tabletten oder/und anderen blutzuckersenkenden Tabletten als nützlich.

Haben Sie sich wiedererkannt?

Und drängen sich Ihnen nicht die gleichen Fragen auf wie diesen Patienten? Sie wollen sicher wissen, wie es überhaupt zum Diabetes kommt und warum der Schweregrad so unterschiedlich sein kann. Warum muß ich spritzen, während »die anderen« Tabletten nehmen dürfen oder gar nur eine Diät einhalten? Warum muß bei meinem Kind schon ein Diabetes auftreten, während die Großmutter ihn erst mit 70 Jahren bekommen hat? Was sind das für Gefäßerkrankungen, die der Arzt immer erwähnt, wenn er auf die Wichtigkeit einer »guten Einstellung« hinweist? Was ist überhaupt eine »gute Einstellung«, von der der Arzt spricht, wenn Blut- und Harnzuckerwerte sowie andere Untersuchungen zufriedenstellend ausgefallen sind? Warum wird so viel Wert auf das Körpergewicht gelegt? Ist es richtig, daß Diabetikerinnen heute Kinder bekommen können? Und wie steht es mit der Lebenserwartung diabetischer Kinder und mit der Möglichkeit, daß Kinder von Diabetikerinnen ebenfalls einen Diabetes bekommen? Ist man als Zuckerkranker nicht ein Mensch zweiter Klasse? Darf man Sport treiben? Welche Berufe sind unerwünscht oder verboten? Und die Probleme mit der Diät und dem Insulin und ...

Der Diabetes – eine Volkskrankheit

Der Diabetes kommt viel häufiger vor, als manche glauben. Mehr als fünf Prozent der Bevölkerung, also von den 78 Millionen der in der heutigen Bundesrepublik nach der Vereinigung Deutschlands lebenden Menschen gewiß vier Millionen, haben sich als Diabetiker mit diesen Problemen zu beschäftigen.

Etwa 200 000 Menschen in Deutschland haben einen Typ-1-Diabetes, insgesamt mehr als 800 000 Menschen müssen täglich Insulin spritzen. Noch immer gibt es eine große Zahl unentdeckter Diabetiker, deren Anteil bei etwa einem Prozent der Bevölkerung liegen dürfte. Bei Reihenuntersuchungen auf Diabetes werden viele bislang unentdeckte Patienten erfaßt und der Behandlung zugeführt (»Zufallsdiabetiker«). Interessant und wichtig ist, daß wohl weitere zehn Prozent, also etwa zusätzlich acht Millionen deutsche Mitbürger, einen »versteckten Diabetes« haben, den die Ärzte »subklinisch« oder »asymptomatisch« nennen oder als »pathologische Glukosetoleranz« bezeichnen. Nicht selten handelt es sich dabei um eine Frühform des Diabetes (meist Typ-2-Diabetes), die nur mit bestimmten Tests, also z.B. mit einer Zuckerbelastungsprobe, zu entdecken ist.

Lassen Sie sich nicht entmutigen

Haben wir nicht alle einmal in der Schule Dinge lernen müssen, von denen wir zunächst glaubten, daß wir sie nie beherrschen würden? So ist es auch mit dem Wissen um den Diabetes. Beim Diabetes handelt es sich um eine Krankheit, deren wichtigste Kriterien und Behandlungsmöglichkeiten der Laie innerhalb kurzer Zeit kennenlernen kann, wenn er sich darum bemüht. Die beste Möglichkeit dazu sind strukturierte Gruppenschulungen. Sie werden heute von vielen Schwerpunkteinrichtungen angeboten, die nach den Qualitätsrichtlinien der Deutschen Diabetes-Gesellschaft (DDG) arbeiten und speziell ausgebildete Diabetesberaterinnen DDG beschäftigen. »Das große TRIAS-Handbuch für Diabetiker« aber ist der Begleiter vor, während und nach der Schulung für alle Fragen, die mit Sicherheit immer wieder auftreten werden.

»Volkskrankheit Diabetes« – dieser Bezeichnung kann man angesichts der weiten Verbreitung der Erkrankung uneingeschränkt zustimmen. Dennoch gibt es kaum eine Krankheit, die sich bei rechtzeitiger Entdeckung so gut behandeln läßt wie gerade der Diabetes. Voraussetzung ist das Wissen um die Probleme, die sich dabei ergeben.

Und natürlich: Das Wissen allein reicht nicht – erst die richtige Anwendung bringt den Erfolg!

Ursachen und Entstehung des Diabetes

Zwar gibt es verschiedene Formen von Diabetes, praktisch bei allen aber spielen bei der Entstehung sowohl erbliche (innere) Faktoren einerseits als auch äußere Einflüsse andererseits eine wichtige Rolle.

Die Rolle der Vererbung

Warum habe gerade ich Diabetes? Unzählige Menschen hat diese Frage schon bewegt. Die Antwort, daß Diabetes eine erblich vorgegebene Stoffwechselkrankheit ist, befriedigt nur teilweise angesichts der Tatsache, daß sicherlich nicht alle Menschen mit erblichen Veranlagungen auch tatsächlich an einem Diabetes leiden. Für genauere Aussagen hinsichtlich der Erblichkeit müssen Typ-1- und Typ-2-Diabetes gesondert betrachtet werden. Allerdings existieren auch gewisse Zusammenhänge zwischen den beiden Diabetestypen. Untersuchungen haben gezeigt, daß Kinder und Enkelkinder von Typ-2-Diabetikern auch ein erhöhtes Risiko haben, einen Typ-1-Diabetes zu entwickeln.

Der Typ-2-Diabetes ist viel stärker erblich

Der Typ-2-Diabetes ist aber viel stärker erblich als der Typ-1-Diabetes. Dies ist besonders ins Auge fallend, wenn man eineiige, d.h. erbgleiche Zwillinge mit Diabetes betrachtet. Handelt es sich um einen Typ-2-Diabetes, dann haben praktisch immer beide Zwillinge auch den Diabetes, wohingegen bei Typ-1-Diabetes nur in jedem 3. Fall auch der zweite Zwilling vom Diabetes betroffen ist. Ähnliches gilt auch für die Verwandten ersten Grades, also die Eltern, Geschwister und Kinder eines Diabetikers. Geht man von einem Typ-1-Diabetiker aus, dann beträgt das Risiko nur etwa drei bis fünf Prozent, daß bei diesen Verwandten wiederum ein Typ-1-Diabetes auftritt, bei Kindern Typ-1-diabetischer Väter zwischen fünf und sieben Prozent. Geht man von Typ-2-Diabetikern aus, ist immerhin bei einem Drittel der Verwandten ersten Grades ebenfalls mit einem Typ-2-Diabetes zu rechnen, bei Töchtern von Typ-2-diabetischen Müttern sogar in jedem zweiten Fall. Natürlich gelten für Kinder, die von beiden Eltern erbliche Veranlagungen für Diabetes mitbekommen haben, höhere Risikozahlen, z.T. bis 60 Prozent. Alle diese Zahlenangaben sollten auch gesehen werden vor dem Hintergrund, daß die Erbforscher heute von einem Diabetesrisiko von insgesamt 20 bis 25 Prozent in Deutschland ausgehen – allerdings unter der fiktiven Voraussetzung, daß alle Menschen 80 Jahre alt werden würden.

Rückschlüsse aus der Familienbelastung

Gerade bei Typ-1-Diabetes also wird oft bei Ausbruch der Zuckerkrankheit, soweit sich das verfolgen läßt, unter den Blutsverwandten noch kein weiterer Fall von Diabetes bekannt sein. Dies ändert sich allerdings nicht selten im Lauf der Jahre. Auch muß man bei der Erforschung der familiären Belastung berücksichtigen – und das gilt insbesondere für den gehäuft familiär vorkommenden Typ-2-Diabetes – , daß früher viele der »Zufallsdiabetiker« nicht entdeckt wurden oder daß diabetesbelastende Vorfahren verstorben sind, noch ehe sich die Zuckerkrankheit bis zum manifesten Stadium entwickeln konnte. In jedem Fall sollte das Auftreten eines Diabetes immer zum Anlaß genommen werden, auch bei weiteren Blutsverwandten danach zu fahnden, damit die heutigen sehr guten Behandlungsmöglichkeiten frühzeitig zum Einsatz kommen können.

MODY-Diabetes – eine genetische Sonderform

Besonders hervorzuheben ist die starke Erblichkeit des Typ-2-Diabetes, wenn er bereits bei Kindern und Jugendlichen (vor dem 25. Lebensjahr) auftritt. In solchen Familien findet man in einem sehr hohen Prozentsatz die gleiche Diabetesform in der Generation der Eltern und Großeltern, wobei nicht selten trotz des Vorliegens eines eigentlich nicht insulinabhängigen Diabetes nach einigen Jahren dennoch eine Insulinbehandlung notwendig wird. Für diese insgesamt seltene, meist aber dominant erbliche Sonderform von Diabetes hat man im angelsächsischen Sprachraum die Bezeichnung »MODY«-Diabetes (maturity onset diabetes in young people) geprägt. Überdies ist es gelungen, im Erbmaterial drei verschiedene Genorte zu identifizieren, wo veränderte Gene zu Unterformen von MODY-Diabetes führen. Interessanterweise betrifft solch ein Gendefekt auch eine Schlüsselstelle in der Signalübertragung, mit der höhere Blutzuckerwerte eine Freisetzung von Insulin aus der Bauchspeicheldrüse bewirken (Glucokinase-Gen). Für MODY-Diabetes stehen also bereits genetische Tests zur Verfügung. Bei Typ-1- und Typ-2-Diabetikern sind jedoch diese Gene normal.

Einflüsse des Immunsystems bei Typ-1-Diabetes

Hinsichtlich der Entstehung des Typ-1-Diabetes haben sich im vergangenen Jahrzehnt die Hinweise sehr verdichtet, daß dabei das körpereigene Abwehrsystem, das Immunsystem, eine ganz entscheidende Rolle spielt. Man bezeichnet den Typ-1-Diabetes auch als Autoimmunkrankheit.

Aufgabe des Abwehrsystems ist es normalerweise, in den Körper eingedrungene Infektionserreger unschädlich zu machen, u.a. durch die Bildung von speziellen Abwehrstoffen, den sog. Antikörpern. Zum besseren Verständnis sei angemerkt, daß auch bei einer (aktiven) Impfung (z.B. gegen Wundstarrkrampf, Keuchhusten, Röteln) der wesentliche Vorgang die Bildung von genügend Antikörpern gegen den jeweiligen Krankheitserreger beinhaltet.

Dieses Abwehrsystem ist in seinen Reaktionsweisen von erblichen Faktoren abhängig. Bei Typ-1-Diabetikern findet man nun in 95 Prozent aller untersuchten Fälle zwei ganz bestimmte solcher erblicher Faktoren, in fast der Hälfte der Fälle sogar beide dieser Faktoren zugleich. Es handelt sich dabei um die sogenannten HLA-Faktoren DR3 und DR4. Hier wird also die erbliche Komponente bei Typ-1-Diabetes sichtbar, ohne daß diese HLA-Merkmale mit den Erbfaktoren für Diabetes gleichzusetzen wären. Auch lassen sich im Einzelfall aus der Bestimmung der HLA-Merkmale keine Voraussagen treffen, ob jemand einen Typ-1-Diabetes bekommen wird oder nicht. Selbst wenn ein Jugendlicher sowohl HLA-DR-3- als auch HLA-DR-4-positiv ist, heißt das immer noch zu 90 Prozent, daß er keinen Typ-1-Diabetes entwickeln wird. Andererseits liegt sein Risiko für Typ-1-Diabetes mit ca. 10 Prozent natürlich deutlich über dem Prozentsatz von 0,2 bis 0,3 der Allgemeinbevölkerung.

Bei der Entstehung des Typ-1-Diabetes scheint etwas mit dem Immunsystem schiefzulaufen. Jedenfalls lassen sich im Blut frisch erkrankter Patienten in mindestens 90 Prozent verschiedene Antikörper entdecken, die fälschlicherweise gegen körpereigene Gewebe und Substanzen gerichtet sind. Erstaunlicherweise gehören dazu sehr häufig Antikörper gegen die Insulin herstellenden Gewebe in der Bauchspeicheldrüse (sog. Inselzellantikörper – englisch ICA) und sogar gegen das Insulin selbst (Insulinautoantikörper – IAA). Mit GAD (Glutaminsäure-Decarboxylase) und IA2 (Inselantigen 2) hat man spezifische Eiweißstrukturen in den Inseln der Bauchspeicheldrüse erkannt, gegen die Antikörper gerichtet sind, weitere müssen aber erst noch gefunden werden. Gleichzeitig zeigen die Insulin herstellenden Inseln der Bauchspeicheldrüse (s. Abbildung

Einflüsse des Immunsystems bei Typ-1-Diabetes

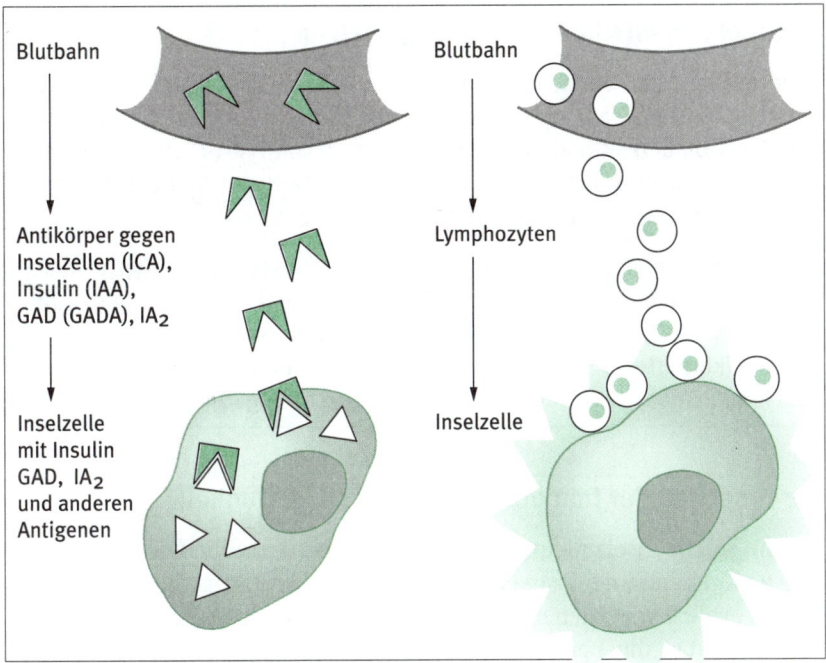

Die immunologischen Vorgänge bei der Entstehung des Typ-1-Diabetes in den Inselzellen der Bauchspeicheldrüse.

oben) eine (Immun-)Entzündung (Insulitis) mit aus dem Blut eingedrungenen speziellen weißen Blutkörperchen, vornehmlich (Immun-)Lymphozyten. Damit unterliegt es eigentlich keinem Zweifel mehr, daß der Typ-1-Diabetes zu den Immun-Erkrankungen gehört.

Die in die Insulin herstellenden Gewebe der Bauchspeicheldrüse eingedrungenen weißen Blutkörperchen verrichten ihr zerstörerisches Werk über Monate, z.T. über Jahre. Man kennt mittlerweile sogar Menschen, bei denen fast 10 Jahre vor dem eigentlichen Ausbruch des Typ-1-Diabetes bereits die oben erwähnten Inselzellantikörper im Blut nachweisbar waren. Erst wenn 80 bis 90 Prozent des Insulin herstellenden Gewebes in der Bauchspeicheldrüse vernichtet sind, kommt es zum Ausbruch des Diabetes.

■ Ursachen und Entstehung des Diabetes

> **Antikörpertests können den Weg weisen**
>
> Mit mittlerweile einfachen Bluttests, z.T. auch mittels eines kleinen Bluttropfens aus der Fingerbeere, kann bei Personen mit erhöhtem Risiko für Typ-1-Diabetes (Kindern und Geschwistern von Typ-1-Diabetikern, aber auch wenn nicht klar ist, ob es sich um Typ-1- oder Typ-2-Diabetes handelt) festgestellt werden, ob solche Antikörper gebildet werden.
>
> Mit hoher Wahrscheinlichkeit muß dann vom Auftreten eines Typ-1-Diabetes ausgegangen werden. Anzumerken ist, daß es auch den späteinsetzenden Typ-1-Diabetes bei 50, 60 und 70jährigen Menschen gibt und die Antikörpertests dabei – wenn auch mit geringerer Treffsicherheit als bei jungen Menschen – eine Diagnosestellung ermöglichen.

Die Ursachen der Immunreaktion liegen im Dunkeln

Warum solche Inselzell- und andere Antikörper entstehen, ist heute noch eine weitgehend ungelöste Frage. Es wird vermutet, daß spezielle Infekte auf ein erblich vorgegebenes, besonders reagierendes Immunsystem treffen und dabei die bereits erwähnten Lymphozyten unter den weißen Blutkörperchen irgendwie den falschen »Befehl« erhalten, das Insulin herstellende Gewebe in der Bauchspeicheldrüse zu zerstören. Dabei sind eigentlich nicht Infekte das Problem, sondern die fehlgeleiteten Abwehrvorgänge des Körpers. Dennoch haben in letzter Zeit auch spezielle Infekte Aufmerksamkeit erregt, wie z.B. Mumps (»Ziegenpeter«), Masern und Röteln sowie Erkrankungen durch Coxsackieviren Typ B4. Allerdings ist der Prozentsatz von Diabetikern, die eine derartige Infektion durchgemacht haben, insgesamt aber wohl nicht größer als in der nichtdiabetischen Bevölkerung.

Ferner glaubt man in letzter Zeit Hinweise entdeckt zu haben, daß Typ-1-Diabetes speziell bei Menschen mit niedrigem Pigmentierungsgrad der Haut bzw. der Augen auftritt, Menschen, die überschießend auf UV-Licht reagieren und deren Immunsystem Besonderheiten aufweist.

Auffallend ist auch, daß besonders in äquatorfernen Ländern (Finnland, Schweden, Norwegen, Nordkanada) um das 5- bis 10fache mehr Typ-1-Diabetes auftritt als z.B. in Ländern des Mittelmeerraums (Ausnahme hier: Sardinien). Weitere Umweltfaktoren werden in der Ernährung (zu kurze Stilldauer nach Geburt, zu früher Einsatz von Kuhmilch, Toxine wie Nitrosamine) vermutet.

Typ-2-Diabetiker sind meistens übergewichtig

Wie bereits angeklungen, bedeutet die erbliche Veranlagung noch nicht, unter allen Umständen zuckerkrank zu werden. In den meisten Fällen tragen äußere Faktoren ganz entscheidend zum Ausbruch eines Diabetes bei, bei Typ-2-Diabetes allen voran das Übergewicht, die Fettsucht und der Bewegungsmangel.

Mit zunehmendem Übergewicht steigt das Risiko, einen Typ-2-Diabetes zu entwickeln, auf das 5- bis 10fache. Über 90 Prozent der Typ-2-Diabetiker sind mehr oder weniger deutlich übergewichtig.

Der springende Punkt dabei ist, daß diese Menschen zwar meist noch viel eigenes Insulin in ihrem Körper aufweisen, dieses aber erst verzögert und infolge von Fettsucht und Bewegungsmangel nur abgeschwächt zur Wirkung kommt. Das Bild trifft tatsächlich zu: Je dicker und fetthaltiger die Körpergewebe wie die Muskeln und das Fettgewebe werden, desto schwerer tut sich das vorhandene Insulin – auch wenn es recht viel ist – , richtig zu wirken.

Wer diese Zusammenhänge zwischen Fettsucht und Diabetes kennt, den verwundert es nicht, daß während der »mageren« Kriegs- und Nachkriegsjahre die Häufigkeit des Diabetes stark zurückgegangen war. Erst unter der Einwirkung der nachfolgenden oft unmäßigen Ernährung, fehlender körperlicher Aktivität und unter der Last des bei vielen Menschen übermächtig angewachsenen Fettgewebes entfalten die erwähnten Erbfaktoren ihre krankmachende Wirkung.

Wenn der Muskel nicht mehr auf Insulin reagiert

Besonders gut sind die gerade geschilderten Zusammenhänge im Lichte ganz neuer Erkenntnisse über die Entstehung des Typ-2-Diabetes zu verstehen. Überraschenderweise äußert sich nämlich die erbliche Veranlagung für Typ-2-Diabetes anfänglich nicht in einer mangelhaften Abgabe von Insulin aus der Bauchspeicheldrüse, sondern in einer zu geringen blutzuckersenkenden Wirkung des in normalen oder sogar erhöhten Mengen vorhandenen Insulins. Man spricht in diesem Zusammenhang von Insulinresistenz, d.h. das Insulin »wirkt nicht richtig«. Fettgewebe und vor allem die Muskulatur sind davon betroffen. Menschen mit starker erblicher Belastung für Typ-2-Diabetes, z.B. selbst Kinder und junge Erwachsene mit zwei Typ-2-diabetischen Elternteilen, zeigen trotz völlig normaler Blutzuckerwerte bereits diese Insulinresistenz. Als Folge davon stellen sich höhere Insulinspiegel im Blut ein, die dann die normalen Blutzuckerwerte gewährleisten.

Höhere Insulinspiegel im Nüchternzustand zeigen das Risiko für später auftretenden Typ-2-Diabetes bereits viele Jahre bis Jahrzehnte vorher an.

Diese erbliche Insulinresistenz findet sich auch bei völlig normalem Körpergewicht. Sie wird durch Übergewicht verstärkt, ist aber nicht nur auf das Übergewicht zurückzuführen, wie man das heute oft so vereinfachend hört. Dabei ist vor allem ein Fettansatz am Bauch ungünstig. Salopp gesagt ist Hüftspeck weniger gefährlich. Bewegungsmangel dagegen fördert die Insulinresistenz des Muskels noch weiter.

Bei Menschen mit erblicher Typ-2-Diabetes-Belastung, die bei einer Zuckerbelastungsprobe bereits krankhaft erhöhte Blutzuckerwerte aufweisen, zeigt sich zusätzlich zur Insulinresistenz auch noch ein weiterer Funktionsdefekt bei der Insulinabgabe aus der Bauchspeicheldrüse. Die normalerweise rasche Insulinabgabe auf eine akute Blutzuckererhöhung (Zuckerbelastungstest) erfolgt deutlich verzögert. Die Produktion von Insulin ist aber anscheinend völlig ausreichend. Erst bei Patienten, die an einem Diabetes im eigentlichen Sinn leiden und nicht nur eine gestörte Zuckerbelastungsprobe aufweisen, ist dann auch die Insulinproduktion in der Bauchspeicheldrüse verringert, möglicherweise als ein Zeichen der Erschöpfung infolge einer jahrzehntelangen Überbeanspruchung.

Das metabolische Syndrom und seine Folgen

Von praktischer Bedeutung ist auch, daß diese Insulinresistenz bei »Noch-nicht-Diabetikern« mit höheren Blutdruckwerten sowie mit für die Blutgefäße ungünstigen Blutfettwerten einhergeht.

In diesem Zusammenhang spricht man auch vom Stoffwechsel- oder metabolischen Syndrom und meint die Folgen der erblich angelegten Insulinresistenz mit Blutdruck- und Blutfettveränderungen. Viele solcher Menschen entwickeln auch ohne Diabetes bereits Störungen an den großen Blutgefäßen, z.B. am Herzen.

Leider lassen sich aus Einzelinsulinbestimmungen noch nicht hinreichend genaue Voraussagen machen. Diesbezüglich muß noch viel wissenschaftlich weitergearbeitet werden. Schon heute aber ist klar, daß man bei Menschen mit starker erblicher Belastung für Typ-2-Diabetes, z.B. mit einem diabetischen Geschwister- oder Elternteil, aber auch bei

Menschen aus Familien mit hohem Blutdruck, regelmäßig nach dem Vorhandensein eines Typ-2-Diabetes fahnden sollte.

Die verschiedenen Möglichkeiten der Vorbeugung
Schließlich kann man viel zur Vorbeugung tun. Vor allem auf die Lebensweise kommt es an. Solche Menschen sollten möglichst ein normales Körpergewicht anstreben und halten, wobei der »Bauch« besonders zu trimmen ist. Auch regelmäßige körperliche Bewegung bzw. Sport ist ganz wichtig. Ferner sollte bei so Belasteten auf zusätzliche Risiken wie Blutdruckerhöhungen oder Blutfettveränderungen geachtet und ggf. entsprechende Behandlungen eingeleitet werden. Darüber hinaus wird derzeit in mehreren Großstudien versucht, dem Typ-2-Diabetes bei besonders gefährdeten Personen durch zusätzlichen Einsatz von Tabletten wie Acarbose, Metformin oder Troglitazon (siehe Kapitel »Die Behandlung mit Tabletten«) entgegenzuwirken.

Außerdem sollten erste Anzeichen für Durchblutungsstörungen an den Beinen oder auch am Herzen nicht übersehen werden. Im Sinne der Vorbeugung könnten vor allem die Typ-2-diabetischen Familienmitglieder für ihre Verwandten aktiv werden. Wenn man so will, bestätigt sich der alte Satz, wonach der Diabetiker in einer Familie nicht als Sonderfall gesehen werden sollte, sondern die vernünftige Lebens- und Ernährungsweise eigentlich für alle Familienmitglieder zuträglich ist.

Der Einfluß von Infektionen

Daß ein Infekt unabhängig von den eben geschilderten Reaktionen des Immunsystems direkt zur Entstehung eines Diabetes führt, wird heute als weitgehend unwahrscheinlich angesehen. Wie erfahrene Diabetiker sicherlich schon wissen, verschlechtert aber jeder Infekt im allgemeinen vorübergehend die Stoffwechsellage; ein noch »versteckter« Diabetes kann durch den gleichen Mechanismus in das volle Krankheitsbild übergehen. In diesem Sinne kann ein Infekt das Auslösen eines Diabetes – sowohl vom Typ 1 als auch vom Typ 2 – gerade zu diesem bestimmten Zeitpunkt begünstigen. Umgekehrt fördert eine schlechte Diabeteseinstellung mit hohen Blutzuckerwerten das »Angehen« von Infekten jeglicher Art.

Insgesamt ist es deshalb nicht überraschend, daß bei 10 bis 20 Prozent aller Patienten bei Ausbruch des Diabetes gleichzeitig auch ein schwerer Infekt besteht.

Wenn die Krankheit während der Schwangerschaft beginnt

Veränderungen im Hormonhaushalt können der Entwicklung einer diabetischen Stoffwechsellage Vorschub leisten. Als praktisch wichtiges Beispiel ist die Schwangerschaft zu nennen, während der es bei ungefähr zwei bis drei Prozent aller bisher gesunden Frauen zum ersten Auftreten eines Diabetes kommt. Dieser Schwangerschaftsdiabetes (Gestationsdiabetes) ist durchaus ernst zu nehmen und macht nicht selten eine Behandlung mit Insulin notwendig, weil sich sonst Komplikationen für den normalen Schwangerschaftsverlauf bzw. das Kind ergeben. Zwar verschwinden die Symptome des Diabetes oft nach dem Ende der Schwangerschaft, aber innerhalb von zehn Jahren erkrankt etwa die Hälfte dieser Frauen an einer manifesten Zuckerkrankheit. Dieser Diabetes wäre wohl auch ohne vorangegangene Schwangerschaft früher oder später aufgetreten, kann aber durch die hormonellen Umstellungen während der Schwangerschaft schon Jahre vorher erkannt werden. Solche Frauen haben dann die Möglichkeit, durch vorbeugende Maßnahmen (Vermeidung von Übergewicht) den endgültigen Ausbruch der Zuckerkrankheit hinauszuschieben oder womöglich zu verhindern.

In etwa zehn Prozent aller Fälle von Gestationsdiabetes sind gleichzeitig die auf Typ-1-Diabetes hinweisenden Antikörper positiv. Diese Frauen sollten auch nach der Schwangerschaft engmaschig überwacht werden, weil oft frühzeitig eine Insulintherapie angezeigt ist. Generell können auch die Kinder von Gestationsdiabetikerinnen schon in den ersten Lebensjahren diese Antikörper entwickeln. Drei Jahre nach Geburt haben ca. fünf bis zehn Prozent der Kinder Antikörper.

Medikamente als Auslöser des Diabetes

Auch Medikamente können zum Auftreten eines Diabetes beitragen. An erster Stelle müssen hier das Cortison und seine Abkömmlinge erwähnt werden; das sind Wirksubstanzen, die den Nebennierenrindenhormonen entsprechen. Man wird diese Medikamente nur nach sorgfältigem Abwägen aller Gesichtspunkte einsetzen. Die örtliche Anwendung von Cortison, z.B. in Form einer Salbe, spielt allerdings für den Zuckerhaushalt keine Rolle. Weniger ausgeprägt, aber noch deutlich nachweisbar, ist die nachteilige Wirkung mancher harntreibender bzw. blutdrucksenkender

Mittel sowie der sog. Ovulationshemmer bzw. Antikontrazeptiva, die in der Umgangssprache als Antibabypille bezeichnet werden. Auch sie können, zumeist erst nach längerer Einnahme, zu einer vorzeitigen Diabetesmanifestation führen oder eine bestehende diabetische Stoffwechsellage verschlechtern.

Diabetes als Folge anderer Erkrankungen

Als weitere Unterform von Diabetes werden Fälle klassifiziert, die im Zusammenhang mit Krankheiten der Bauchspeicheldrüse (z.B. Pankreatitis, d.h. Entzündung der Bauchspeicheldrüse) oder der Leber (chronische Hepatitis, d.h. Leberentzündung, und Leberzirrhose = bindegewebiger, knotiger Umbau der Leber) auftreten. Viele dieser Patienten brauchen eine Insulintherapie, können insulinempfindlich sein, aber auch insulinresistent. Zur Diagnostik ist dafür eine orientierende Ultraschalluntersuchung der Oberbauchorgane wichtig.

Auch bei Mukoviszidosekranken, die dank der modernen Medizin heute viele Jahrzehnte leben können, aber auch an Veränderungen der Bauchspeicheldrüse leiden, kommt es im Erwachsenenalter nicht selten zu einem dem Typ-1-Diabetes ähnlichen Krankheitsbild.

Die familiär vorkommende Eisenspeicherkrankheit Hämochromatose befällt u.a. Leber und Bauchspeicheldrüse und führt häufig zu einem insulinbedürftigen Diabetes mit ausgeprägter Insulinresistenz.

Eine Reihe von seltenen erblichen Krankheiten, insbesondere mit Defekten im Nervensystem, ist mit verschiedenen Formen von Diabetes gekoppelt. Zum Teil sind die entsprechenden Gen-Veränderungen bekannt. Aber auch viele Hormonkrankheiten (der Hirnanhangdrüse, der Schilddrüse, der Nebenschilddrüse, der Nebenniere und der Eierstöcke) sind mit Diabetes und seinen Vorstufen vergesellschaftet. Die wichtigsten Hormongegenspieler von Insulin sind Cortisol (s.o.), Wachstumshormon, das Hormon des Nebennierenmarks Adrenalin und das ebenfalls in der Bauchspeicheldrüse produzierte Glucagon. Letzteres wird ja auch bei der notfallmäßigen Behandlung von Unterzuckerungen eingesetzt, Adrenalin ist für eine Reihe von Erscheinungen bei Unterzuckerungen verantwortlich, wie Blässe, Herzklopfen und Schwitzen.

Was ist Diabetes?

Die in der Sprache der Ärzte für die Zuckerkrankheit geläufige Bezeichnung Diabetes mellitus bedeutet »honigsüßes Hindurchfließen«. Gemeint ist damit die Zuckerausscheidung im Urin. Dieses Krankheitssymptom ist schon seit Jahrhunderten bekannt. Aber erst Ende des 19. und Anfang des 20. Jahrhunderts begann man zu verstehen, wodurch diese Erscheinung hervorgerufen wird.

Absoluter oder relativer Insulinmangel?

Heute weiß man, daß die Stoffwechselkrankheit Diabetes mellitus auf einem absoluten oder relativen Mangel an Insulin beruht, jenem Hormon der Bauchspeicheldrüse also, das in den B-Zellen der Langerhansschen Inseln in der Bauchspeicheldrüse gebildet wird (s. Abbildung auf der nächsten Seite). Für den Typ-1-Diabetes trifft – abgesehen von der Anfangsphase – der absolute Insulinmangel zu, für den Typ-2-Diabetes der relative Mangel. Der Orthopäde Frederick Banting und der Medizinstudent Charles Best isolierten das Insulin 1921 aus den Bauchspeicheldrüsen von Hunden. Bereits ein Jahr später konnte das für viele Patienten lebensrettende Medikament Insulin in der Behandlung der Zuckerkrankheit eingesetzt werden (s. auch S. 93 und 94).

Blutzucker hat jeder Mensch

»Habe ich nun eigentlich Blutzucker oder Harnzucker?« haben schon viele frisch entdeckte Diabetiker ihren Arzt gefragt.

Blutzucker hat jeder Mensch. Zucker im Urin scheidet man nur aus, wenn der Blutzucker eine bestimmte Höhe bzw. Schwelle überschreitet, die sog. Nierenschwelle.

Die Abbildung auf Seite 35 zeigt am Beispiel eines Diabetikers, wie der Blutzuckerspiegel im Tagesverlauf, vor allem nach den Mahlzeiten, die Nierenschwelle übersteigt und dabei Zucker in den Harn übertritt (in der Regel ab einem Blutzucker von 180 mg/100 ml bzw. 10 mmol/l). Zucker im Blut muß jeder Mensch haben. Viele Körperorgane, allen voran das

Absoluter oder relativer Insulinmangel?

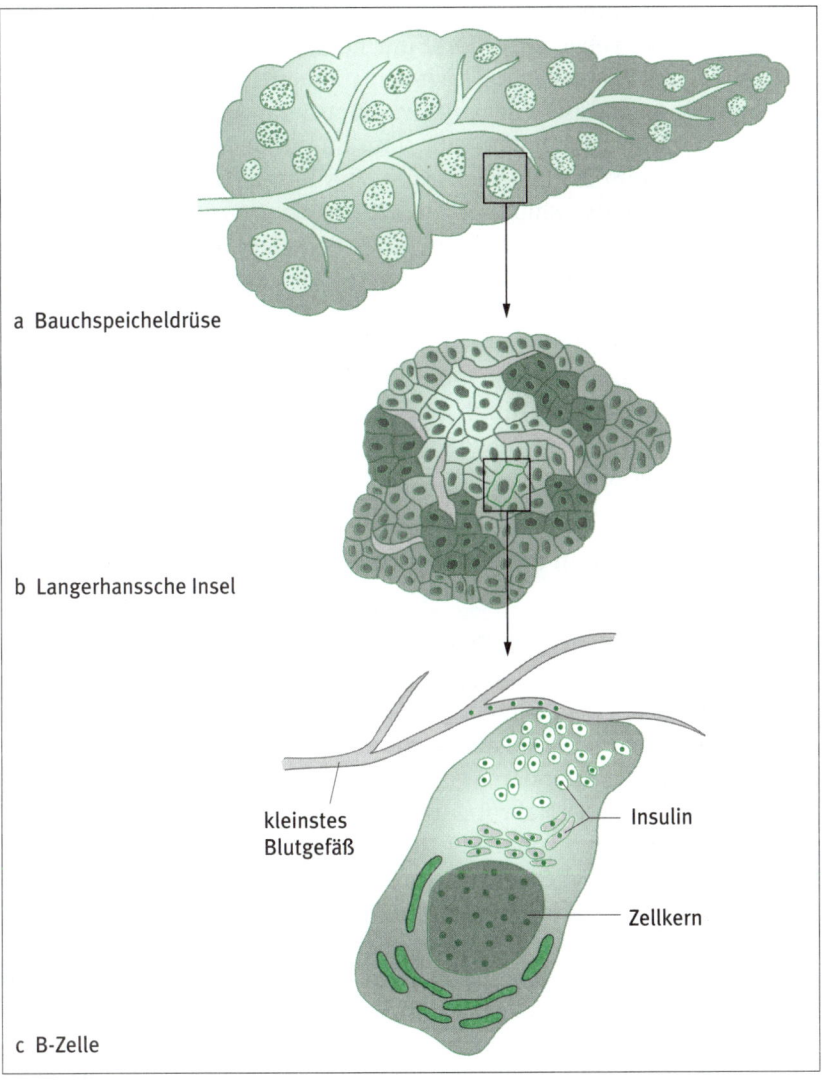

a Bauchspeicheldrüse

b Langerhanssche Insel

c B-Zelle

a Die Langerhansschen Inseln in der Bauchspeicheldrüse.
b Eine Langerhanssche Insel mit verschiedenen Zellen (einschließlich der insulinproduzierenden B-Zellen, auch Beta-Zellen genannt) unter dem Mikroskop.
c Eine sogenannte B- oder Beta-Zelle in einer Langerhansschen Insel (etwa 10 000fach vergrößert). In den langgezogenen Schläuchen im Bild unten wird das Insulin hergestellt, in den zusammenhängenden Bläschen oberhalb des Zellkerns wird es verpackt und in den Bläschen im Bild ganz oben gespeichert. Von dort wird es bei Bedarf in die Blutbahn abgegeben.

Zentralnervensystem, aber auch die Blutzellen sowie zum Teil Muskel- und Fettgewebe, Leber und Niere, um nur die wichtigsten zu nennen, sind auf den Zucker, genauer gesagt den Traubenzucker (Glukose), als Energiespender angewiesen, der mit dem Blut herangeführt wird. Der Körper haushaltet für gewöhnlich sehr sorgsam mit dem Treibstoff Glukose. Nur etwa 1 Gramm Traubenzucker pro Liter Blut zirkuliert unter normalen Umständen in der Blutbahn. Medizinisch fachgerechter ausgedrückt heißt das, daß der Blutzucker beim Stoffwechselgesunden, im Nüchternzustand nicht unter 60 mg (Milligramm) pro 100 ml (Milliliter) Blut – kurz 60 mg% – absinkt, vor dem Essen zwischen 80 und 100 mg% liegt und nach dem Essen nicht über 140 mg% ansteigt. (Die Tabelle 1 auf Seite 36 zeigt Ihnen die Umrechnung von mg% in mmol/l.) Diese feine Regulierung wird hauptsächlich durch das Insulin gewährleistet, das von der Bauchspeicheldrüse je nach Bedarf, also nach der Höhe des Blutzuckers, ausgeschüttet wird.

Zucker im Urin, wenn die Nierenschwelle überschritten ist

Beim Diabetiker ist dieses thermostatähnliche Wechselspiel gestört, das Insulin fehlt entweder ganz (Typ-1-Diabetes) oder teilweise (Typ-2-Diabetes). Letzteres kann auch darauf beruhen, daß der Organismus des Patienten nicht ausreichend auf das an sich in genügenden Mengen vorhandene Insulin anspricht (»relativer Insulinmangel«). Der Blutzucker beginnt anzusteigen, besonders wenn die zuckerbildenden Stoffe, die sog. Kohlenhydrate, aus der Nahrung über den Darm ins Blut gelangen. Dabei muß nicht unbedingt gleichzeitig auch Zucker im Urin erscheinen. Dies geschieht erst, wenn die schon erwähnte Nierenschwelle erreicht ist (s. Abbildung nächste Seite). Sie liegt beim Erwachsenen bei einer Blutzuckerhöhe von 160-180 mg%, in der Schwangerschaft und bei Kindern auch niedriger. Es gibt durchaus Diabetiker, die trotz eindeutig erhöhter Blutzuckerwerte keinen, oder – besser gesagt – noch keinen Zucker im Urin ausscheiden. Solche Patienten mit erhöhter Nierenschwelle sollten für die Selbstkontrolle unbedingt den Blutzucker messen. Entscheidend für die Diagnose eines Diabetes ist die Höhe des Blutzuckers.

Blutzucker in »Millimol pro Liter«?

Es muß an dieser Stelle bemerkt werden, daß die Höhe des Blutzuckers auch in einer anderen Maßeinheit angegeben werden kann, d.h. nicht in mg pro 100 ml (mg%), sondern in Anzahl der Blutzuckerteilchen, also Mo-

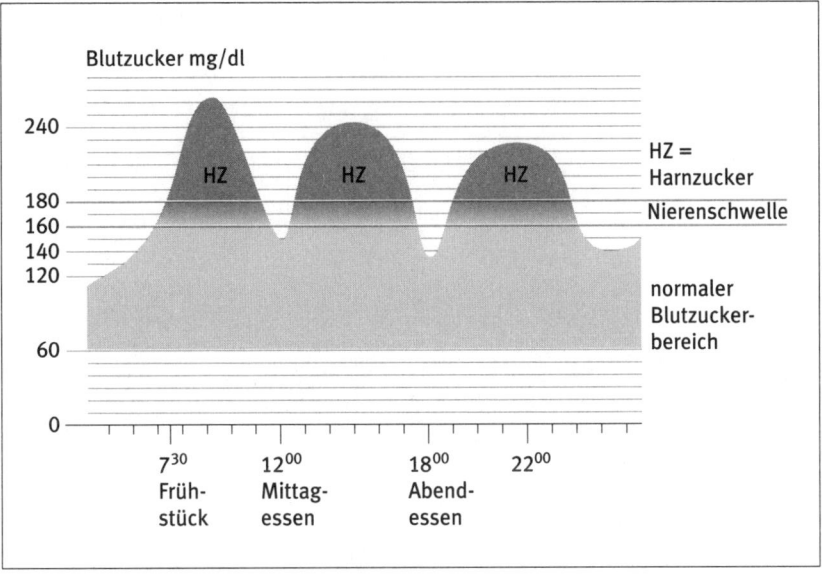

Die Nierenschwelle beim Diabetiker: Übersteigt der Blutzucker die Nierenschwelle (etwa bei 180 mg%), tritt Zucker in den Harn über.

leküle, pro Liter (mmol/l, sprich »Millimol pro Liter«). Soweit wäre die Sache leicht verständlich und einfach, wenn sich mit einer solchen Umstellung, die für wissenschaftliche Untersuchungen ihre Berechtigung hat, nicht die absoluten Zahlen für die Blutzuckerhöhe ganz wesentlich veränderten und so unter Umständen schwerwiegenden Verwechslungen Vorschub geleistet wird. Beispielsweise entsprechen 100 mg% Blutzucker nach dem Millimol-System nur mehr 5,56 mmol/l. Da man aber diesen Werten gelegentlich auch in der Praxis begegnet und im übrigen in der früheren DDR nur nach diesem System gerechnet wurde, ist zur Erleichterung folgende Umrechnungstabelle in dieses Buch aufgenommen. Die Tabelle 1 zeigt Ihnen die Umrechnung von mg% in mmol/l.

● **Tab. 1:** Umrechnung für Blutzuckerwerte von mg pro 100 ml (mg%) in Millimol pro Liter (mmol/l)

mg%	entsprechen (mmol/l)	mg%	entsprechen (mmol/l)
20	1,11	220	12,22
40	2,22	240	13,34
60	3,34	260	14,45
80	4,45	280	15,56
100	5,56	300	16,67
120	6,67	320	17,78
140	7,78	340	18,89
160	8,89	360	20,00
180	10,00	380	21,11
200	11,11	400	22,22

Welche Aufgaben hat Insulin?

Mangel an Insulin steht also im Mittelpunkt der Krankheit Diabetes mellitus. Was macht Insulin, wie wirkt es? Insulin versieht im Körper verschiedene Funktionen.

● **Einfluß auf den Kohlenhydratstoffwechsel**

Am bekanntesten ist sicherlich, daß Insulin den Blutzucker senkt: Es regt einmal die Aufnahme des Traubenzuckers in das Muskel- und Fettgewebe an, zum anderen hemmt es die Glukosefreisetzung aus der Leber. Der aufgenommene Zucker wird entweder zur Energiegewinnung verbrannt oder als Reservezucker im Muskel (als Muskelstärke = Muskelglykogen) und in der Leber (als Leberstärke = Leberglykogen) gespeichert. Die Speichermöglichkeiten sind aber begrenzt, die Leber hat beispielsweise nur für höchstens 75 g Stärke Platz. Mit der Nahrung zugeführte größere Mengen an Kohlenhydraten werden im Körper zu Fett umgewandelt und im Fettgewebe abgelagert: Man setzt Fett an.

● **Einfluß auf den Fettstoffwechsel**

Insulin greift auch in den Fettstoffwechsel ein. Es begünstigt die Bildung von Fett und unterdrückt gleichzeitig den Fettabbau. Allerdings sind mit wachsender Menge an Körperfett immer höhere Insulinspiegel notwendig. Auf die Dauer kann dadurch die insulinbildende Bauchspeicheldrüse bei entsprechender Erbanlage überbeansprucht werden, es kommt zu einem relativen Insulinmangel, kurz, es entsteht ein Diabetes mellitus. Gücklicherweise kann sich dieser Diabetes durch diätetische Maßnahmen rückbilden, zumindest teilweise.

Für viele übergewichtige Diabetiker besteht daher die Chance, durch eine drastische Verringerung ihres Fettgewebes, d.h. durch eine Gewichtsabnahme, ihre Zuckerkrankheit günstig zu beeinflussen und diese sogar wieder in ein Vorstadium zurückzudrängen. Die Devise muß also heißen: langsame, aber beständige Gewichtsabnahme durch richtige Ernährung und Steigerung der körperlichen Aktivität.

Die Unterschiede zwischen Typ-1- und Typ-2-Diabetes

Mangel an Insulin: Das trifft für die kindlichen und jugendlichen Diabetiker (Typ-1-Diabetiker) im absoluten, für die Erwachsenendiabetiker (Typ-2-Diabetiker) im relativen Ausmaß zu. Die Unterschiede der beiden Diabetestypen kamen bereits mehrmals in diesem Buch zum Ausdruck. Auf Seite 18 wurde der typische Typ-1-Diabetiker bereits charakterisiert: in der Regel von schlankem Körperwuchs, unbedingt – aufgrund seines absoluten Insulinmangels – auf die Insulinspritze angewiesen, mit labiler Stoffwechsellage und meist mit akutem Krankheitsbeginn vor dem 40. Lebensjahr. Natürlich gibt es hinsichtlich des Krankheitsbeginns Überlappungen mit den Erwachsenendiabetikern. Wie bereits dargestellt, kommen die Extremfälle »Erwachsenendiabetes im Kindesalter« und »Jugendlichendiabetes im Greisenalter« durchaus vor. Deshalb haben sich im medizinischen Sprachgebrauch die Bezeichnungen »Typ-1-Diabetes« (Jugendlichendiabetes) und »Typ-2-Diabetes« (Erwachsenendiabetes) eingebürgert, während sich die englischen Abkürzungen IDDM (insulin dependent diabetes mellitus) und NIDDM (non insulin dependent diabetes mellitus) begreiflicherweise nicht durchsetzen konnten. Auf einen Diabetiker vom jugendlichen Typ entfallen etwa 20 Typ-2-Diabetiker. Sehr häufig können diese übergewichtigen Patienten mit Diät allein oder aber in einer Kombination mit Tabletten behandelt werden. Bei zunehmender Krankheitsdauer müssen allerdings auch Typ-2-Diabetiker mit einem Fortschreiten des Insulinmangels rechnen, so daß dann unter Umständen der veränderte Stoffwechsel ebenfalls mit Insulin zu korrigieren ist.

Die Hauptmerkmale der beiden Diabetes-Typen sind in Tab. 2 auf der nächsten Seite nochmals gegenübergestellt.

● **Tab. 2: Charakteristische Unterschiede zwischen Typ-1- und Typ-2-Diabetes**

	Typ-1-Diabetes (insulinabhängiger Diabetes)	Typ-2-Diabetes (nicht insulinabhängiger Diabetes)
Beginn	zumeist im Kindes- und Jugendalter	zumeist nach dem 40. Lebensjahr
Durchschlagkraft der Erbanlagen	gering	stark
Körpergewicht	zumeist Ideal- bis Normalgewicht	zumeist Übergewicht (Typ-2-b) Unter- oder Normalgewicht (Typ-2-a)
Kohlenhydratstoffwechsel	• instabil • Neigung zu Ketose • nicht selten Ketoazidose bei Entdeckung	• stabil • Ketoazidose bei Entdeckung sehr selten
Krankheitsentstehung	• Autoimmunerkrankung • relativ rasches Fortschreiten zum absoluten Insulinmangel	• Insulinresistenz • Insulinsekretionsstörung • relativer Insulinmangel • kombiniert mit Hypertonie, Fettstoffwechselstörungen, Übergewicht (Adipositas) • Makroangiopathie (Arteriosklerose der großen Blutgefäße) und diabetesspezifische Komplikationen häufig bei Diabetesdiagnose bereits vorhanden
Therapie	immer Insulin	kann insulinpflichtig werden

In der Regel sind diese Merkmale so charakteristisch für den jeweiligen Diabetestyp, daß weitere Untersuchungen wie HLA-Typisierung, Insulin- und C-Peptid-Analysen sowie die Bestimmung der Insulinauto-, Inselzell- bzw. GAD-Antikörper nicht erforderlich sind.

Wie wird der Diabetes festgestellt?

Wie bei allen Krankheiten geht es zunächst um die richtige Diagnose. Bei Diabetes müssen dazu die Blutzuckerwerte mit einer zuverlässigen und genauen Labormethode bestimmt werden.

Erhöhter Blutzucker nüchtern und nach dem Essen

Die Diagnose eines manifesten Diabetes mit spontan erhöhten Blutzuckerwerten ist bei entsprechenden Untersuchungen nicht zu verfehlen. Blutzuckerspiegel nach dem Essen über 160 mg% (bezüglich der Umrechnung in mmol/l s. Tab. 1, S. 36) sind dringend diabetesverdächtig. Nüchternblutzuckerwerte (eindeutig erhöht bei Werten über 125 mg% im venösen Plasma bzw. über 110 mg% im Kapillarblut der Fingerbeere) werden neuerdings bevorzugt zur Diagnostik herangezogen, weil weltweit einfach zu handhaben. Ergeben sich bei den Voruntersuchungen irgendwelche Zweifel, wird eine orale Glukosebelastung – was man darunter versteht, wird gleich erklärt – durchgeführt. Nicht geeignet, das Vorliegen einer Zuckerkrankheit endgültig festzustellen oder auszuschließen, sind die alleinige Untersuchung des Harns auf Glukose, so wertvoll dieser Test für die Voruntersuchung oder für Reihenuntersuchungen ist, oder auch der HbA_{1c}-Wert (s. S. 49 ff.).

Die orale Glukosebelastung

Bei der oralen Glukosebelastung erhält der nüchterne Patient, der vorher wenigstens drei Tage lang kohlenhydratreich gegessen haben soll, 75 g Traubenzucker in 400 ml Wasser oder Tee gelöst oder ein dieser Glukosemenge entsprechendes standardisiertes Zuckergemisch, das käuflich erhältlich ist. Wenn dabei der höchste Wert über 200 mg%, vor allem aber, wenn der 2-Stunden-Wert mehr als 140 mg% Blutzucker (zur Umrechnung in mmol/l s. Tab. 1, S. 36) beträgt, besteht dringender Diabetesverdacht; 2-Stunden-Werte über 200 mg% sprechen eindeutig für einen manifesten Diabetes.

■ Was ist Diabetes?

> ### Sind Sie ein Diabetiker oder ein Zuckerkranker?
>
> Handelt es sich bei dieser Überschrift um einen Druckfehler? Diabetiker und Zuckerkranke – ist das nicht ein und dasselbe? Ja und nein! Natürlich bedeutet Diabetes Zuckerkrankheit, und sicherlich kann man einen Menschen mit dieser Zuckerkrankheit ebenso als Diabetiker wie als Zuckerkranken bezeichnen. Dennoch wollen wir hier einen Unterschied machen.
>
> In dem Wort »Zuckerkrankheit« steckt etwas eher Pessimistisches, wenn auch für manche Diabetiker Zutreffendes, nämlich die Beschreibung einer fortwährenden Erkrankung mit all ihren Folgen. Ganz bewußt wird in diesem Buch vorwiegend vom »Diabetes« und nur selten von der »Zuckerkrankheit« gesprochen, weil wir dem Diabetiker nicht das Gefühl einer andauernden chronischen »Krankheit« geben wollen.
>
> Wohl ist der Diabetes nicht heilbar. Andererseits kann man aber aus der Zuckerkrankheit einen Diabetes machen, mit dem der Patient voll leistungsfähig bleibt und ein langes erfülltes Leben führen kann. Das ist natürlich nicht einfach und bedarf der Mitarbeit des Patienten. Es bedeutet für ihn, sich Tag für Tag aufs Neue mit den Problemen auseinanderzusetzen. Und manchmal meistert er sie, manchmal möchte er resignieren.
>
> Ein alter Diabetesarzt hat einmal das Wort von der »bedingten Gesundheit« des Diabetikers geprägt, die erreichbar ist, wenn eine gute Einstellung des Stoffwechsels vorliegt. Welche Wege hierzu führen, wird in diesem Buch gezeigt. Es soll dazu beizutragen, daß aus »Zuckerkranken« Diabetiker werden. Der Weg zur »bedingten Gesundheit« ist damit für jeden Patienten offen.

Ist der Diabetes heilbar?

Natürlich drängt sich die Frage auf: »Kann man den Diabetes nicht heilen?« Angesichts der Vererbung der Diabetesanlage muß man die Frage nach der Heilbarkeit verneinen.

● **Entscheidende Besserung des Diabetes durch Gewichtsabnahme**
Viele übergewichtige Typ-2-Diabetiker könnten ihre Krankheit wieder in ein Vorstadium zurückführen, wenn sie ernst machen würden mit dem sicher schon oft gefaßten Vorsatz, ein normales Körpergewicht zu erreichen. Daß das nicht so einfach ist, sei gleich im Nachsatz zugegeben. Auch für erblich mit Diabetes belastete Menschen und subklinische Dia-

betiker lohnt es sich, normalgewichtig zu sein und zu bleiben. Der Ausbruch eines manifesten Diabetes könnte damit in den meisten Fällen verhindert werden. So könnte im besten Sinne »aktiv und fit« vorbeugende Medizin betrieben werden.

Phasen mit Normalwerten sind nur kurzfristig

Gibt es aber nicht auch bei Typ-1-Diabetikern einen Lebensabschnitt, in dem sich nach dem anfänglich stürmischen Beginn der Zuckerkrankheit unter der Insulinbehandlung trotz ständiger Verringerung der Insulindosis die Blutzuckerwerte wieder normalisieren? So etwas kommt in mehr oder weniger ausgeprägter Form zweifellos vor, nämlich bei knapp 30 Prozent aller insulinbedürftigen jugendlichen Diabetiker. Man spricht dann von einer Remission. Allerdings muß man wissen, daß diese sog. Remissionsphase in allen Fällen – meist schon nach wenigen Wochen oder Monaten – wieder in das gewohnte Bild der Zuckerkrankheit mit einem schließlich absoluten Insulinmangel übergeht. (Einen Überblick über die zeitliche Entwicklung des Typ-1-Diabetes gibt die folgende Abbildung.) Man muß sich also darauf einrichten, mit dem Diabetes ein Leben lang zu leben.

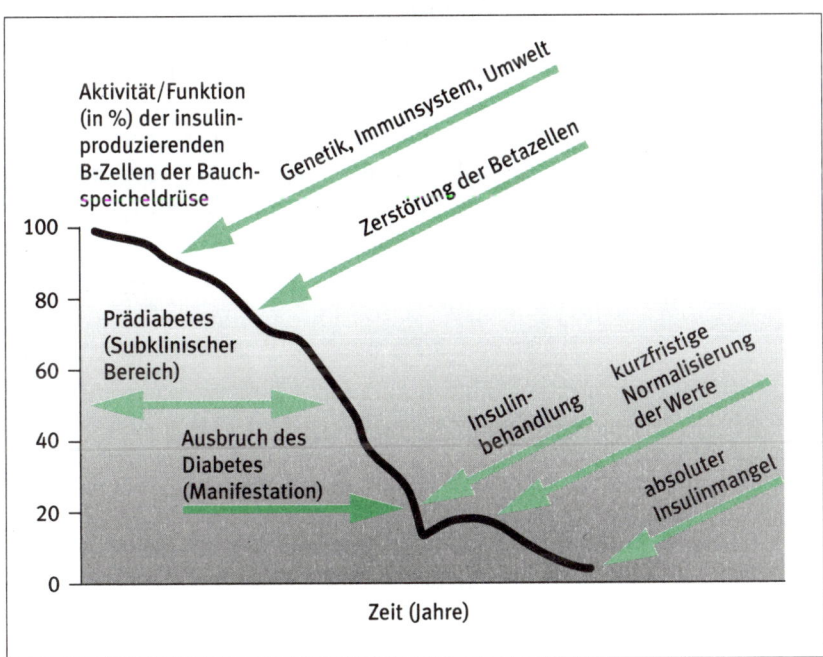

Die zeitliche Entwicklung des Typ-1-Diabetes.

Patient und Arzt sollen zu allererst darum ringen, daß die Feststellung »lebenslanger Diabetes« vom Patienten angenommen wird (s. auch Kapitel »Leib und Seele von Diabetes betroffen«). Nur wenn der Diabetes mit seinen Problemen in der Alltagsplanung berücksichtigt wird, kann sich der Patient trotzdem im Leben zurechtfinden. Die Selbstkontrolle zu Hause (s. S. 118 ff.) und die Überprüfung beim Arzt sind Hilfsmittel, die einen ausgeglichenen Stoffwechsel und damit eine gute Leistungsfähigkeit ermöglichen.

Die Folgekrankheiten – das zweite Gesicht des Diabetes

Es muß hier zur Sprache gebracht werden, was man als das »zweite Gesicht« der Stoffwechselkrankheit Diabetes mellitus bezeichnen könnte: die Folgekrankheiten. Nach den überragenden Erfolgen in der Diabetesbehandlung mit dem lebensrettenden Insulin seit den 20er Jahren des 20. Jahrhunderts, mußte man lernen, daß die Zuckerkrankheit sich nach längerem Bestehen vor allem auf die Blutgefäße und Nerven nachteilig auswirkt. Auf die Zusammenhänge mit dem metabolischen Syndrom bei Typ-2-Diabetes wurde bereits hingewiesen. Heutzutage steht aber eindeutig fest, daß sich eine gute und gleichmäßige Stoffwechselführung mit HbA_{1c}-Werten nahe am Normbereich auf die Dauer auszahlt. Natürlich geht es gleichzeitig auch um eine mögliche Normalisierung des Blutdrucks und der Blutfette (und die Einstellung des Rauchens). Dennoch soll hier nicht behauptet werden, der Patient allein habe es in der Hand, durch eine gute, regelmäßige Diabeteskontrolle die Folgeschäden zu verhindern. Aber: Eine exakte Diabeteseinstellung vermag zumindest das Auftreten der Veränderungen an den Gefäßen und Nerven hinauszuzögern und abzuschwächen.

Auch die Seele ist betroffen

»Krankheit ist die Nachtseite des Lebens, eine eher lästige Staatsbürgerschaft. Jeder, der geboren wird, besitzt zwei Staatsbürgerschaften, eine im Reich der Gesunden, eine im Reich der Kranken. Und wenn wir es auch vorziehen, nur den guten Paß zu benutzen, früher oder später ist doch jeder von uns gezwungen, wenigstens für eine Weile sich als Bürger jenes anderen Ortes auszuweisen.«

Susan Sontag

Erinnern Sie sich noch an den Tag Ihres Grenzübertritts? Erinnern Sie sich des Tages, an dem Ihnen die Diagnose »Diabetes mellitus« mitgeteilt wurde? Denken Sie noch manchmal an die Gefühle, die Sie dabei bewegten? Sind es vielleicht Gefühle, die Sie – ob insulinpflichtig oder nicht – nie verloren haben?

Die ersten Tage wie in Trance

Wohl die meisten von Ihnen wird eine lähmende Angst beschlichen haben mit dem gleichzeitig bestehenden sehnlichsten Wunsch, es möge sich nur um einen Alptraum, um einen kolossalen Irrtum handeln. Das Gefühl, in einen Abgrund zu fallen, den Boden unter den Füßen zu verlieren, mag Sie möglicherweise überfallen haben. Das Empfinden großer Niedergeschlagenheit und Trauer sowie Ratlosigkeit, gepaart mit innerer Unruhe und Angespanntheit, könnten Sie erlebt haben. Mag sein, daß Sie die Einweisung in die Klinik und die ersten Tage dort wie in einem Trancezustand erlebten. Vielleicht fühlen sie, auch wenn Sie schon jahrelang mit dem Diabetes leben, immer wieder Zeiten, in denen Sie diese Gefühle der ersten Tage wieder verspüren.

Eine chronische Krankheit bedeutet für den Menschen einerseits den Verlust der Gesundheit als auch eine Bedrohung und die Mahnung an die Endlichkeit des Lebens. Sie bedeutet für jeden Menschen eine Konfliktreaktion, eine Krise in seiner Lebensgeschichte, auf die er mit Trauer und Angst, mit einem Gefühl trüber Stimmung des Verlorenseins, mit Anfällen von stillem Kummer und Gram, aber auch von Reizbarkeit und Wut reagieren kann, ja daß er sogar den Wunsch zum Sterben hat. Die Gedanken kreisen um die verlorene Gesundheit und um die Möglichkeit, diese wieder zu erlangen.

Wie ein Mensch auf seine Krankheit reagiert und wie er sie erlebt, hängt sicher davon ab, welche Bedeutung er ihr in gesunden Tagen beigemessen hatte, welche innere Einstellung und Haltung er zum Leben und zu seiner Umwelt vorher besaß, welche Erlebnisse und Erfahrungen er in seinem bisherigen Leben mit Kranken und Krankheit hatte. Betrachtete er beispielsweise Krankheit als eine Herausforderung, so wird er relativ flexibel und anpassungsfähig sein, er wird versuchen, die Krankheit verstandesmäßig zu durchdringen und sich Strategien zu ihrer Bewältigung zurechtlegen. Bedeutete Krankheit für ihn Schwäche, so wird ihn ein Gefühl der Scham und Minderwertigkeit ergreifen, was zu einer Verleugnung der Krankheit und zur persönlichen Kränkung führen kann. War Krankheit für ihn stets ein Feind, so wird er ihr mit Feindseligkeit gegenüberstehen.

Abwehrhaltung und Angst

Als erste Reaktion versucht sich der Mensch zu wehren, indem er die Tatsache nicht glauben will, was sich in Worten wie »Aber das gibt's doch nicht!«, »Das kann doch nicht wahr sein!« äußert. Die Ursache der Abwehrhaltung ist die Angst; die Abwehr stellt den Vorgang dar, wie sich der denkende Mensch – »das Ich« – mit unerträglichen Vorstellungen und Gemütsbewegungen auseinandersetzt. Angst bedeutet das Gefahrensignal, das eine äußere oder innere Bedrohung bewußt macht und notwendige Abwehrmaßnahmen auslöst.

Je stärker und bedrohlicher der Mensch seine Krankheit erlebt, um so mehr kann er in seinen Fähigkeiten, sich anzupassen, überfordert werden. Dies kann sich in Gefühlen der Hoffnungslosigkeit und Hilflosigkeit ausdrücken. »Es ist mir alles zu viel«, »Das schaffe ich nicht mehr«, »Es nützt alles nichts«, »Ich halte das nicht mehr aus«, »Ich gebe auf« sind Worte, die dies veranschaulichen. Der Mensch erlebt sich selbst nicht mehr intakt, als nicht mehr leistungsfähig, als nicht mehr selbständig. Die menschlichen Beziehungen werden zuweilen abgebrochen, als nicht mehr ausreichend sicher und befriedigend empfunden, er fühlt sich von der Umwelt aufgegeben, oder er gibt sich selbst auf. Er kann nicht mehr mit Hoffnung und Vertrauen in die Zukunft blicken.

Die Gefahren, die dem Diabetiker erwachsen, wenn er sich in einer solchen abwehrenden oder resignierenden Haltung befindet – die sicher

fast jeder in einer mehr oder minder starken Form wohl erlebt hat – sind:
- absolute Leugnung der Krankheit,
- Hang zu übertriebener Tüchtigkeit, um dem permanenten Minderwertigkeitsgefühl entgegenzutreten,
- falsche Hoffnungen auf Heilung und damit Inkaufnahme falscher Behandlungsmethoden,
- schließlich Depressionen und Resignation, die in einer Unfähigkeit zum Handeln münden.

Die unterschiedlichen Reaktionen auf die Diagnose Diabetes sind schon an folgenden Beispielen zu sehen:

»Niemand soll merken, daß ich krank bin«

Eine Diabetikerin, die seit ihrem 12. Lebensjahr Diabetes hatte und bis zu ihrem 27. Lebensjahr keinerlei Diät einhielt, aß Süßigkeiten und trank Coca-Cola, hatte nur ein Ziel: nicht als krank auffallen. Außer einer festen Insulinmenge täglich zu spritzen, nahm sie keinerlei Rücksichten auf ihre Krankheit, bis schließlich schwere Augenhintergrundsblutungen sie in die Klinik führten. Wohl hatte sie immer um die Gefahren, die ein solches Verhalten mit sich brachte, gewußt und war daher stets gezwungen, ihr »schlechtes Gewissen« zu unterdrücken, wodurch sie zeitweilig ziemlich depressiv und niedergeschlagen war. Die absolute Leugnung der Krankheit hatte dazu geführt, nicht rechtzeitig geeignete Maßnahmen zu ergreifen und Stoffwechselentgleisungen zu verhindern, sie hatte sie schließlich auch daran gehindert, sich über die Krankheit zu informieren.

»Ich packe mein Leben mit Diabetes neu an«

Andere wiederum haben, nachdem sie durch Schulung und Beratung erkannten, worauf es ankommt, konsequent einen Neubeginn in ihrem Leben gesetzt. So jener übergewichtige 44jährige Busfahrer mit Typ-2-Diabetes, der wegen seiner schlechten Stoffwechsellage drauf und dran war, seinen Job zu verlieren. Dieser Mann hat es inzwischen geschafft, sein Gewicht zu normalisieren und damit seine Blutzuckerwerte so zu verbessern, daß er seinen Arbeitsplatz behalten konnte.

Sie werden nun sagen, der Mann in unserem Beispiel sei eine Ausnahme. Jedoch das Gegenteil ist der Fall: Es gibt eine ganze Reihe von Patienten, die unter schwierigsten Bedingungen – z.B. in den Tropen Brasiliens oder in der Wüste Saudi-Arabiens – ihre Blut- und Harnzuckertests vornehmen und durch die erlernten Methoden der Insulinanpassung eine gute Stoffwechseleinstellung erzielen.

Diesen Patienten gelang es, ihren Diabetes zu akzeptieren und damit seelische Kräfte freizusetzen, die sonst in der Auseinandersetzung mit der Krankheit verpuffen.

Den Diabetes akzeptieren – wie geht das?

Lieber Leser, Sie als Diabetiker wissen, welche zahlreichen Anforderungen Schule, Beruf, Haushalt, Familie usw. an Sie stellen. Wenn Sie allen gerecht werden und damit auch Ihre Stoffwechselführung nicht aus dem Auge verlieren wollen, dann mögen Sie erkennen, daß die Art der Verleugnung für einen Diabetiker nicht die günstigste Möglichkeit der Form der Anpassung an die Krankheit ist. (Für manche anderen Erkrankungen, z.B. eine schwere Krebserkrankung, kann das durchaus nötig und dem Patienten hilfreich sein.) Dem Diabetiker hingegen sollte es gelingen, die Krankheit als Tatsache zu akzeptieren und als einen unabänderlichen Bestandteil seines Lebens anzuerkennen. Wissen, daß er nur nach Kenntnis der Regeln und Gesetzmäßigkeit der Krankheit dieser begegnen kann, wird ihm helfen; daß sie für ihn kein lästiges Übel darstellt, an das er dann nicht mehr so viel denken muß und das für ihn kein Grund mehr zu Depressionen und Anlaß zu Selbstmitleid ist.

Wie macht man das?

Nun werden Sie vielleicht mit Recht fragen, wie macht man das? Sind das nicht alles schöne Worte, doch wo bleibt die praktische Anweisung? Welches ist der Weg, auf dem man zu diesem Ziel gelangt? Leider gibt es kein allgemeingültiges Rezept dafür, wie man das Leben lebt. Es gibt nicht die globale Anweisung: Man nehme ein Pfund guten Willen, die gleiche Menge Energie, mische es mit einer guten Portion Humor und Gleichmut und gebe nur eine Prise Tränen gleichsam als Salz dazu. Leider kann niemand Ihnen mit einer solchen Anweisung dienen, dazu sind die Menschen zu verschieden. Einige Ratschläge seien Ihnen aber gegeben, die möglicherweise hilfreich sein können.

Selbsthilfe

Akzeptieren Sie den Diabetes – Schritt für Schritt

- Fangen Sie immer wieder neu an! Leben bedeutet immer wieder, Neues zu erlernen, anzunehmen und umzudenken. Versuchen Sie, sich über Ihre Krankheit, sei es in Büchern und Zeitschriften (z.B. Diabetes-Journal), besser noch in Diabetikerschulungen, zu informieren, erlernen Sie die Methoden der Selbstkontrolle, und versuchen Sie immer wieder einen Neubeginn mit der Disziplin in Ihrem Leben.

- Wenn der Sturm negativer Emotionen und Gefühle Sie hinwegzuspülen droht, so teilen Sie sich anderen mit. Suchen Sie das Gespräch mit anderen, den Erfahrungsaustausch. Reden oder schreiben Sie sich Ihre Gefühle von der Seele, das befreit! Quälen Sie sich nicht damit, indem Sie meinen, alles mit sich allein abmachen zu wollen. Die Erkenntnis, daß ein anderer auch leidet und kämpft, auch die Möglichkeit, zu sehen, wie er kämpft, kann Ihnen vielleicht helfen. Seien Sie vor allem ehrlich zu sich selbst und belasten Sie sich nicht mit einem schlechten Gewissen. Sie sind nur sich und sonst niemandem verantwortlich.

- Nehmen Sie andererseits Ihre Krankheit ernst und akzeptieren Sie, daß sie ein gewisses Maß an Aufmerksamkeit verlangt, dann werden Ihnen auch Fehler in der Lebensführung kein schlechtes Gewissen bereiten. Vielmehr haben Sie dann noch genügend Energie zur Korrektur solcher Fehler (speziell in der Ernährung), ohne sie für unnötige Schuldgefühle zu verschwenden.

- Treten Sie selbstbewußt auf! Stehen Sie zu Ihrer Erkrankung. Sie ist weder ein Makel noch eine Schande.

- Gönnen Sie sich Pausen, zwingen Sie sich nicht zu zuviel Tüchtigkeit. Seien Sie auch einmal mit weniger Leistung zufrieden, das erleichtert und gibt Kraft.

- Leben Sie selbstbestimmt. Sie müssen entscheiden, welche Ziele Sie bei Ihrem Diabetes erreichen wollen. Dann können andere, Ihre Familie, Ihre Freunde, Diabetesberater, Ihr Arzt, Sie bei der Verwirklichung dieser Ziele unterstützen, Ihnen Kraft geben. Das moderne Konzept der Diabetikerschulung zielt ohnehin darauf ab – Stichwort Empowerment –, daß der einzelne stark (power) und fit gemacht und in die Lage versetzt wird, seine (Diabetes-)Dinge selbst aktiv zu regeln, zu entscheiden, die Richtung vorzugeben. »Unbeschwert und aktiv« ist ja auch nicht von ungefähr das Motto für dieses Handbuch!

Auch die Seele ist betroffen

Wie die Konfrontation mit dem Leben selbst

Wer meint, daß Diabetiker in ihrem Wohlbefinden besonders eingeschränkt seien, irrt sich – Gott sei Dank. Jedenfalls geben Diabetiker bei entsprechenden Befragungen keine generell hohe Belastung an. Allerdings berichten drei Viertel aller Patienten von Ängsten hinsichtlich Folge- und Spätschäden, gefolgt von Klagen über eine eingeschränkte Lebensqualität durch die Erfordernisse der Ernährung und der regelmäßigen Stoffwechselführung. Insulinbedürftige Typ-2-Diabetiker erweisen sich von allen Patienten als die am stärksten belastete Gruppe.

Die Konfrontation mit dem Diabetes ist wie die Konfrontation mit dem Leben selbst, eine Chance, vorhandene Grenzen und Schwierigkeiten akzeptieren zu lernen und die vielfältigen Möglichkeiten des Lebens, die bleiben, sinnvoll und verantwortlich zu gestalten. Dann haben Sie Lebensqualität, Lebensperspektive und – Lebenserwartung!

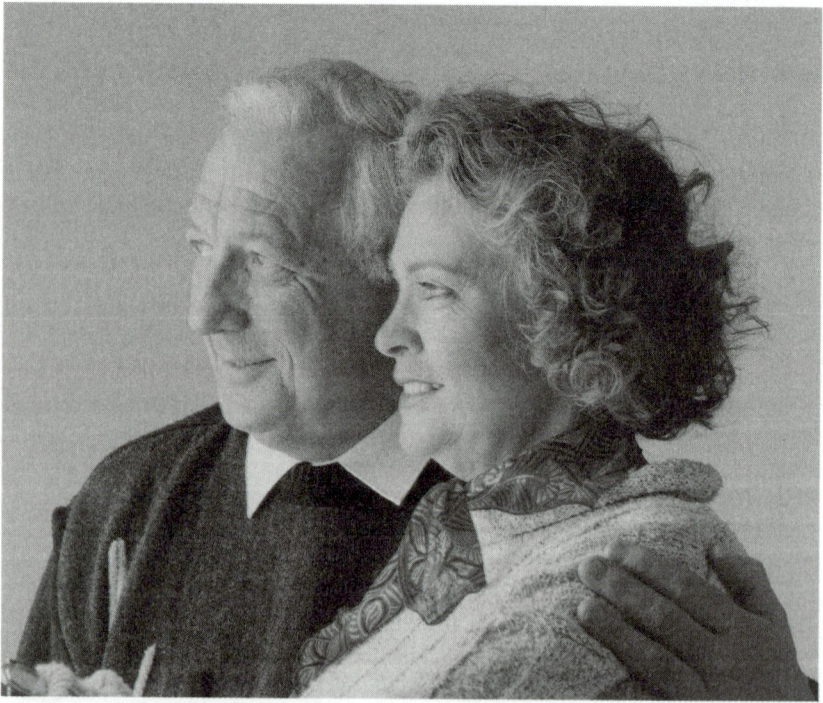

Auch mit Diabetes kann man positiv in die Zukunft blicken.

Vom Nutzen einer guten Diabeteseinstellung

Drei Ziele sind es vor allem, für deren Erreichen eine gute Diabeteseinstellung sehr hilfreich ist:

- Lebensqualität
- Lebensperspektive und
- Lebenserwartung

Die überragende Bedeutung einer guten Diabeteseinstellung für normale Lebensaussichten gilt heute als endgültig gesichert. Für das Erreichen dieses Ziels müssen die Blutzucker- und Blutfettwerte (und einiges mehr) weitgehend normalisiert werden. Tab. 3 auf Seite 51 gibt über solche Richtwerte Auskunft. Im einzelnen sollten aber die individuellen Therapieziele und -wünsche mit dem Arzt besprochen und im Diabetiker-Ausweis bzw. -Paß schriftlich festgehalten werden. Das Auftreten schwerer Unterzuckerungen kann das Anheben der Blutzuckerziele erforderlich machen, ganz besonders wenn die Hypoglykämien kaum oder nicht wahrgenommen werden. Gleiches gilt für das Vorliegen einer schweren Herzkrankheit oder fortgeschrittener Augenhintergrundsveränderungen. In der Schwangerschaft müssen Blutzucker- und HbA_{1c}-Werte niedriger sein.

Was sagt der HbA_{1c}-Wert aus?

Heutzutage wird vielfach der Gehalt an »Zuckerhämoglobin« HbA_{1c} im Blut als der entscheidende Meßwert zur Beurteilung der Diabeteseinstellung herangezogen.

Der rote Blutfarbstoff Hämoglobin geht nämlich in Abhängigkeit von der Blutzuckerhöhe eine dauerhafte Verbindung mit dem Traubenzucker (Blutzucker) ein. Nachdem die roten Blutkörperchen in der Regel drei bis vier Monate im menschlichen Organismus zirkulieren, kann man die Höhe des Zuckerhämoglobins als eine Art durchschnittlichen Blutzuckerspiegel im Verlauf der letzten zwei bis sechs Wochen vor der Untersu-

■ Vom Nutzen einer guten Diabeteseinstellung ■

> **Was sagt der HbA_{1c} aus?**
>
> Unter 6 %: es liegt kein Diabetes vor oder der Patient ist hervorragend eingestellt
> 6 bis 8 %: der Diabetes ist gut bis noch ausreichend eingestellt
> 8 bis 10 %: der Diabetes ist mäßig bis schlecht eingestellt
> über 10 %: der Diabetes ist sehr schlecht eingestellt

chung ansehen. Meist wird dieses Zuckerhämoglobin als HbA_{1c} gemessen. Stoffwechselgesunde überschreiten dabei den Wert von 6 Prozent des gesamten Hämoglobins nicht. Schlecht eingestellte Diabetiker können Werte von 15 Prozent und höher aufweisen. Von einer guten Diabeteseinstellung kann man bei Werten unter 7,5 Prozent sprechen. (Wird anstelle von HbA_{1c} noch der HbA_1-Wert bestimmt, muß man bei den angegebenen Richtwerten jeweils ca. 1,5 Prozent hinzuzählen. Eine gute Einstellung wäre dann gleichbedeutend mit einem HbA_1-Wert unter 9 Prozent).

In Ergänzung zum HbA_{1c}-Wert kann neuerdings auch die Messung der verzuckerten Eiweiße (Fructosamin-Test) herangezogen werden. Dieser Wert reagiert auf Veränderungen der Diabeteseinstellung schneller und spiegelt in etwa die durchschnittlichen Blutzuckerwerte der letzten 8 Tage wider.

Als Langzeitwert ist aber der HbA_{1c}-Wert für die vielen Patienten, die regelmäßig ihre Stoffwechselselbstkontrollen durchführen, als der entscheidende Standardwert besonders interessant. Sie kennen ja bereits, vor allem wenn sie ihren Blutzucker selbst messen, ihre täglichen Zuckerwerte. Welche Langzeitergebnisse sie aber damit erreichen, und ob diese gut genug zur Verhinderung der Blutgefäßschäden sind, kann ihnen nur der Arzt mit dem HbA_{1c}-Wert sagen. Ein bis zwei Messungen genügen im allgemeinen für Typ-1-Diabetiker pro Quartal, für Typ-2-Diabetiker mit ihrer meist stabileren Stoffwechsellage pro (Halb-)Jahr.

Was sagt der HbA$_{1c}$-Wert aus?

● Tab. 3: So sieht eine gute Stoffwechseleinstellung bei Typ-2- und Typ-1-Diabetikern aus

Typ-2-Diabetiker, ohne und mit Insulinbehandlung

HbA$_{1c}$-Wert	unter 7,5 %	
Blutzucker vor dem Essen	100–130 mg%	5,56–7,22 mmol/l
Blutzucker nach dem Essen	unter 180 mg%	10 mmol/l
Azeton im Urin	negativ	
Harnzuckerausscheidung in 24 Stunden	negativ	
Cholesterin im Serum*	unter 230 mg%	5,95 mmol/l
Neutralfette (Triglyzeride) im Serum	unter 150 mg%	1,65 mmol/l
Mikroalbuminurie (Albumin im Urin)	negativ	

Für ältere Typ-2-Diabetiker gelten oftmals besondere Therapieziele. So kann schon alleine die »Harnzuckerfreiheit« zur Beseitigung diabetesspezifischer Symptome ausreichen.

Typ-1-Diabetiker

HbA$_{1c}$-Wert	unter 7,5 %	
Blutzucker vor dem Essen	100–130 mg%	5,56–7,22 mmol/l
Blutzucker nach dem Essen	unter 180 mg%	10,00 mmol/l
Azeton im Urin	negativ	
Schwere Unterzuckerungen	keine	
Cholesterin im Serum*	unter 200 mg%	5,17 mmol/l
Neutralfette (Triglyzeride) im Serum	unter 150 mg%	1,65 mmol/l
Mikroalbuminurie	negativ	

Für beide Typen gilt: Ohne ein normales Körpergewicht gibt es keine gute Einstellung! Der Blutdruck sollte unter 140/90 mmHg liegen!

* Die Cholesterinwerte richten sich nach bereits eingetretenen Gefäßkomplikationen und sind in bestimmten Grenzen vom Lebensalter abhängig

Der Anreiz zum Mitmachen

Zurecht räumt man heute der Psychologie und ihren Erkenntnissen eine wichtige Stelle in der Medizin ein. Es ist zweifellos richtig, daß ich nur dann zum Anwenden und Durchhalten der gewiß nicht immer angenehmer Spielregeln bereit bin, wenn sie für mich Sinn machen, mir etwas geben. Sofort spürbare Lebensqualität will ich damit erreichen. Nur auf weit in der Zukunft liegende Dinge ausgerichtet zu leben, fällt schwer, die Zukunft ist ohnehin im Dunkel und scheint noch so fern. Auch weiß man, daß die alleinige Drohung mit den Folgen einer ungenügenden Diabeteseinstellung, also die Voraussage von sonst unabwendbaren Komplikationen, nicht jeden Menschen in gleicher Weise beeindruckt. Viele Menschen – Diabetiker und Nichtdiabetiker – stehen auf dem Standpunkt: »Lieber jetzt ›richtig‹ leben und dafür eher sterben, als ein längeres Leben ohne Freuden führen müssen«. Allerdings ist gerade dieser Standpunkt für Menschen mit Diabetes in mehrfacher Hinsicht falsch. Das sog. »richtige« Leben endet nämlich bei gefährdeten Patienten durchaus nicht wunschgemäß schnell und ohne Leiden, sondern meist in einem langen Siechtum. Mit einer guten Diabeteseinstellung aber fühle ich mich gut, und die notwendige Disziplin ist durchaus mit einem lebenswerten Leben zu vereinbaren.

Letzten Endes muß jeder ganz persönlich entscheiden, was er erreichen will. Mitmenschen, Diabetesberater und Ärzte können mich bei der Verwirklichung dieser Ziele bestenfalls unterstützen.

Akute Gefahren und Beschwerden lassen sich vermeiden

Was haben wir doch gelesen? Für den Diabetiker wird es gefährlich, wenn eine akute Stoffwechselentgleisung mit sehr hohen Blut- und Harnzuckerwerten sowie mit einem Anstieg der sauren Azetonvorstufen vorliegt. Die daraus folgende »Säurevergiftung«, das diabetische Koma, ist nach wie vor die gefährlichste Komplikation der Zuckerkrankheit. Um diesen Zustand zu verhindern, muß eine gute Diabeteseinstellung angestrebt werden. Dem Patienten bringt es aber auch andere unmittelbare Vorteile, wenn die akute Stoffwechselentgleisung verhindert wird. Denn zweifellos ist der Zustand der Harnzuckerfreiheit infolge normaler Blutzuckerwerte angenehmer als das Gegenteil.

Erscheinungen wie Nervenschmerzen, Potenzstörungen, Hautinfektionen, Beeinträchtigungen des Sehvermögens oder eine ausgeprägte Konzentrationsschwäche, die durch die akute Stoffwechselentgleisung auftreten können, verschwinden in der Regel rasch. Kein Durst, kein vermehrtes Wasserlassen, kein Juckreiz quälen den Patienten, der nun voll leistungsfähig ist.

Hypoglykämien sind vermeidbar

Der Nutzen einer guten Diabetesbehandlung bezieht sich aber auch auf die Vermeidung des »Gegenteils« eines diabetischen Koma, nämlich auf die Verhinderung schwerer Unterzuckererscheinungen, sog. Hypoglykämien. Auf den Seiten 173 ff. wird hierüber ausführlich zu sprechen sein. Das Zusammenspiel von Nahrungszufuhr, eingenommenen oder gespritzten Medikamenten sowie geleisteter körperlicher Arbeit bestimmt die Höhe des Blutzuckers. Auch Menschen, die keinen Diabetes haben, sind irgendwann einmal mehr oder weniger hypoglykämisch gewesen, haben also niedrige Blutzuckerwerte aufgewiesen. Wohl niemand wird behaupten, dies sei ein angenehmer Zustand, zumal für viele Menschen Erinnerungen an Jahre des Hungers und der Entbehrung wach werden. Diese Beschwerden sind aber bei der durch Medikamente bedingten Unterzuckerung noch wesentlich ausgeprägter und stärker. Der Nutzen einer exakten Diabetesbehandlung liegt also auch darin, Hypoglykämien zu verhindern und Lebensbedingungen zu schaffen, die für den Patienten wesentlich erstrebenswerter sind als ein durch fortwährende Unterzuckerungen bedrohter Alltag.

Schutz vor Folgekrankheiten

Der Nutzen einer sorgfältigen Langzeitbehandlung, mit der diabetische Folgekrankheiten vermieden oder abgeschwächt werden können, ist heute allgemein anerkannt. Diabetiker weisen leider im Laufe der Erkrankung und insbesondere bei schlechter Stoffwechselführung vermehrt Störungen an den kleinen und großen Blutgefäßen auf. Diese Schäden können im schlimmsten Fall zu einer Erblindung, zum Nierenversagen, zum Herzinfarkt und zum diabetischen Brand an den Füßen, der sog. Gangrän, führen.

Sie sollten jedoch wissen, daß diese Schäden zum weitaus größten Teil vermeidbar sind.

Durch eine gute Diabeteseinstellung (und dazu sind HbA_{1c}-Werte dauerhaft unter 7,5 Prozent erforderlich), durch eine richtige Ernährung und die Beseitigung weiterer Risikofaktoren, wie Rauchen, hoher Blutdruck und hohe Blutfette, sowie durch häufige Stoffwechselkontrollen – insbesondere durch den Patienten selbst – ist eine gewisse Garantie gegeben, daß solche Blutgefäßschäden entweder überhaupt nicht oder doch nur verzögert bzw. abgeschwächt auftreten. Das Leben des Diabetikers wird also in erster Linie durch diese Komplikationen bedroht. Natürlich muß dabei bedacht werden, daß manche Gefäßschäden im Sinne der Veränderung an den großen Blutgefäßen (Arteriosklerose oder Arterienverkalkung s. S. 192 ff.) auch zur wichtigsten Todesursache für Menschen *ohne* Diabetes geworden sind. Nur sind eben Zuckerkranke gefährdet, solche Schäden häufiger und in früheren Jahren zu erleiden als andere Menschen.

Eine gute Einstellung spart Insulin und Tabletten

Ein weiterer Nutzen der guten Diabeteseinstellung und zugleich eine besondere Annehmlichkeit für den Patienten liegt darin, daß bei anhaltender Besserung der Stoffwechselsituation – insbesondere infolge Gewichtsabnahme bei Übergewichtigen – die Injektion oder Einnahme von Medikamenten oft aufgegeben werden kann. Es gibt fettsüchtige, insulinspritzende Typ-2-Diabetiker, die nach starker Gewichtsabnahme nicht nur ohne Insulin, sondern auch ohne alle Medikamente – also auch ohne Tabletten – auskommen. Die Tatsache, daß vier Fünftel aller Diabetiker übergewichtig sind, unterstreicht die Forderung nach dem Vorrang der richtigen und gesunden Ernährung in der Behandlung des Diabetes. Liegt nicht in dem Ziel, womöglich nicht mehr spritzen oder keine Tabletten einnehmen zu müssen, ein besonderer Anreiz für übergewichtige Diabetiker, mit einer vernünftigen Ernährung das Körpergewicht auf ein erträgliches Maß zu senken?

Und sollte es nicht normalgewichtige Diabetiker anspornen, Übergewicht schon deswegen zu vermeiden, weil sonst die Stoffwechsellage sich verschlechtert und erstmals eine Tabletten- oder Insulinbehandlung nötig wird bzw. die täglich erforderliche Zahl der Tabletten oder der Insulininjektionen zunimmt?

Zusammenfassend darf man sagen, daß eine gute Diabetesbehandlung sowohl die akuten Gefahren (diabetisches Koma, Unterzuckerung) als auch chronische Schäden, insbesondere an den Blutgefäßen, verhindern oder abschwächen kann. Darüber hinaus erlebt aber der gut eingestellte, d.h. richtig geführte und womöglich ohne Medikamente behandelte Diabetiker täglich das beglückende Gefühl der vollen geistigen, körperlichen und seelischen Kraft, die einen guten Gesundheitszustand begleitet.

Moderne Ernährung ist kein Hungerregime!

Die richtige Ernährung stellt die Grundlage aller Behandlungsformen des Diabetes dar. Sie ist zugleich die wichtigste und am längsten bekannte Art der Behandlung. Man könnte die Mehrzahl aller Menschen mit Typ-2-Diabetes allein durch eine Umstellung der Ernährung (und körperliche Aktivierung) behandeln, wenn zum rechten Zeitpunkt die richtige Kostform verordnet und vom Patienten eingehalten würde.

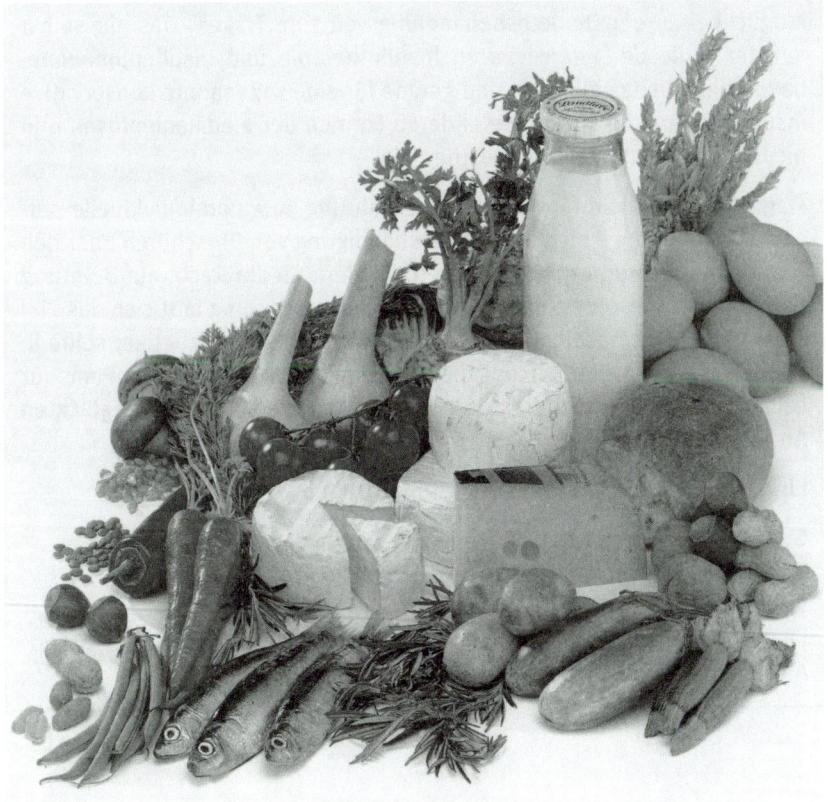

Ernähren Sie sich vollwertig und ausgewogen – je nachdem, was Ihnen schmeckt.

■ **Moderne Ernährung ist kein Hungerregime!** ■

Die Empfehlungen für die Ernährung des Diabetikers entsprechen einer vollwertigen, gesunden, kaloriengerechten Mischkost, die auch für jeden Nichtdiabetiker günstig ist. Der tägliche Energiebedarf (die Menge an benötigten Kalorien) hängt von der Körpergröße, dem Körpergewicht und der Bewegung ab. Speziell bei Typ-2-Diabetes ist die Energiemenge individuell anzupassen, um das gewünschte Köpergewicht zu erreichen bzw. zu erhalten. Angesichts unterschiedlicher Schwerpunkte muß heute die richtige Ernährung für Typ-1- und Typ-2-Diabetiker gesondert betrachtet werden.

Ernährungsberatung – Plan für die vorgesehene Ernährung

Nach wie vor ist die richtige Ernährung die Grundlage einer jeden erfolgreichen Diabetestherapie. Nur auf dieser Basis kommen die heute sehr guten Möglichkeiten der Diabetesbehandlung voll zum Tragen. Das gilt selbst auf der Stufe der intensivierten Insulintherapie und Insulinpumpenbehandlung, und das gilt auch und gerade für eine sogenannte konservative Insulinbehandlung sowie alle anderen Formen der medikamentösen und nichtmedikamentösen Diabetestherapie.

Fraglos braucht man für die richtige Ernährung gute und individuelle persönliche Beratung – nicht nur die Aushändigung von Broschüren oder den Hinweis auf Computerprogramme etc. Fordern Sie Ihr Recht auf Beratung ein! Je früher umso besser. Ohne strukturierte Schulung läßt sich das Ziel einer guten Diabeteseinstellung nicht erreichen. Jeder Diabetiker sollte in Besitz eines auf seine persönlichen Bedürfnisse ausgerichteten Plans für seine Ernährung sein. Selbst dann ist der Weg bis zur täglich geglückten Anwendung noch weit ...

Ein Satz von Konrad Lorenz schildert das treffend:

Gesagt ist nicht gehört!
Gehört ist nicht verstanden!
Verstanden ist nicht einverstanden!
Einverstanden ist nicht angewendet!
Angewendet ist noch lange nicht beibehalten!

Nährstoffe zum Aufbau und Betrieb des Körpers

Der Körper des Menschen benötigt die Zufuhr von Nahrung, um seinen Kalorienbedarf zu decken. Mit Hilfe dieses »Brennstoffs« ist es überhaupt erst möglich zu leben.

Kohlenhydrate, Fett und Eiweiß sind die drei Grundstoffe unserer Ernährung. Als Zielvorstellung für die Verteilung dieser drei Nährstoffe gilt:

> Kohlenhydrate: mehr als 50 %,
> Fett: nur 30–35 %,
> Eiweiß: 10–15 % der gesamten Energie pro Tag.

Der Körper vermag der zugeführten Nahrung kleine Teilchen zu entnehmen, um Körpersubstanz aufzubauen (z.B. aus eiweißhaltigen Nahrungsmitteln Aminosäuren zum Aufbau der Muskulatur). Er ist aber auch in der Lage, Nährstoffe (vorwiegend Kohlenhydrate und Fett) gleichsam als Brennstoff, als Kalorien, für die Leistung von Arbeit zur Verfügung zu stellen. Die drei Grundnährstoffe Kohlenhydrate, Fett und Eiweiß können sich bis zu einem gewissen Grad vertreten. Dies gilt vor allem für die im Körper durch vielfältige Reaktionen freigesetzten Kalorien, also für den Betriebsstoffwechsel, hingegen weniger für den Baustoffwechsel. Die Kalorie – genauer müßte man von Kilokalorie (Abkürzung kcal) sprechen – macht eine Aussage darüber, wieviel Energie in dem zugeführten Nährstoff steckt und wieviel Brennstoff unser Körper daraus gewinnen kann. Die Änderung in den Begriff »Joule« (sprich: Dschul), abgekürzt kJ (= Kilojoule) hat sich in der Praxis nicht durchsetzen können. 1 Kalorie entspricht dabei ungefähr 4 Joule.

Wieviel Kalorien liefern die Nährstoffe?

1 g Kohlenhydrate liefert	4 kcal,
1 g Eiweiß ebenfalls	4 kcal,
1 g Fett dagegen	9 kcal und
1 g Alkohol immerhin	7 kcal.

Wichtig für übergewichtige Diabetiker ist, daß bestimmte Nährstoffe, Nahrungsmittel und Getränke mit hohem Kaloriengehalt (wie z.B. Fett und auch Alkohol) zu viele Kalorien liefern und deswegen eingeschränkt werden müssen.

Was sind Kohlenhydrate?

Die für die Ernährung des Menschen erforderlichen Kohlenhydrate werden in erster Linie mit pflanzlichen Stoffen aufgenommen. Sie erhöhen in der Regel unmittelbar den Blutzucker. Am wichtigsten sind stärke- und zuckerhaltige Produkte, also Kartoffeln, Obst, Gemüse, Brot, Mehl und Nährmittel. Man teilt die Kohlenhydrate in Einfach-, Zweifach- und Mehrfachzucker ein. Einfache oder reine Zucker (Monosaccharide) bestehen nur aus einem einzigen Zuckerring (z.B. Traubenzucker = Glukose oder Fruchtzucker = Fruktose). Zweifachzucker (Disaccharide) sind z.B. unser Haushaltszucker (Rohr- oder Rübenzucker), Malzzucker oder Milchzucker. Die Mehrfachzucker werden auch als komplexe Kohlenhydrate bezeichnet. Sie bestehen aus vielen Zuckerringen, die ein verzweigtes Netz bilden. Das bekannteste Beispiel ist die Stärke. In unserer Nahrung sind hauptsächlich Zweifach- und Mehrfachzucker enthalten, weniger hingegen das stärkeähnlich aufgebaute Glykogen, das im Muskelfleisch als Energiespender dient.

Da die Einfachzucker und auch die Zweifachzucker bei der Verdauung nicht bzw. nur in einem einzigen Schritt in ihre einzelnen Zuckerringe aufgespalten werden müssen, gelangen sie sehr schnell ins Blut und erhöhen sofort den Zuckerspiegel. Sie sind für Diabetiker weniger günstig als die komplexen Zucker.

Die Struktur der Kohlenhydrate.

> Praxistip

Kohlenhydrate austauschen und BE mit Küchenmaßen abmessen

Kohlenhydrate mit Tabellen austauschen

Die meisten Nahrungsmittel können nach bestimmten Regeln gegeneinander ausgetauscht werden. Zu diesem Zweck erhält der Patient Tabellen, in denen er sich über den Nährwert der Kohlenhydrate und des Fettes informieren kann. Eine solche Tabelle finden Sie ab S. 62. Um im Alltag die Menge an Kohlenhydraten einschätzen zu können, benutzt man dazu am besten Küchenmaße; natürlich muß man immer wieder mal auf die Küchenwaage und den Meßbecher zurückgreifen. Die Eiweißmenge braucht im allgemeinen nicht besonders berücksichtigt werden (s. S. 68), vor allem wenn man die Regeln für den Verzehr von Fett, Fleisch und Wurst einhält, also diese tierischen Produkte nicht jeden Tag verzehrt.

Abschätzen von Kohlenhydraten

Kohlenhydrate können nach Gramm (g) oder Portion bzw. Broteinheit (BE) abgeschätzt und ausgetauscht werden. Eine Portion bzw. BE (= 10 bis 12 g Kohlenhydrate) entspricht einer dünnen Scheibe Schwarzbrot von 30 g Gewicht und ist gegenüber anderen Kohlenhydraten, z.B. Kartoffeln, Obst, Reis, Grieß, Nudeln, Mehl, Haferflocken etc. austauschbar, sofern die ausgetauschte Menge ebenfalls die gleiche Menge an Kohlenhydraten enthält. Es ist vernünftig, den Austausch der Kohlenhydrate möglichst innerhalb bestimmter Gruppen von Nahrungsmitteln durchzuführen, also z.B. Teigwaren gegen Teigwaren und Obst gegen Obst auszutauschen.

Der Sinn von Küchenmaßen

Zu Beginn dieser Ernährungsform ist es sinnvoll, eine genaue Küchenwaage zu benützen, um die kohlenhydrathaltigen Nahrungsmittel abzuwiegen. Sie sollen das Gewicht auf 5 g genau anzeigen. Für Flüssigkeiten verwendet man einen Meßbecher, der eine Gramm- oder Kubikzentimetereinteilung hat. Welche BE-Werte welchen Küchenmaßen entsprechen, können Sie aus der Austauschtabelle ab S. 62 entnehmen. Dabei schulen Sie Ihr Augenmaß und lernen das richtige Einschätzen der Portionsgrößen. (Wir geben Ihnen, je nach Bedarf, Ihre BE-Menge an.) Nach und nach lernen Sie jedoch, die BE-Mengen mit den Küchenmaßen abzuschätzen. Dieses Vorgehen hat sich in der eigenen Küche, aber auch im Restaurant, in der Kantine oder auf Reisen bewährt, da hier keine Waage zur Verfügung steht.

Als Küchenmaße sind Tee- oder Eßlöffel, Tassen, Schöpfkellen, Scheiben, Stücke oder auch die eigenen Hände zum Portionieren sinnvoll. Je besser Sie die Kohlenhydrate in den Speisen abschätzen lernen, um so genauer können Sie die Insulindosis und das Essen aufeinander abstimmen. Natürlich ist das Wiegen und Abmessen anfangs lästig und auch schwierig. Andererseits gewinnt man aber sehr rasch den Blick für die richtigen Mengen an Nahrungsmitteln und kann dann zum Abschätzen nach dem Augenmaß übergehen. Immer wieder sollte aber das eigene Vermögen, das Gewicht der Nahrungsmittel abzuschätzen, durch die Waage kontrolliert werden.

■ **Moderne Ernährung ist kein Hungerregime!** ■

Praktisch mit den Zuckern gleichzusetzen sind die sog. »Zuckeralkohole«, die mit Alkohol nur eine gewisse chemische Strukturähnlichkeit haben. Hierzu zählen z.B. Sorbit (»Diabetiker-Süße«) sowie Xylit und Palatinit, die – ebenso wie der Einfachzucker Fruktose (Fruchtzucker) – als Zuckeraustauschstoffe verwendet werden (s. S. 78).

Zucker, die schnell in die Blutbahn aufgenommen werden (wie Traubenzucker und der rasch gespaltene Rohr- oder Rübenzucker, unser Haushaltszucker) sind für Diabetiker weniger günstig, während langsam aufgenommene bzw. allmählich im Darm gespaltene Kohlenhydrate (z.B. Stärke oder Milchzucker) bessere Blutzuckerwerte erreichen lassen. Insgesamt sind kohlenhydrathaltige Nahrungsmittel zu bevorzugen, die gleichzeitig Ballaststoffe (s.u.) enthalten, also Obst, Gemüse und Salate.

Welche Kohlenhydrate sind für Typ-1-Diabetiker geeignet?

Kohlenhydrate (KH) können in g KH oder in Broteinheit (BE)-Schätzwerten angegeben werden.

- 1 BE Schätzwert entspricht dann 10 bis 12 g KH.

Sie sind – wie bereits ausgeführt – enthalten in allen zucker-, stärke- und ballaststoffhaltigen Nahrungsmitteln. Es ist wichtig, die Blutzuckerwirkung dieser verschiedenen Kohlenhydrate richtig einzuschätzen, d.h. mit der richtigen Dosis Insulin abzudecken.

- **Blutzuckererhöhende Nahrungsmittel sind:**
  - **Traubenzucker** wirkt sehr schnell auf den Blutzucker, deswegen sollte er nur bei Unterzucker gezielt eingenommen werden.
  - **Haushaltszucker,** Honig und alle damit gesüßten Speisen und Getränke sind wegen der raschen Blutzuckererhöhung nur in kleinen Mengen unbedenklich und sollten angerechnet werden.
  - **Zucker im Obst** (Fruchtzucker = Fructose) sollte angerechnet werden.
  - **Milchzucker** (Laktose) in fast allen Milchprodukten (Ausnahme Quark und Käse) sollte ebenfalls ab 1/4 l Milch angerechnet werden.
  - **Malzzucker** im Bier wird nicht berücksichtigt.
  - **Zuckeraustauschstoffe** wie Fruchtzucker, Sorbit, Isomalt, Mannit, Xylit, brauchen in kleinen Mengen (bei schlanken Typ-1-Diabetikern) nicht mehr in die BE-Schätzung miteinbezogen werden.
  - **Stärke- und ballaststoffhaltige** Vollkornprodukte wie Getreide, Schrot, Mehl, Müsli, Brot, Nudeln, Reis, Haferflocken und Kartoffeln sind günstige Kohlenhydrate, die in Verbindung mit Eiweiß und Fett nur langsam ins Blut übergehen.

Was sind Kohlenhydrate?

● **Kaum blutzuckererhöhende Nahrungsmittel:**
alle Salate und fast alle Gemüse; sie sind bis auf wenige Sorten anrechnungsfrei. Gemüse und Salate enthalten reichlich Ballaststoffe, Vitamine und Mineralstoffe. Sie sollten täglich frisch auf den Tisch kommen.

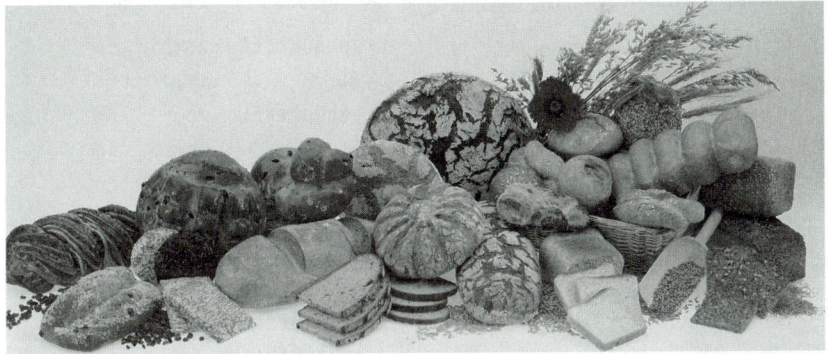

Wählen Sie aus dem großen Angebot der verschiedenen Brotsorten aus, was Ihnen am besten schmeckt. Brot enthält »günstige« Kohlenhydrate und viele Ballaststoffe.

Welche Kohlenhydrate sind für Typ-2-Diabetiker geeignet?

Kohlenhydrate sind nicht von vornherein für den Typ-2-Diabetiker ungünstig, sondern nur ganz bestimmte. Wichtig ist, daß Sie bei jeder Mahlzeit bei der in Ihrem Tagesplan vorgesehenen Kohlenhydratmengen bleiben. Austauschtabellen (s. nächste Seiten) erlauben und erleichtern den Austausch von Lebensmitteln mit etwa gleichem Gehalt an Kohlenhydraten. Das Rechnen und Schätzen mit BE ist bei Typ-2-Diabetikern in der Regel nur dann erforderlich, wenn Insulin gespritzt wird. Weiterhin sollten Sie bei Ihrer Ernährung folgende Punkte beherzigen:

- Geizen Sie mit dem Fett, aber essen Sie reichlich Kohlenhydrate aus Getreide, Obst und Gemüse.
- Nehmen Sie keine mit Zucker oder Honig gesüßten Getränke (Limonaden, Colagetränke, Sirup, gesüßter Tee oder Kaffee) zu sich, da sie sehr schnell blutzuckerwirksam sind.
- Beachten sie, daß auch die Kohlenhydrate im Bier den Blutzuckerspiegel erhöhen. Gerade das alkoholfreie Bier ist hier besonders zu nennen, da es einen höheren Kohlenhydratanteil hat.
- Süßigkeiten wie Kuchen, Kekse und Schokolade sind ebenfalls ungünstig und deshalb nur ab und zu in kleinen Mengen erlaubt.
- Erlaubt sind, aber nur in bestimmten Portionen (sie sind im Ihrem Tagesplan vermerkt), alle Brotsorten, Nährmittel, Kartoffeln, Nudeln, Reis, alle Obstsorten, Milch und flüssige Milchprodukte.

■ **Moderne Ernährung ist kein Hungerregime!** ■

Kohlenhydrat-Austauschtabelle

1 BE-Schätzwert entspricht 10–12 g Kohlenhydrate (1 Portion Kohlenhydrate)

		Küchenmaß	1 BE	Kalorien
A	**Nährmittel, Getreide**			
	Buchweizen	1 gehäufter EL	20 g	60
	Cornflakes	3 EL	15 g	60
	Graupen, Grieß	1 gehäufter EL	20 g	60
	Grünkern, Schrot oder ganzes Korn	2 EL	20 g	60
	Haferflocken	2 gehäufte EL	20 g	60
	Hirse	1 gehäufter EL	15 g	60
	Kartoffelpüree, Knödelmehl	1 gehäufter EL	15 g	50
	Paniermehl	1 gehäufter EL	15 g	60
	Puddingpulver	1 gehäufter EL	15 g	50
	Reis, roh	1 gehäufter EL	15 g	60
	Reis, gekocht	2 gehäufte EL	45 g	60
	Sago, Stärkemehl (Mais-, Reis-, Kartoffelstärke)	1 gehäufter EL	15 g	50
	Teigwaren, roh	bitte wiegen	20 g	70
	Teigwaren, gekocht	bitte wiegen	60 g	70
	Vollkornmehl (Weizen, Roggen)	2 EL	20 g	60
	Weizenmehl, Type 405 (Auszugsmehl)	1 gehäufter EL	15 g	60
B	**Brot**			
	Brötchen, Laugenbrezel	1/2 Stück	25 g	60
	Toast (Weizen, Roggen)	1 Scheibe	25 g	60
	Weizenmischbrot	1/2 Scheibe	25 g	60
	Graham-Roggenmischbrot	1 dünne Scheibe	30 g	60
	Vollkornbrot (Weizen, Roggen, Leinsamen)	1 kleine Scheibe	30 g	60
	Knäckebrot, Zwieback	2 Stück	20 g	70
C	**Milch und Milchprodukte**			
	Voll-, Dickmilch, Joghurt, Kefir (alles 3,5 %)	2 Tassen	1/4 l	170
	Milch, Sauermilch, Joghurt, Kefir (alles 1,5 %)	2 Tassen	1/4 l	120
	Buttermilch, Molke, Magerjoghurt	2 Tassen	1/4 l	90

Kohlenhydrat-Austauschtabelle

Fortsetzung

1 BE-Schätzwert entspricht 10–12 g Kohlenhydrate (1 Portion Kohlenhydrate)

D	Kartoffeln, Hülsenfrüchte, Gemüse	Küchenmaß	1 BE	Kalorien
	Kartoffeln	1 mittelgroße	80 g	50
	Kartoffelknödel, gekocht	1/2 Knödel	50 g	60
	Kartoffelbrei, verzehrfertig	2 gehäufte EL	100 g	80
	Pommes frites, verzehrfertig	1/2 Tasse	35 g	110
	Hülsenfrüchte, roh	2 EL	25 g	75
	Hülsenfrüchte, gekocht	3 gehäufte EL	50-70 g	75
	Erbsen, grün (frisch oder aus der Dose)	3 gehäufte EL	110 g	70
	Dicke Bohnen	9 EL	170 g	70
	Maiskörner, Zuckermais	4 EL	80 g	70
	Maiskolben	3/4 mittelgroßer	170 g	70
	Rote Bete	1 Schälchen	140 g	70

Gemüse und Salatpflanzen, deren geringer Kohlenhydratgehalt nicht berücksichtigt werden muß, sind:
Auberginen, grüne Bohnen, Brokkoli, Blumenkohl, Champignons, Chicorée, Chinakohl, Eisberg-, Endivien-, Feldsalat, Fenchel, Grünkohl, Gurken, Karotten, Kohlrabi, Kopfsalat, Kürbis, Lauch, Paprikaschoten, Pilze, Radicchio, Radieschen, Rettich, Rosenkohl, Rotkohl, Rhabarber, Sauerkraut, Schwarzwurzeln, Sellerie, Spargel, Spinat, Tomaten, Weißkohl, Wirsing, Zucchini, Zwiebel.
Eine Portion dieser Gemüse von 200 g enthält ca. 40 kcal.

E	Obst (frisch oder als Kompott ohne Saft)	Küchenmaß	1 BE	Kalorien
	Ananas	1 große Scheibe	90 g	50
	Apfel	1 mittelgroßer	100 g	50
	Aprikose ohne Stein (120 g mit Stein)	2 Stück	130 g	50
	Apfelsine ohne Schale (130 g mit Schale)	1 mittelgroße	180 g	50
	Banane ohne Schale (60 g mit Schale)	1/2 mittelgroße	90 g	50
	Birne	1 kleine	120 g	60
	Brombeeren	9 EL	170 g	50
	Erdbeeren	15 mittelgroße	200 g	50
	Grapefruit ohne Schale (130 g mit Schale)	1/2 Stück	200 g	50

Fortsetzung

E	Obst (frisch oder als Kompott ohne Saft)	Küchenmaß	1 BE	Kalorien
	Heidelbeeren	8 EL	170 g	50
	Himbeeren	12 EL	200 g	50
	Holunderbeeren	6 EL	170 g	50
	Honigmelone mit Schale	1/12 Stück	130 g	60
	Johannisbeeren, rot	10 EL	200 g	50
	Johannisbeeren, schwarz	9 EL	180 g	50
	Kirschen, sauer	12 Stück	110 g	50
	Kirschen, süß	10 Stück	100 g	60
	Kiwi	1 mittelgroße	120 g	50
	Mandarine ohne Schale (120 g mit Schale)	2 Stück	160 g	50
	Nektarine mit Stein	1 Stück	110 g	60
	Pfirsich ohne Stein (130 g mit Stein)	1 Stück	140 g	60
	Pflaumen ohne Stein (110 g mit Stein)	4 kleine Stück	120 g	50
	Stachelbeeren	20 Stück	150 g	50
	Trockenobst	bitte wiegen	20 g	50
	Wassermelone mit Schale	1/8 Stück	250 g	60
	Weintrauben	10 mittelgroße	80 g	60
F	Obst- und Gemüsesäfte (ohne Zuckerzusatz)			
	Apfelsaft	1 kleines Glas	1/8 l	60
	Grapefruitsaft	1 kleines Glas	1/8 l	50
	Karottensaft	1 Glas	1/4 l	50
	Orangensaft	1 kleines Glas	1/8 l	60
G	Nüsse und Hartschalenobst (ohne Schale)			
	Cashewnüsse	2 EL	40 g	235
	Kastanien	5 Stück	30 g	60
	Erdnüsse, Haselnüsse, Kokosnüsse, Mandeln, Paranüsse, Walnüsse enthalten nur geringe Kohlenhydratmengen, die unberücksichtigt bleiben können, jedoch **reichlich Fett!**			

Fett-Austauschtabelle

Die in Gramm angegebenen Portionen enthalten 10 g Fett und die in der 2. Spalte genannte Kalorienmenge.

A Streichfette, Kochfette, Eier

	Portion	Kalorien
Butter, Margarine, Mayonnaise	10 g	75
Milchhalbfett, Margarine halbfett	25 g	90
Pflanzenöle, Butterschmalz, Kokosfett	10 g	90
1 Hühnerei (Gew.-Kl. 4)	6 g	85

B Milch, Milchprodukte, Käse

		Portion	Kalorien
Trink-, Dickmilch, Joghurt, Kefir	3,5 % Fett	280 g	180
fettarme Milch, Joghurt	1,5 % Fett	625 g	345
Saure Sahne, Sahnejoghurt	10 % Fett	100 g	120
Süße Sahne, Schlagsahne	30 % Fett	30 g	90
Crème fraîche	40 % Fett	25 g	90
Camembert	30 % Fett i. Tr.	75 g	170
Camembert	45 % Fett i. Tr.	50 g	150
Edamer, Tilsiter	30 % Fett i. Tr.	60 g	150
Edamer, Tilsiter	40 % Fett i. Tr.	40 g	130
Emmentaler, Gouda	45 % Fett i. Tr.	35 g	130
Chesterkäse, Edelpilzkäse	50 % i. Tr.	30 g	120
Schmelzkäse	45 % i. Tr.	45 g	120
Quark, Hüttenkäse	20 % Fett i. Tr.	200 g	220
Mozzarella, Schafskäse	40 % Fett i. Tr.	65 g	150

Bei Magermilch, Buttermilch, Speisequark (mager) wird kein Fett berechnet. Kalorien in 100 g: 80 kcal.

C Fleisch

	Portion	Kalorien
Hackfleisch, gemischt (Rind, Schwein)	50 g	130
Hammelfleisch, Keule (Schlegel)	55 g	130
Kalbfleisch, Bug, Schulter, Kotelett	380 g	420
Kalbfleisch, Keule, Schlegel, Haxe	280 g	310
Kalbsschnitzel	550 g	550
Kalbsherz	195 g	230
Kalbsleber	245 g	320
Kalbszunge	160 g	210

■ Moderne Ernährung ist kein Hungerregime! ■

Fortsetzung

Die in Gramm angegebenen Portionen enthalten 10 g Fett und die in der 2. Spalte genannte Kalorienmenge.

C	Fleisch	Portion	Kalorien
	Lammkotelett, Filet	70 g	140
	Rindfleisch, Lende, Roastbeef	220 g	290
	Rindfleisch, Brust	70 g	130
	Rindfleisch, Bug, Schulter, Rostbraten	130 g	200
	Rindfleisch, Filet	250 g	300
	Rindfleisch, Keule, Schlegel, Fehlrippe	150 g	230
	Rinderleber	325 g	370
	Rinderzunge	60 g	130
	Schweinefleisch, Bug, Keule, Haxe, Kotelett	100 g	180
	Schweinefleisch, Filet, Schnitzel	120 g	160
	Schweineleber	175 g	140
	Schweineherz	210 g	220
	Schweinezunge	55 g	230
D	**Wild und Geflügel**		
	Hase (im Durchschnitt)	330 g	400
	Hirsch (im Durchschnitt)	300 g	360
	Reh, Keule, Schlegel	800 g	780
	Rehrücken	310 g	400
	Ente (ganzes Tier)	60 g	140
	Gans (ganzes Tier)	30 g	110
	Brathuhn (ganzes Tier)	180 g	250
	Hühnerbrust ohne Fettberechnung	in 100 g	110
	Suppenhuhn	50 g	130
	Hühnerleber	215 g	300
	Truthahn, Puter (ganzes Tier)	70 g	150
	Truthahn, Keule	280 g	340
	Truthahn, Brust ohne Fettberechnung	in 100 g	110

Fett-Austauschtabelle

Fortsetzung

Die in Gramm angegebenen Portionen enthalten 10 g Fett und die in der 2. Spalte genannte Kalorienmenge.

		Portion	Kalorien
E	**Wurstwaren und Fleischerzeugnisse**		
	Speck, durchwachsen	15 g	90
	Mettwurst, Plockwurst, Salami	20 g	100
	Göttinger, Leber- und Blutwurst, Teewurst Schweinsbratwurst, Gelbwurst, Mortadella,	25 g	100
	Preßsack, Schinken, roh geräuchert	30 g	110
	Leberkäse, Leberpastete, Lyoner	35 g	110
	Kalbsbratwurst, Fleischwurst, Weißwurst	40 g	120
	Bierschinken, Wiener Würstel	50 g	120
	Kasseler Ripperl	60 g	150
	Schweineschinken, gekocht/mager	80 g	170
	Bündner Fleisch, Rinderschinken	105 g	260
	Corned beef, deutsch	175 g	260
	Geflügelwurst, fettarm	200 g	220
	Lachsschinken, ohne Fettrand	250 g	380
	Tatar	300 g	340
F	**Fische**		
	Forelle, Renke, Felchen (ganzer Fisch)	350 g	370
	Goldbarsch, Heilbutt	300 g	330
	Karpfen (ganzer Fisch)	210 g	250
	Makrele, Lachs, Hering	70 g	150
	Brathering, Bückling, Makrele geräuchert	65 g	150
	Hering in Gelee	80 g	140
	Matjesfilet, Thunfisch in Öl	45 g	120
	Aal, Schillerlocken geräuchert	35 g	200
	Bei Seelachs, Schellfisch, Kabeljau, Hecht, Scholle, Zander, Seezunge, Tintenfischen und Schalentieren wird kein Fett berechnet. Kalorien in 100 g: 80 kcal		
G	**Sonstiges**		
	Kartoffelchips und -sticks	30 g	150
	Pommes frites	70 g	200

Fett und Eiweiß

Das Nahrungsfett dient vorwiegend als Kalorienträger und enthält häufig auch Vitamine. Die Aufnahme von Fett mit der Nahrung erhöht den Blutzucker nicht unmittelbar. Fett kommt in unserer Kost vor als Butter, Margarine, Schmalz, Speck und Öl, aber auch versteckt in Milchprodukten, Käse, Fleisch, vor allem Wurst, Ei und Nüssen. Die meisten Süßigkeiten, Eis, Kuchen und Snacks enthalten auch viel Fett und viele Kalorien. Es gibt praktisch kein tierisches Eiweiß, das in Lebensmitteln nicht zusammen mit Fett vorkommt.

> **Hinweise für Typ-2-Diabetiker**
>
> Die Ernährung soll möglichst fettarm sein.
>
> Wer übergewichtig ist, sollte versuchen, durch besonders fettarmes Essen und soviel Bewegung wie möglich sein Gewicht langfristig zu senken.
>
> Von der erlaubten Fettmenge ist etwa die Hälfte als verborgenes Fett in Fleisch- und Wurstwaren oder im Käse enthalten. Die andere Hälfte wird in Koch- und Streichfett aufgeteilt; dazu sollten Pflanzenfette und -öle bevorzugt verwendet werden.

Eine extrem fettreiche Kost hat nicht nur den Nachteil der vermehrten Kalorienzufuhr, sondern scheint auch die Arteriosklerose, also die »Verkalkung« der größeren Blutgefäße, zu begünstigen. Dies gilt insbesondere für Fette mit gesättigten Fettsäuren, während einfach ungesättigte (Olivenöl) und mehrfach oder hochungesättigte Fettsäuren, die in bestimmten Margarinen (linolsäurereichen Diätmargarinen) und pflanzlichen Ölen (z.B. Maiskeimöl bzw. Sonnenblumenöl) enthalten sind, den Fettstoffwechsel normalisieren und die erhöhten Cholesterinspiegel im Blut senken können. Solche Fett sollten deswegen bei der Nahrungszufuhr bevorzugt werden.

Achten Sie auf verstecktes Fett

Auch für die Berechnung fetthaltiger Lebensmittel gibt es Austauschtabellen (s. S. 65 f.). Wer übergewichtig ist, sollte versuchen durch fettarmes Essen (und viel Bewegung) sein Gewicht zu senken und auf dem angestrebten Niveau zu halten. Die erlaubte Fettmenge pro Tag sollte etwa zur

Hälfte als Streich- bzw. Kochfett (Butter, Margarine, Öle), die andere Hälfte als verborgenes Fett zugeführt werden (z.B. in Käse, Wurst). Natürlich ist eine solche Regelung nicht nur für übergewichtige Typ-2-, sondern auch für Typ-1-Diabetiker relevant. Im übrigen gilt, daß zur Vorbeugung der Arteriosklerose mindestens ein Drittel des zugeführten Fetts aus hochungesättigten Fettsäuren (z.B. Maiskeimöl, Becel®-Margarine, Sonnenblumenöl) und ein weiteres Drittel aus einfach ungesättigten Fettsäuren (z.B. Olivenöl) bestehen soll. Lediglich das letzte Drittel ist den »üblichen« Fetten (z.B. Butter, Fett im Fleisch und in der Wurst) vorbehalten.

Die Bausubstanz Eiweiß

Der dritte Grundnährstoff, das Eiweiß, ist aus Aminosäuren aufgebaut. Für die Bildung solcher Aminosäuren sind dem Körper enge Grenzen gesetzt. Es gibt Aminosäuren, die im Körper nicht hergestellt werden können und unter allen Umständen mit der Nahrung zugeführt werden müssen. Deswegen muß eine kalorienbeschränkte Kost, die bei Übergewichtigen stets erforderlich ist, zwar verhältnismäßig wenig Kohlenhydrate und Fett, aber dennoch ausreichend Eiweiß enthalten. Bei einer Eiweißmangelernährung entsteht rasch ein Krankheitsbild mit Schwund der Muskulatur, Mattigkeit und Wassereinlagerungen im Körper, wie es in den Hungerjahren während und nach dem letzten Krieg nur allzu bekannt war.

Eiweiß ist enthalten in magerem Fleisch, Fisch, Milch, Joghurt, fettarmem Käse und Speisequark. Eier enthalten neben Eiweiß auch Fett (etwa 5 g pro Ei) und sind daher beim Fettverzehr zu beachten. Fleisch und Fisch bestehen etwa zu einem Fünftel, magerer Käse zu einem Viertel aus Eiweiß.

Ein Zuviel an Eiweiß ist unnötig, für Menschen mit beginnenden Nierenschäden sogar nachteilig. Deshalb empfehlen wir nur 2 bis 3 mal die Woche Fleisch zu essen und öfters auch Fisch und mehr vegetarische Gerichte zu verzehren. Diese Ratschläge beinhalten ganz klar auch eine Abkehr von früheren Tagen, in denen Magerquark-Snacks in beliebigen Mengen (»zum Hungerstillen«) im Speiseplan eines Diabetikers angeboten wurden.

■ **Moderne Ernährung ist kein Hungerregime!**

> **5 generelle Tips für das richtige Essen**
> - Essen Sie reichlich Kohlenhydrate aus Getreide, Obst und Gemüse.
> - Geizen Sie mit Fett.
> - Kochen Sie nur 2mal pro Woche Fleisch; probieren Sie immer mal wieder ein neues vegetarisches Gericht aus.
> - Süßen Sie vorsichtig, wenn möglich mit Süßstoff.
> - Halten Sie Maß beim Alkohol.

Wieviel Kalorien braucht der Mensch?

Leistungsfähigkeit und Wohlbefinden sind von einer entsprechenden Zufuhr von Kalorien und damit von Nährstoffen abhängig, wobei je nach Alter, Geschlecht, Körpergewicht, Arbeitsleistung und besonderen Lebensbedingungen unterschiedliche Mengen an Kalorien nötig sind (s. Tab. 4, S. 71). Danach richtet sich der Arzt oder die Diätassistentin, wenn er oder sie einen Ernährungsplan zusammenstellt.

Überschüssige Vorräte aufzehren

Ist es berechtigt, dieses Kapitel tatsächlich mit »Moderne Ernährung ist kein Hungerregime« zu überschreiben, wenn die Übergewichtigen sich unterkalorisch, also mit wenig Kalorien ernähren sollen? Diese Frage darf man – mit einigen Einschränkungen – dennoch bejahen. Von einem Hungerzustand, der dem Körper Schaden zufügen könnte, kann man jedenfalls nur dann sprechen, wenn einem Menschen nicht ausreichend Kalorien zur Verfügung stehen. Dem Übergewichtigen stehen aber durch seine für ihn schädlichen Fettpolster so viele Kalorien zur Verfügung, daß er lange davon zehren kann. Auch wenn viele Patienten zunächst daran zweifeln, muß es doch gesagt werden: Für den Körper, für das Funktionieren des Betriebsstoffwechsels, ist es gleichgültig, ob die Kalorien aus den Fettdepots des Körpers oder aus einem Butterbrot stammen. Aber abnehmen kann man natürlich nur, wenn man den ersten Weg der verminderten Kalorienzufuhr wählt!

● Tab. 4: Täglicher Kalorienbedarf bei Frauen und Männern (farbige Zahlen) im Alter von 36 bis 55 Jahren nach Körpergröße, Körpergewicht und körperlicher Belastung.

	Körpergröße cm	Kalorienbedarf bei Idealgewicht kg / kcal gesamt			Kalorienbedarf zur Gewichtsabnahme von 2,5 kg pro Monat		von 5,0 kg pro Monat	
Leichte körperliche Belastung	150	43		2000	1500		1000	
	155	47	50	2000 2100	1500	1600	1000	1100
	160	51	54	2100 2200	1600	1700	1100	1200
	165	55	59	2100 2300	1600	1800	1100	1300
	170	60	63	2200 2400	1700	1900	1200	1400
	175	64	68	2200 2400	1700	1900	1200	1400
	180	68	72	2300 2500	1800	2000	1300	1500
	185	72	77	2300 2600	1800	2100	1300	1600
	190		81	2700		2200		1700
Erhöhte körperliche Aktivität: regelmäßiger, intensiver Sport oder körperlich anstrengende Arbeit	150	43		2500	2000		1500	
	155	47	50	2500 2700	2000	2200	1500	1700
	160	51	54	2600 2800	2100	2300	1600	1800
	165	55	59	2600 2900	2100	2400	1600	1900
	170	60	63	2700 3000	2200	2500	1700	2000
	175	64	68	2700 3000	2200	2500	1700	2000
	180	68	72	2800 3100	2300	2600	1800	2100
	185	72	77	2800 3200	2300	2700	1800	2200
	190		81	3300		2800		2300

* Untergewichtige Personen können 100 bis 300 kcal mehr als Personen mit Idealgewicht zu sich nehmen. Patienten von 19 bis 35 Jahren benötigen ca. 100 kcal mehr, Patienten über 55 Jahren benötigen ca. 200 kcal weniger

Vitamine, Mineralstoffe und Spurenelemente gehören ebenso wie Wasser zu jeder Ernährung, ja sie bilden gleichsam die Grundlage, ohne die der Ablauf normaler Lebensfunktionen nicht möglich ist. Bei der derzeitigen mitteleuropäischen Ernährungsweise sind Vitaminmangelzustände selten. Allerdings muß z.B. bei radikalen Abmagerungskuren darauf geachtet werden, daß die vom Arzt verordneten Vitaminpräparate unbedingt eingenommen werden.

Tagesbeispiel für Typ-2-Diabetiker: Reduktionskost mit ca. 1200 Kalorien

1. Frühstück (ca. 225 Kalorien):

Tee oder Kaffee mit Süßstoff
1 Scheibe Vollkornbrot (60 g)
1 EL Halbfettmargarine
1 TL Diätmarmelade kalorienreduziert
1 Scheibe Camembert (30 % Fett i. Tr.)

2. Frühstück (ca. 85 Kalorien):

1 Stück Obst (z.B. 1 kleine Birne)

Mittagessen (ca. 415 Kalorien):

1 Portion Sauerkraut oder Apfel-Rohkost
1 Scheibe Rindfleisch gekocht (100 g)
1 TL geriebenen Meerrettich
1 Portion Spinat oder Wirsing
1 TL Fett zur Zubereitung
2 kleine Kartoffeln (160 g)

Nachmittag (ca. 140 Kalorien):

1 Diätfruchtjoghurt fettarm (1,5 % Fett)
2 Müslikekse

Abendessen (ca. 350 Kalorien):

Tee oder Mineralwasser
Schinken-Käse-Toast:
2 Scheiben Vollkorntoast
1 EL Halbfettmargarine
2 Scheiben Putenschinken (50g)
2 Scheiben Edamer (30 % Fett i. Tr.)
1 Portion grünen Salat

Ballaststoffe – günstig für den Blutzucker

Ferner muß insgesamt viel mehr danach gestrebt werden, die Ernährung genügend ballaststoffhaltig zu gestalten. Ballaststoffe sind Nahrungsbestandteile, die chemisch zu den Kohlenhydraten gehören: Pflanzenbestandteile wie Zellulose und Quellstoffe wie Pektine zählen dazu. Sie können nicht (wie z.B. Stärke) im Darm aufgespalten, verdaut und vom Körper verwertet werden.

Durch ihre Quellwirkung und Unverdaulichkeit haben Ballaststoffe eine günstige Wirkung auf den Blutzuckerverlauf, da sie zu einem langsamen Anstieg des Blutzuckers führen. Außerdem sind Ballaststoffe verdauungsfördernd, sie sättigen, füllen, haben fast keine Energie und senken auch die Blutfettwerte.

Diabetiker sollten demnach reichlich ballaststoffreiche Nahrungsmittel in ihren Kostplan aufnehmen. Dazu gehören vor allem Getreidevollkornprodukte, Salate, Rohkost, Gemüse, Hülsenfrüchte und Beerenobst (siehe Kohlenhydrat-Austauschtabelle S. 65), also alles, was man heute zur »Vollwertkost« rechnet. Damit die Quellfähigkeit voll ausgenutzt werden kann, muß reichlich Flüssigkeit zugeführt werden.

Die täglich empfohlene Ballaststoffmenge beträgt ca. 30 g.

Beispiel

So decken Sie Ihren täglichen Bedarf an Ballaststoffen von 30 g.

Essen Sie z.B.:	entspricht BE	aufgenommene Menge an Ballaststoffen
1 Brötchen	2	1,4
90 g Vollkornbrot	3	7,2
100 g Apfel	1	2,0
160 g Beeren	1	5,0
200 g Kartoffeln	3	6,0
200 g Gemüse (Porree, Brokkoli, Bohnen)	–	6,0
100 g Rettich	–	3,0
	10	30,6

Hinsichtlich der Stoffwechseleinstellung hat man bei Diabetikern sogar Versuche unternommen, durch Zusatz von Ballast- und Quellstoffen zur Ernährung günstigere Werte zu erreichen. Guar ist ein solcher Quellballaststoff, der vor den Hauptmahlzeiten mit reichlich Flüssigkeit (¼ l) zugeführt werden muß, aber keine große praktische Bedeutung in der Therapie erreicht hat. Viel wichtiger ist die medikamentöse Hemmung von bestimmten Enzymen, die im Darm die Kohlenhydrate aufschließen. Die einschlägigen Präparate sind im Kapitel »Behandlung mit Tabletten« dargestellt.

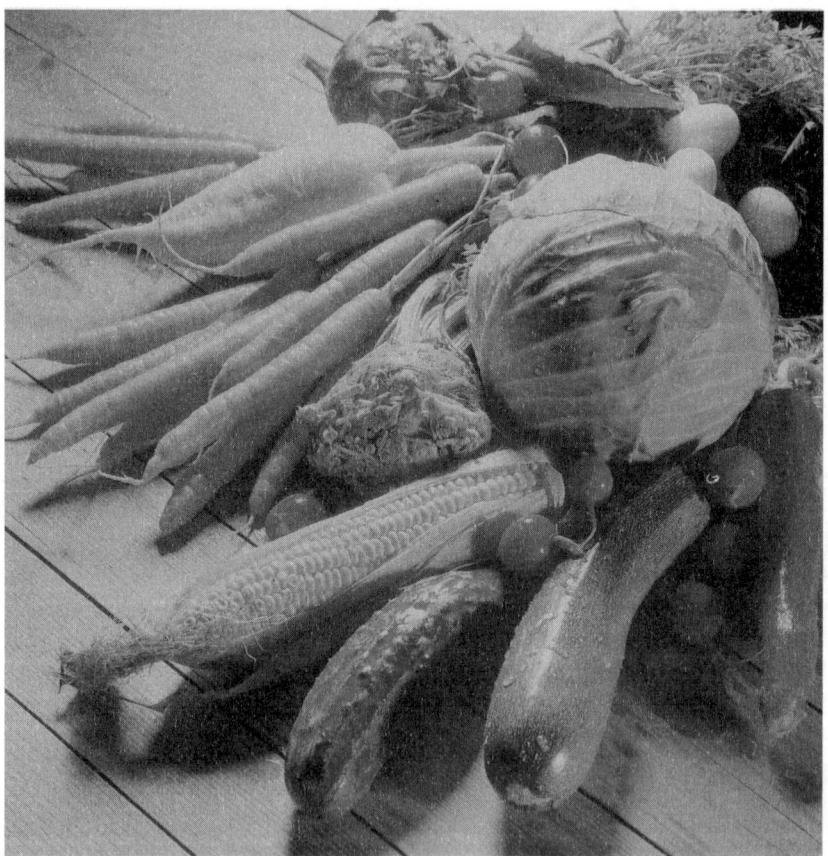

Gemüse ist, wie Getreideprodukte auch, ein wichtiger Lieferant für Ballaststoffe. Die Kohlenhydrate sind »günstig«, da sie den Blutzucker nur langsam erhöhen.

Öfter, aber weniger essen!

Allgemein anerkannt ist in der Diabeteskost der Grundsatz, daß die meisten Patienten viele kleine Mahlzeiten anstelle weniger großer Mahlzeiten zu sich nehmen sollen. (Übergewichtige bitte aufpassen: es war von vielen kleinen und nicht etwa von vielen großen Mahlzeiten die Rede!)

Man sollte also täglich 5- bis 6mal essen: 1. Frühstück, 2. Frühstück, Mittagessen, Kaffeetrinken, Abendessen, Spätmahlzeit. Je ein Beispiel für einen Typ-1- bzw. Typ-2-Diabetiker zeigt der Kasten auf den folgenden Seiten.

Dies ist nicht immer ganz einfach zu erfüllen, insbesondere, wenn die Patienten eine kalorienreduzierte Kost verordnet bekommen. Solche Diabetiker können es dann nicht verstehen – und empfinden es sogar als unangenehm –, wenn sie ihre beschränkte Nahrungsmenge auch noch auf »winzige« Portionen verteilen müssen. Andererseits handelt es sich ja dabei nicht immer um Mahlzeiten, bei denen die Patienten sich an den gedeckten Tisch setzen, sondern häufig genug besteht die gesamte Nahrungszufuhr aus einem Apfel, einem Joghurt oder etwas ähnlichem, das zwischendurch, also bei der Arbeit oder auf der Reise, eingenommen werden kann.

Der Sinn dieser häufigen Mahlzeiten ist aber leicht verständlich. Diabetiker, die noch über gewisse körpereigene Insulinreserven verfügen, sollen ihre Bauchspeicheldrüse schonen, indem sie die erlaubten Nahrungsmengen in kleinen Portionen zuführen und damit die Restproduktion von Insulin nicht überfordern. Diabetiker hingegen, die fixe Insulindosen spritzen (meist also insulinspritzende Typ-2-Diabetiker), haben ihre Nahrungszufuhr dem Wirkungsablauf des gespritzten Insulins anzupassen. Sie müssen häufig etwas essen, damit dem langsam in die Blutbahn aufgenommenen gespritzten Insulin stets auch ausreichende Nahrungsmengen zur Verfügung stehen. Große Mahlzeiten würden bei solchen Patienten infolge der momentan zu geringen Wirkung des gespritzten Verzögerungsinsulins zu Blutzuckerspitzen führen, während das Auslassen von Mahlzeiten das Gegenteil, nämlich Unterzuckerreaktionen, hervorrufen kann.

Bei sehr gut mit Diät allein behandelten Typ-2-Diabetikern (z.T. auch bei Behandlung mit blutzuckersenkenden Tabletten, nicht jedoch bei Sulfonylharnstofftherapie) sowie bei einer Reihe von Patienten mit intensivierter Insulintherapie (speziell auch bei Verwendung von Insulin Humalog) wird man auf das Gebot der vielen kleinen Mahlzeiten verzichten

■ **Moderne Ernährung ist kein Hungerregime!** ■

Vorgesehene Ernährung für Typ-1-Diabetiker

Frau/Herrn

Die tägliche Kost soll enthalten:

Kalorien	ca.	2200
Kohlehydrate	ca. g	290
oder	BE	24
Fett	g	75
Eiweiß	g	ca. 75

verteilt auf:

1. Frühstück	BE	5	7⁰⁰	Uhr
2. Frühstück	BE	3	9³⁰	Uhr
Mittagessen	BE	6	12⁰⁰	Uhr
Zwischenmalzeit	BE	2	14³⁰	Uhr
Abendessen	BE	6	18³⁰	Uhr
Spätmahlzeit	BE	2	21⁰⁰	Uhr

Öfter, aber weniger essen!

Vorgesehene Ernährung für Typ-2-Diabetiker

Frau/Herrn

Die tägliche Kost soll enthalten:

Kalorien	ca.	*1400*
Portionen Kohlehydrate (BE)		*12*
Fett	g	*55*
Eiweiß	g	*50*

verteilt auf:

1. Frühstück	Port. KH	*2*	*7:30*	Uhr
2. Frühstück	Pot. KH	*2*	*10:00*	Uhr
Mittagessen	Port. KH	*3*	*12:15*	Uhr
Zwischenmalzeit	Port. KH	*2*	*15:00*	Uhr
Abendessen	Port. KH	*2*	*19:00*	Uhr
Spätmahlzeit	Port. KH	*1*	*21:00*	Uhr

können, wenn die Patienten dies wünschen und keine höheren Blutzuckerspitzen als Folge der etwas größeren Einzelmahlzeiten auftreten.

Zuckeraustauschstoffe und Süßstoffe – ein Unterschied

Den sogenannten Zuckeraustauschstoffen Fruchtzucker, Sorbit, Isomalt, Palatinit, Mannit und Xylit ist gemeinsam, daß sie langsamer aus dem Darm in die Blutbahn aufgenommen werden und für ihre Verwertung weniger auf Insulin angewiesen sind als andere Zucker. Sie brauchen daher – in kleinen Mengen genossen – bei den Kohlenhydraten nicht mehr eingerechnet werden. Das Ausmaß der insulinunabhängigen Verwertung sinkt allerdings ab, je ausgeprägter der Grad des Insulinmangels ist, also z.B. beim schlecht eingestellten jugendlichen Typ-1-Diabetiker. Bei solchen Patienten steigt der Blutzucker auch nach dem Verzehr dieser sogenannten Diätzucker beträchtlich an.

Ansonsten können Zuckeraustauschstoffe ohne erhebliche Blut- und Harnzuckerschwankungen genossen werden, allerdings nicht von übergewichtigen Patienten, weil diese Zuckeraustauschstoffe genauso wie normaler Zucker Kalorien enthalten und damit dick machen. Andererseits können infolge der langsamen Aufnahme der Zuckeraustauschstoffe aus dem Darm – besonders von Sorbit und Xylit – Blähungen und Durchfälle auftreten. Manche Diabetiker sind erstaunlich empfindlich gegenüber kleinen Portionen dieser Zuckeraustauschstoffe.

Im Gegensatz zu den Zuckeraustauschstoffen sind die Süßstoffe kalorienfrei. Der entscheidende Unterschied zwischen den kalorienfreien Süßstoffen und den Zuckeraustauschstoffen besteht also darin, daß der Kaloriengehalt der Zuckeraustauschstoffe berücksichtigt werden muß. Aus diesem Grund sind die Süßstoffe Cyclamat, Saccharin, Acesulfam-K und Aspartam bei übergewichtigen Diabetikern wesentlich günstiger als Zuckeraustauschstoffe und haben zudem eine höhere Süßkraft. Sie sind das Mittel der Wahl zum Süßen von Getränken.

Zuckeraustauschstoffe	Süßstoffe
Fruchtzucker	Cyclamat
Sorbit	Saccharin
Isomalt	Acesulfam-K
Palatinit	Aspartam
Mannit	
Xylit	

Spezielle Diabetikerprodukte sind überflüssig

Meldungen, wonach Süßstoffe erhebliche Nebenwirkungen haben und sogar Krebserkrankungen verursachen können, haben sich als falsch erwiesen. Sie können unbedenklich, speziell von übergewichtigen Diabetikern, verwendet werden.

Die Weltgesundheitsorganisation hat, um jegliches Risiko für den Menschen auszuschließen, eine obere Sicherheitsgrenze für den täglichen Süßstoffverbrauch Erwachsener festgesetzt, die der folgende Kasten zeigt.

Folgende Höchstgrenzen für Süßstoffe sollten nicht überschritten werden

Saccharin 0 bis 2,5 mg
Natriumcyclamat 0 bis 12,34 mg
Aspartam 0 bis 4 mg
Acesulfam-K 0 bis 9 mg

pro Kilogramm Körpergewicht

Bei einem 70 kg schweren Menschen entspricht das für

- Saccharin: etwa 11 Tabletten, wenn eine Tablette 16 mg Saccharin enthält.
- Cyclamat: etwa 21 handelsübliche Mischsüßstofftabletten, wenn eine Tablette 40 mg Cyclamat und 4 mg Saccharin enthält.
- Aspartam: etwa 155 Tabletten, wenn eine Tablette 18 mg Aspartam enthält. Aspartam-Streusüße ist für Diabetiker nicht geeignet, da u.a. verdauliche Kohlenhydrate darin enthalten sind.
- Acesulfam-K: etwa 31 Tabletten, wenn eine Tablette 20 mg Acesulfam-K enthält.

Spezielle Diabetikerprodukte sind überflüssig

Die moderne Ernährung für Diabetiker erfordert eigentlich überhaupt keine speziellen diätischen Lebensmittel, zu denen die Diabetikerprodukte gehören. Hilfreich sind lediglich mit Süßstoffen gesüßte »Light«-Getränke und Diätlimonaden sowie Diabetikermarmeladen auf der Basis von Zuckeraustauschstoffen, die – letztere nur in geringen Mengen – ohne Berechnung in den Tagesplan eingebaut werden können.

Besondere Diabetikerprodukte wie Diätschokolade, Diätkuchen, Diabetikereis und vieles mehr (Werbeslogan: »Endlich ohne Reue genießen!«) bieten keine entscheidenden Vorteile. Im Gegenteil, sie haben oft einen besonders hohen Fett- und Energiegehalt, machen damit dick und sind zudem wesentlich teurer. Es wurde schon mehrfach ausgeführt, daß bei guter Diabeteseinstellung auch normale Süßigkeiten in kleinen Mengen gegessen werden können. Bei Bonbons sind allerdings für jedermann aus zahnärztlicher Sicht nur zuckerfreie Zubereitungen zu empfehlen.

Leider immer noch ein Problem: die Kennzeichnung

Ein leidiges Problem sei in diesem Zusammenhang noch angesprochen. Verpackte Lebensmittel müssen nach dem Gesetz zwar die Zutaten in der Reihenfolge auf der Verpackung aufweisen, in der sie anteilmäßig enthalten sind, aber keine Gramm-Mengen der einzelnen Nährstoffe. Dies macht das Leben für Diabetiker unnötig schwer. Andere Länder wie die USA sind hier schon weiter.

Solche Angaben sind ja auch für alle interessant, die sich gesund ernähren wollen. Diätetische Lebensmittel sind in dieser Hinsicht tatsächlich Vorreiter, weil sie schon seit langem den Gehalt an Kohlenhydraten, Fett, Eiweiß und Energie angeben müssen.

Die Auswahl der Getränke

An Getränken stehen alle Wasser-, Kaffee- und Teesorten sowie die schon erwähnten kalorienarmen Lightgetränke und Diätlimonaden zur Auswahl. Hingegen sind Fruchtsäfte jeglicher Art, auch Diätsäfte oder Säfte ohne Zuckerzusatz, schon gar nicht Süßmoste, wegen der raschen Blutzuckererhöhung wenig empfehlenswert. Ausnahmen sind beim Sport, bei schwerer Arbeit und zur Beseitigung von Unterzuckerungen (1 BE bzw. Portion KH entspricht ca. 125 ml Fruchtsaft).

Milch sollte – besonders bei Übergewicht – nicht zum Essen als Getränk, sondern besser als Zwischenmahlzeit getrunken, und ab ¼ l angerechnet werden (= 1 BE bzw. Portion KH). Von Patienten mit Typ-2-Diabetes soll im allgemeinen nicht mehr als ein halber Liter Vollmilch täglich getrunken werden, da sonst die zugeführte Fettmenge zu hoch wird, denn ein halber Liter Vollmilch enthält 15 bis 20 g Fett. Hinsichtlich des Fettgehalts kann man natürlich auf Magerstufen ausweichen.

Die Auswahl der Getränke

Und wie steht's mit dem Alkohol?

Auch auf alkoholische Getränke braucht man als Diabetiker nicht zu verzichten. Durchgegorene, also naturreine Weine mit weniger als 9 g Restsüße pro Liter (die Flaschen tragen ein gelbes Weinsiegel) oder besser noch – Weine mit weniger als 4 g Restsüße – dürfen getrunken werden; ¼ bis maximal ½ Liter sind erlaubt. Ausnahmen bilden Spätlesen, die einen zu hohen Grad an Restsüße haben. Auch Auslesen sollten nur in kleinen Mengen (höchstens 1 bis 2 Schoppen, also maximal ein »Viertele«) getrunken werden, und zwar immer zusammen mit einer kohlenhydrathaltigen Mahlzeit.

Ebenso, natürlich nicht alles zusammen, sind je ein halber Liter Bier, ein Kognac, Weinbrand oder ein klarer Schnaps erlaubt. Diabetikerbiere enthalten praktisch keine Kohlenhydrate, dafür oft etwas mehr Alkohol. Je nach Alkoholgehalt kann ihre Kalorienmenge (wichtig für das Abnehmen) deutlich geringer als bei normalem Bier sein. Hinsichtlich der Wirkung auf den Blutzucker besteht kein Unterschied zwischen Weißbier, Pils oder Vollbier etc.

Welche Wirkungen hat Alkohol auf den Blutzuckerspiegel?

Alkoholische Getränke senken vorübergehend – zum Teil noch nach Stunden, bei Genuß am Abend unter Umständen noch bis zum nächsten Morgen – den Blutzucker. Zur Vermeidung von Hypoglykämien ist daher für eine ausreichende Kohlenhydratzufuhr zu sorgen. Später steigen die Blutzuckerwerte eher überschießend an. Alkoholgenuß stabilisiert also nicht gerade die Diabeteseinstellung, ist aber bei vielen Menschen Teil der Lebensqualität. In diesem Sinne sind die oben gemachten Mengenangaben zu verstehen.

Unnötig zu sagen, daß für niemanden Alkohol einen »lebensnotwendigen Nährstoff« darstellt und sein Genuß schon aus allgmeinen gesundheitlichen Gründen auch mit dem Arzt abgesprochen werden sollte. Natürlich müssen die Alkoholkalorien (ca. 7 kcal pro g Alkohol) auch beim Abnehmen berücksichtigt werden.

Die Behandlung mit Tabletten

Als vor nunmehr fast 45 Jahren die ersten brauchbaren Tabletten zur Diabetesbehandlung vorgestellt wurden, konnten sich nur wenige Ärzte daran erinnern, daß die Bemühungen, die Zuckerkrankheit auf diese Weise zu behandeln, weiter zurückliegen als die Entdeckung des Insulins. Schon 1918 hatte ein japanischer Arzt im Tierversuch Blutzuckersenkungen nach der Verabreichung von Guanidin gesehen, das sich abgewandelt in den später entwickelten blutzuckersenkenden Tabletten vom Typ des Metformin wiederfindet. Wiederholte Anläufe, solche Präparate einzuführen, blieben jedoch zunächst ohne Erfolg.

Seit 1990 aber ist der Tablettenmarkt zur Diabetesbehandlung – genauer: zur Therapie des Typ-2-Diabetes – weltweit explodiert. Mittlerweile stehen vier Substanzgruppen (die vierte bislang nur in USA und Japan) zur Einzel- und Kombinationstherapie zur Verfügung, deren wichtigste Vertreter gleich eingangs dieses Kapitels genannt seien: Acarbose (Alpha-Glucosidasehemmer), Metformin (Biguanide), Glimeperid (Sulfonylharnstoffe) und Troglitazon (Insulinsensitizer). Dabei handelt es sich um Wirkstoffe, die einer bestimmten Substanzgruppe (in Klammern genannt) zugeordnet werden.

Ein spannendes Kapitel Medizingeschichte

Der wichtigste Zeitpunkt in der Geschichte der Tabletten, die zur Diabetesbehandlung eingesetzt wurden, kam im Jahr 1954, als zwei deutsche Ärzte die blutzuckersenkende Wirkung bestimmter Sulfonamidpräparate entdeckten bzw. wiederentdeckten. Eigentlich wollten sie dieses Präparat – später bekannt unter den Namen Invenol und Nadisan – zur Behandlung von Infektionskrankheiten einsetzen. Den aufmerksamen Ärzten fielen aber bei den auf diese Weise behandelten Kranken »eigentümliche Erregungszustände« auf. Die Ärzte stellten daraufhin im Selbstversuch Hungergefühl, Schweißausbruch und Zittrigkeit nach Einnahme dieser Tabletten fest und äußerten sofort den Verdacht auf eine Hypoglykämie, d.h. auf eine Unterzuckerung. Blutzuckerbestimmungen bestätigten den Verdacht. Daß die deutschen Ärzte Franke und Fuchs daraus den Schluß zogen, diese Präparate in der Diabetesbehandlung einzusetzen, bedeutete die Geburtsstunde der Behandlung der Zuckerkrankheit mit Tabletten.

Alpha-Glukosidasehemmer (z.B. Glucobay) bremsen die Verdauung von Kohlenhydraten

Für den Einstieg in die medikamentöse Therapie des Typ-2-Diabetes kommen u.a. die Alpha-Glukosidasehemmer vom Typ der Acarbose (z.B. das Präparat Glucobay) bzw. Miglitol und Voglibose in Betracht. Der Wirkmechanismus dieser Medikamente setzt bei der Enzymfamilie Glucosidasen an. Glucosidasen sind Darmenzyme, die zusammengesetzte Zucker, also Disaccharide und komplexe Kohlenhydrate, s. S. 58 f., in Einzelzucker spalten. Nur diese Einzelzucker, vornehmlich Traubenzucker, gelangen letztlich aus dem Darm in die Blutbahn. Wenn die Aktivität der Glucosidasen im Darm durch den Wirkstoff Acarbose gebremst wird, kann man die Aufnahme von Einzelzuckern in die Blutbahn verlangsamen. Damit können erhöhte Blutzuckerwerte, die nur unmittelbar nach dem Essen auftreten, »geglättet« werden. Wichtig ist, daß diese verzögernde Wirkung von Glucobay auf die Verdauung von Kohlenhydraten, speziell auf stärkehaltige Nahrungsmittel sowie auf die meisten Zweifach- und Mehrfachzucker wie Malzzucker und Rohrzucker, zutrifft. Dagegen wird die Aufnahme von Einfachzuckern, wie Traubenzucker (Glukose) und Fruchtzucker, sowie von Milchzucker ins Blut nicht beeinflußt. Zur Bekämpfung einer Unterzuckerung im Rahmen einer gleichzeitigen Insulin- oder Sulfonylharnstoffbehandlung darf daher nur Traubenzucker verwendet werden! Acarbose selbst führt aber nicht zu Unterzuckerungen.

Anhand von vielen Untersuchungen kennt man die zu erwartende Wirksamkeit von Glucobay recht genau. Die Blutzuckerwerte nach dem Essen liegen um ca. 40 bis 60 mg/dl niedriger, im Gefolge können auch die Nüchternblutzuckerwerte geringfügig absinken, die HbA_{1c}-Werte lassen sich längerfristig um 0,5 bis 1,0 Prozent verbessern. Die Therapie mit Acarbose kann demnach eine hilfreiche Zusatzbehandlung sein, eine notwendig gewordene Insulinbehandlung kann sie aber keinesfalls ersetzen.

Für wen kommt eine Behandlung mit Acarbose in Frage?

In erster Linie kommt Glucobay für Typ-2-Diabetiker in Frage, bei denen eine alleinige Behandlung mit Diät die Blutzuckerwerte nicht mehr im gewünschten Bereich einstellen läßt. Aber auch jede Kombination mit den anderen blutzuckersenkenden Medikamenten ist möglich: So können Glucobay und Sulfonylharnstofftabletten (z.B. Amaryl), zusammen eingesetzt werden, oder eine Insulinbehandlung mit einer Glucobay-Behandlung kombiniert werden. Auch die zusätzliche Verabreichung zu einer Tablettentherapie mit Troglitazon oder Metformin ist möglich. Natürlich hat darüber der jeweils behandelnde Arzt zu entscheiden. Aber auch Typ-1-Diabetiker können manchmal von einer Glucobay-Behandlung profitieren, z.B. wenn sonst die Blutzuckerwerte nach dem Frühstück oder anderen Hauptmahlzeiten sehr stark ansteigen.

Die Dosis wird langsam erhöht

Nicht unerwähnt dürfen an sich harmlose Nebenwirkungen bleiben. Durch die verlangsamte Kohlenhydratverdauung kann es – vor allem zu Behandlungsbeginn – zu Blähungen und weicheren Stühlen kommen, insbesondere dann, wenn gezuckerte Speisen oder Getränke genossen werden. Im allgemeinen setzt nach wenigen Tagen eine Gewöhnung des Darms ein, allerdings verursachen auch blähende Speisen, wie z.B. Kohlarten und Hülsenfrüchte, ähnliche Beschwerden. Es ist deshalb ganz wichtig, daß die Behandlung »einschleichend«, z.B. mit einmal 50 mg zu Beginn des Frühstücks, begonnen und die Dosis insgesamt nur sehr langsam und über mehrere Wochen bis zur gewünschten Wirkung gesteigert wird. Eine Steigerung über eine Gesamtmenge von 300 mg pro Tag hinaus ist selten sinnvoll.

Das Biguanid Metformin – Wirkungen außerhalb der Bauchspeicheldrüse

Als weitere insulinsparende und blutzuckersenkende Tablette steht das zur Gruppe der Biguanide gehörende Metformin zur Verfügung. Diese Tabletten gibt es in zwei Stärken von 500 und 850 mg und heißen je nach Hersteller Glucophage (das jahrzehntelange Standardpräparat) sowie z.B. Siofor, Mescorit und Mediabet.

Der Blutzucker wird vor allem durch drei Mechanismen gesenkt:
- Bremsung der Zuckerneubildung und -abgabe durch die Leber
- Verbesserung der Zuckerverwertung in der Muskulatur
- Verlangsamung der aus der Nahrung stammenden Zuckeraufnahme in die Blutbahn.

Unterzuckerungen können durch Metformin nicht auftreten. Es begünstigt aber eine Gewichtsabnahme und senkt auch die Triglyzeride im

Blut. Patienten mit metabolischem Syndrom sollten demnach besonders von einer Behandlung profitieren. Auf der Negativseite steht ein gewisse Magen-Darm-Unverträglichkeit (z.B. Durchfallneigung oder Schmerzen) bei einigen Patienten. Ähnlich wie bei Acarbose ist daher eine einschleichende Dosierung empfehlenswert. Man beginnt mit einer 500 mg-Tablette mit oder nach dem Frühstück, steigert dann bei guter Verträglichkeit auf eine zweimal tägliche Dosierung mit dem Frühstück und dem Abendessen. Dreimal 850 mg, also morgens, mittags, abends, ist die Höchstmenge.

Ferner muß Ihr Arzt für die Verabreichung von Metformin bestimmte medizinische Voraussetzungen überprüfen, z.B. muß die Nierenfunktion (gemessen als Kreatininwert im Blut) in Ordnung sein, weil Metformin über die Niere ausgeschieden wird. Auch Herz und Lunge sollten frei sein von fortgeschrittenen Krankheiten. Unter Beachtung dieser Einschränkungen ist Metformin ansonsten ein zuverlässig wirksames Medikament, das sowohl den Nüchternblutzucker und den Blutzucker nach dem Essen um 50 bis 70 mg% senkt, den HbA_{1c}-Wert um 1 bis 1,5 Prozent.

Metformin hat sich weltweit durchgesetzt, insbesondere auch in den USA, wo es 1994 auf den Markt kam. Das Risiko von früher unter den Vorläufersubstanzen Phenformin und Buformin gelegentlich beobachteten schwerwiegenden Übersäuerungen des Bluts (medizinisch exakt: Laktazidosen) ist unter Metformin wesentlich geringer und bei Beachtung der oben genannten Gegenanzeigen eigentlich auszuschließen.

Mehr Insulin durch Sulfonylharnstoffe

Der wichtigste heutige Vertreter der Sulfonylharnstoffe ist das Amaryl, das das frühere Standardpräparat (Semi-) Euglucon N mit dem Wirkstoff Glibenclamid weitgehend abgelöst hat. Ferner sind Glurenorm und Diamicron von Bedeutung, in Zukunft wohl auch Novonorm (s.u.).

Daß Sulfonylharnstoffe die Freisetzung von Insulin an den B-Zellen der Bauchspeicheldrüse in die Blutbahn begünstigen, wurde schon einleitend zu diesem Kapitel im Kasten »Ein spannendes Kapitel Medizingeschichte« festgestellt. Voraussetzung für die Wirksamkeit ist also eine noch ausreichende Restproduktion an Insulin, die allerdings nach längerer Krankheitsdauer des Typ-2-Diabetes (10 Jahre, 15 Jahre, 20 Jahre) vielfach nicht mehr gegeben ist, nicht zu reden vom Typ-1-Diabetes, bei dem aus einer Reihe von Gründen eine Behandlung mit Sulfonylharnstoffen von vornherein nicht sinnvoll ist. Solche Patienten müssen Insulin spritzen.

Angesichts neuerer Substanzgruppen hat sich der Einsatz dieser Präparate etwas verlagert. Ihre insulinfreisetzende und damit blutzuckersenkende Wirkung kommt besonders gut zur Geltung, wenn der Insulinmangel bei Typ-2-Diabetes schon merkbar größer geworden ist. Dennoch muß natürlich eine Restinsulinproduktion vorhanden sein. In früheren Phasen werden dagegen bevorzugt Substanzen eingesetzt, die den Blutzucker insulinsparend senken, indem sie den Blutzuckeranstieg nach Kohlenhydratzufuhr bremsen und/oder die Insulinresistenz mildern. Ein entsprechendes Stufenschema (unter Einschluß von Insulin) für die Behandlung des Typ-2-Diabetes zeigt die Abbildung auf Seite 90.

Mittlerweile kennt man den Mechanismus der insulinfreisetzenden Wirkung der Sulfonylharnstoffe recht genau. Man weiß, daß z.B. der Wirkstoff Amaryl an Kalium-Kanäle der B-Zellen bindet, diese schließt und im weiteren dann eine Insulinabgabe ins Blut herbeiführt. Gerade von dieser Substanz wird zudem angenommen, daß sie noch zusätzlich blutzuckersenkende Wirkungen an Muskel und Leber hat, welche die blutzuckersenkende Wirkung neben der Insulinfreisetzung noch verstärken. Letztere Mechanismen sind aber nicht bekannt.

Die Dosierung der Sulfonylharnstoffe

Auch bei den Sulfonlyharnstoffen ist eine einschleichende Dosierung angeraten, damit eine überschießende Blutzuckersenkung, d.h. Hypoglykämien (siehe auch Kapitel »Hypoglykämie: Wenn der Zucker zu tief absinkt«, s. S. 173 ff.) vermieden werden. Man beginnt beispielsweise mit 0,5 oder 1 mg Amaryl zum Frühstück oder auch 1,75 bis 3,5 mg Euglucon N (Glibenclamid) eine halbe Stunde vor dem Frühstück. Mittlere Dosierungen liegen bei 2 mg Amaryl zum Frühstück oder zweimal eine 3,5 mg-Tablette Euglucon N jeweils eine halbe Stunde vor dem Frühstück und dem Abendessen. Dosierungen über 3 bis 4 mg Amaryl (in einer einmal täglichen Dosis) oder 10,5 mg Euglucon N (in zwei täglichen Dosen) hinaus bringen keinen weiteren blutzuckersenkenden Effekt. Angesichts der heutigen, äußerst wirksamen Sulfonylharnstoffe ist besonders darauf zu achten, diese Tabletten in der niedrigsten notwendigen Dosis und auf der Grundlage einer richtigen Ernährung einzunehmen. Sulfonylharnstoffe vermindern die Blutzuckerwerte vor und nach dem Essen, HbA_{1c}-Senkungen von 1 bis 1,5 Prozent sind zu erwarten.

Gewichtszunahmen müssen nicht sein

Unerwünschte Nebenwirkungen können in der schon erwähnten Gefahr von Unterzuckerungen (oft am späteren Nachmittag) bestehen sowie in einer Tendenz zur Gewichtszunahme. Diese kann zu Beginn der Therapie durchaus 2 bis 3 kg betragen (und läßt sich bei Kombinationsbehandlungen mit Acarbose oder Metformin in der Regel vermeiden). Man wird wohl nicht fehlgehen bei der Annahme, daß es sich bei diesen »Nebenwirkungen« nicht um solche im eigentlichen Sinn, sondern um überschießende Effekte der erwünschten Hauptwirkung handelt, insbesondere wenn zu hoch dosiert wird oder wenn die Tabletten dazu dienen sollen, Mängel bei der Ernährung zu überspielen. Man kann durchaus unter Sulfonylharnstoffen Gewicht abnehmen.

Sonstige typische Arzneimittelnebenwirkungen wie Allergien, Blutbildschäden, Magen-Darm-Störungen oder Leberveränderungen treten unter der modernen Generation der Sulfonylharnstoffe praktisch nicht auf. Die Gefahr einer Hypoglykämie kann aber gerade für betagte Menschen und möglicherweise besonders bei Verwendung von Euglucon N (Glibenclamid) eine ernsthafte Bedrohung darstellen.

Die Nierenfunktion spielt für die Verwendung von Sulfonylharnstoffen keine so große Rolle wie bei Biguaniden. Es wird aber empfohlen, auf das Präparat Glurenorm zu wechseln, das nicht über die Niere ausgeschieden wird, wenn sich der Kreatininwert im Blut dem Bereich von 2 mg% nähert.

Völlig neu: die Insulinsensitizer

Eine völlig neue Substanzgruppe ist mit dem Troglitazon 1997 in den USA und in Japan auf den Markt gekommen. Im Vergleich zu den anderen blutzuckersenkenden Tabletten, die man schon über Jahrzehnte kennt, sind die praktischen Erfahrungen damit naturgemäß noch begrenzt und eine abschließende Bewertung erst später möglich. In Deutschland und im übrigen Europa hat sich auch die Zulassung verzögert, weil erst noch Fragen wegen vereinzelter, aber schwerwiegender Nebenwirkungen auf die Leber geklärt werden müssen, die jedenfalls unter der Behandlung in den USA und Japan beobachtet wurden. Noch ist nicht abzusehen, ob diese Probleme tatsächlich mit der Einnahme von Troglitazon zu tun haben, und wenn, ob sie nur auf diese Substanz zutreffen oder auch auf andere Insulinsensitizer und ob demnach diese neue Substanzgruppe überhaupt in Deutschland angeboten werden wird.

Troglitazon, der derzeit wichtigste Vertreter der 1980 erstmals synthetisierten Thiazolidiudione, vermindert die Insulinresistenz und bewirkt, daß das noch vorhandene Insulin oder auch gespritztes Insulin besonders effektiv auf die Zielorgane wirkt, also speziell auch auf den Muskel. Unter Troglitazon kommt es bei gleicher Insulinmenge im Blut zu einer deutlich gesteigerten Blutzuckeraufnahme in den Muskel, die Stoffwechselsituation verbessert sich, ohne daß mehr Insulin benötigt wird. Man spricht daher auch von der Gruppe der Insulinsensitizer (der Insulin-»Empfindlichmacher«).

Eindrucksvolle Erfolge bei Vorbehandlung

Der Wirkmechanismus ist komplex und noch nicht in allen Details geklärt. Er betrifft auch den Fettstoffwechsel: die Triglyzeride im Blut verringern sich deutlich. Halbjahresstudien zur Zulassung des Medikaments waren besonders erfolgreich, wenn schon mit Sulfonylharnstoffen oder Insulin behandelt wurde. Verbesserungen der HbA_{1c}-Werte von mehr als 1 Prozent ließen sich nachweisen, bei Insulinvorbehandlung zusätzlich eine Einsparung von einem Drittel der Insulindosis. Eine ausschließliche Therapie mit Insulinsensitizern in früheren Stadien des Typ-2-Diabetes war dagegen weniger eindrucksvoll. Offensichtlich ist Voraussetzung für gute Wirksamkeit, daß eine genügende Insulinmenge im Blut vorhanden ist. Eine einmal tägliche Dosierung von 400 bzw. 600 mg ist ausreichend und kann auch unabhängig von Mahlzeiten erfolgen.

Die potientiellen Nebenwirkungen auf die Leber wurden schon angesprochen. Fragezeichen gibt es auch hinsichtlich einer gewissen Gewichtszunahme, die im Rahmen der genannten Studien im Bereich von 1 bis 2 kg blieb, möglicherweise mit einem gesteigerten Fettaufbau zu tun hat, aber auch mit einem etwas größeren zirkulierenden Flüssigkeitsvolumen im Körper.

Die Kombination verschiedener Behandlungen

Kombinationen von verschiedenen medikamentösen Therapien machen bei Typ-2-Diabetes aus mehreren Gründen Sinn. Zum einen läßt sich mit den dargestellten Tablettengruppen durchschnittlich eine HbA_{1c}-Verbesserung von einem guten Prozent erreichen – und das gilt auch für die Insulintherapie des Typ-2-Diabetes –, zum anderen wurde das Ziel des für gute Lebensqualität und Lebensaussichten notwendigen HbA_{1c}-Bereichs auf unter 7,5 % abgesenkt. Mit anderen Worten: Oftmals ist zusätzlich zur richtigen Ernährung eine Verringerung des HbA_{1c} um 2 bis 3 Prozent erforderlich, und eine medikamentöse Therapie allein kann das gar nicht leisten. Ferner handelt es sich bei Typ-2-Diabetes um eine fortschreitende Erkrankung, bei welcher der Insulinmangel schon innerhalb eines Jahrzehnts deutlich zunimmt, im gewissen Umfang auch die Insulinresistenz, die lebenslang bestehen bleibt.

Es liegt daher nahe, bei fortschreitender Erkrankung sowohl dem steigenden Insulinmangel (mit Sulfonylharnstoffen bzw. Insulin) als auch der zu geringen Insulinwirkung (mit den insulinsparenden Substanzen Acarbose, Metformin oder ggfs. auch Troglitazon) medikamentös zu begegnen. Schließlich haben alle medikamentösen Möglichkeiten ihr Für und Wider; potentielle Probleme – vor allem bei zu hoher Dosierung –, wie Unterzuckerungen, Gewichtszunahme, Nierenfunktion, Magen-Darm-Beschwerden, wurden in diesem Kapitel bereits genannt.

Sinnvolle Kombinationen: Wirkung steigern, Nebenwirkungen minimieren

Vor diesem Hintergrund erscheinen frühzeitige sinnvolle Kombinationen, über die der Arzt im einzelnen entscheiden muß, als eine vernünftige Behandlungsstrategie. Wird bei mittlerer Dosierung eines Medikaments das HbA_{1c}-Ziel verfehlt, ist es ratsam, ein weiteres aus einer anderen Substanzgruppe hinzuzukombinieren, wobei zudem darauf geachtet werden sollte, daß sich die potentiellen Nebenwirkungen womöglich neutralisieren. Beschreitet man den Alternativweg und reizt eine Alleinbehandlung bis zur maximal vorgesehenen Dosierung aus, wird man nicht selten Schwierigkeiten mit Nebenwirkungen auslösen und dennoch nicht den angestrebten Blutzucker- und HbA_{1c}-Bereich »schaffen«. Das Motto für die frühe Kombinationsbehandlung lautet: Maximierung der (HbA_{1c}-) Wirksamkeit bei gleichzeitiger Minimierung der Nebenwirkungen.

Die Behandlung mit Tabletten

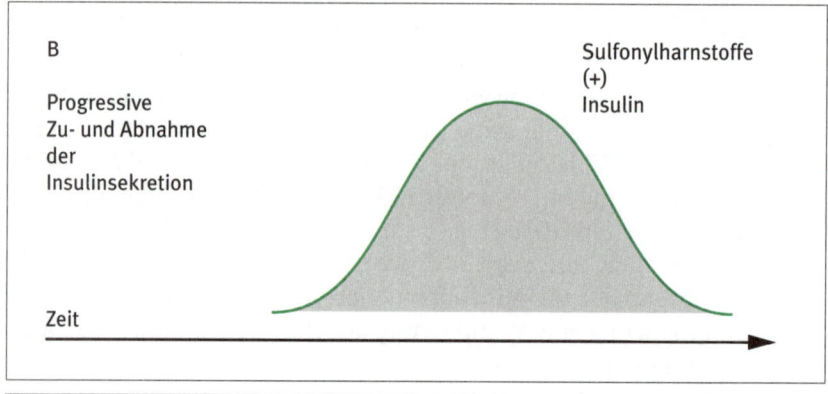

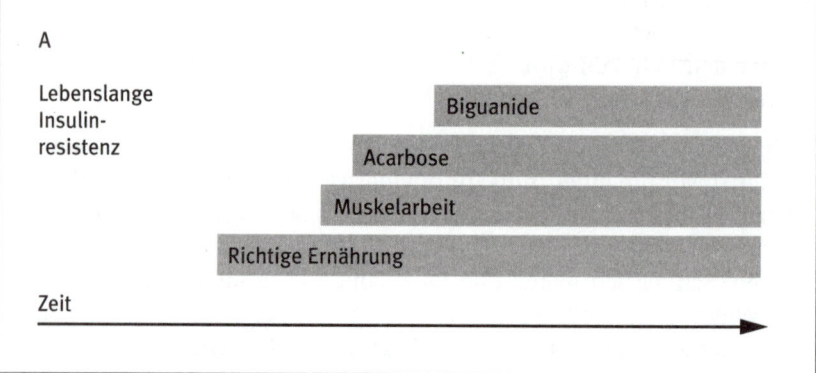

Die sinnvolle Kombination verschiedener Behandlungen.

Glücklicherweise ergänzen sich die Wirkmechanismen der verschiedenen Gruppen von blutzuckersenkenden Tabletten und auch der weiteren medikamentösen Behandlungsoption, des Insulins, in jeder Weise. Aus diesem großen Spektrum von Möglichkeiten können Arzt und Patient gemeinsam eine sehr individuelle Therapie aus zwei, manchmal auch aus drei Medikamenten entwickeln, die den Kriterien gute Diabeteseinstellung und gute Lebensqualität gerecht wird.

Der Einstieg in die Insulintherapie

Kombinationstherapien unter Einfluß von Insulin erlauben einen relativ einfachen Einstieg in eine notwendig werdende Insulintherapie. Nur das Insulindefizit, das zusätzlich zur Tablettenbehandlung besteht, muß ausgeglichen werden (siehe auch Kapitel »Die konservative Insulinthera-

Die Kombination verschiedener Behandlungen

pie bei Typ-2-Diabetes«, s. S. 141 ff.). In Deutschland wird sicherlich in vielen Fällen zu spät – um Jahre zu spät – auf Insulinbehandlung umgestellt. Eindeutige Zeichen für Insulinbedürftigkeit von Menschen mit Typ-2-Diabetes sind:

- Verfehlen des Blutzucker- und HbA_{1c}-Ziels trotz Ausschöpfung der Therapiemöglichkeiten ohne Insulinbehandlung
- ungeplante (unbeabsichtigte) Gewichtsabnahme
- Broca-Normalgewicht (Körpergröße in cm minus 100 = Broca-Normalgesicht; z.B. bei Körpergröße von 1,75 m = 75 kg)
- Auftreten von Azeton im Urin (bei gleichzeitig deutlicher Harnzuckerausscheidung)
- z.T. weitere Zeichen der schlechten Diabeteseinstellung wie Müdigkeit, Infektanfälligkeit, Nervenschmerzen

Spätestens bei dieser Situation ist nicht mehr zu zögern, und eine Insulin-(kombinations-)Behandlung ist umgehend zu beginnen. Ein weitere gute Faustregel für den Beginn einer Insulinbehandlung ist: Je jünger und je dünner, desto eher ein Fall für Insulin.

Wie die Insulinbehandlung als Einzel- oder Kombinationsbehandlung dann aussieht, entscheidet letztlich der weitere Verlauf. Die meisten Patienten aber werden sagen: »Hätte ich schon früher gewußt, wie einfach das ist und wie gut ich mich fühle, hätte ich schon viel früher gespritzt.«

> **Merkblatt**

Wann sollen die Tabletten eingenommen werden?

Zweifellos kann eine verläßliche Wirkung von Medikamenten nur erwartet werden, wenn sie nach Vorschrift und regelmäßig eingenommen werden. Beachten Sie bei den verschiedenen Medikamenten unbedingt folgende Hinweise:

- Von wenigen Ausnahmen abgesehen sollten alle blutzuckersenkenden Tabletten mit dem Essen eingenommen werden.

- **Euglucon N** (Glibenclamid): Nur für dieses Medikament ist die Einnahme eine halbe Stunde vor dem Essen günstiger.

- **Acarbose (z.B. Glucobay)** sollte dagegen auf gar keinen Fall vor, sondern mit dem ersten Bissen der Mahlzeit eingenommen werden. Sie wirkt nur, wenn sie gleichzeitig mit dem Speisebrei in den Magen bzw. den Dünndarm gelangt. Wird die Tablette vergessen, kann Acarbose ausnahmsweise auch noch bis zu 15 Minuten nach der Mahlzeit eingenommen werden.

- **Metformin** kann sowohl mit der Mahlzeit als auch danach eingenommen werden.

- **Der Sulfonylharnstoff Amaryl** und der Insulinsensitizer Troglitazon sind nur einmal am Tag, und zwar zusammen mit einer Mahlzeit, einzunehmen. Wird die Einnahme vergessen, kann sie noch bis zu einem halben Tag nach dem normalen Zeitpunkt zusammen mit einer Mahlzeit erfolgen.

- **Für alle anderen Medikamente gilt:** Bei Vergessen der Einnahme sollte nicht nachdosiert werden (besonders bei Euglucon N [Glibenclamid] zu beachten). Nehmen Sie zum nächsten vorgesehenen Einnahmezeitpunkt die normale Dosis ein.

Das Wundermittel Insulin

Wer glaubt heutzutage noch an Wunder? Diese teils spöttische, teils resignierende Bemerkung hört man nicht selten. Und in der Tat machen es die Menschen mit ihren Fehlern jedem, der ein Wunder erleben möchte, schwer, daran zu glauben. Im Zusammenhang mit dem injizierbaren Insulin in der Behandlung des Diabetes kann man aber wirklich von einem Wunder sprechen.

Die Entdeckung des Insulins

Einer der großen alten Diabetesärzte, Dr. E. P. Joslin, hatte schon viele Jahre vor der Entdeckung des Insulins Diabetiker betreut. Wenn man ihn über den ersten klinischen Einsatz des Insulins, das er von seinem Freund Charles Best, dem Mitentdecker des Insulins, im Jahre 1922 erhalten hatte, sprechen hörte, dann konnte man wieder an Wunder glauben. Denn vor der Entdeckung des Insulins waren alle insulinbedürftigen Patienten verloren und gingen einem langsamen, qualvollen Tod im diabetischen Koma entgegen. Auch heutzutage sterben leider noch Patienten im Koma; in solchen Fällen liegen aber fast immer schwerwiegende Fehler vor, die nicht rechtzeitig zur richtigen Behandlung geführt haben oder den Patienten zur Aufgabe dieser Behandlung veranlaßten.

Vor 1922 war aber das Schicksal der jungen Menschen, bei denen ein Diabetes diagnostiziert wurde, besiegelt: Solche Diabetiker mußten, obwohl sie bereits untergewichtig waren, hungern und wurden in einer Art Balanceakt, der stets tödlich endete, nur noch für eine Weile am Leben erhalten. Einige Tage durften sie gar nichts essen, dann wieder verhältnismäßig viel Fett, dann mußten sie viel trinken, und dennoch nahmen sie an Gewicht ab und wurden immer kraftloser. Schließlich stellte sich die Säurevergiftung des Körpers, das Koma, ein, und das qualvolle Leiden nahm allmählich ein Ende.

Wenn man Dr. Joslin über seine ersten Erfolge mit dem neuen Insulin sprechen hörte, dann glaubte man dem zutiefst gerührten alten Arzt, daß er ein Wunder erlebt hatte. Junge Menschen, die noch wenige Wochen vorher zum Tode verurteilt zu sein schienen, blühten auf und gingen einem lebenswerten Leben entgegen. Das Wundermittel Insulin hatte ihnen dazu verholfen. Die folgenden beiden alten Photos von einem der ersten Kinder, das mit Insulin behandelt wurde, sind ein eindrucksvoller Beweis hierfür. Im übrigen war es damals selbstverständlich, daß diese Patienten vor jeder Spritze ihre Harnzuckerausscheidung überprüften und die Insulindosis entsprechend anpaßten.

Warum diese Einleitung zu dem Kapitel? Damit alle, die Insulin spritzen und die von sich sagen »Wir müssen Insulin spritzen«, erfahren, wie es ohne die Entdeckung des Insulins um sie bestellt wäre. Nicht: »Wir müssen Insulin spritzen.« sondern: »Wir dürfen Insulin spritzen.« sollte die Devise sein.

Vom Hormonextrakt zur intensivierten Insulintherapie

Die kanadischen Forscher Banting und Best erkannten in Versuchen an diabetischen Hunden, daß ein Extrakt aus der Bauchspeicheldrüse, das sog. Insulin, den Blutzucker senkt. Das war im Jahre 1921. Im Januar 1922 wurde der erste Zuckerkranke, ein 13jähriger Junge, erfolgreich mit dem Hormonextrakt behandelt. 1936 und in den Jahren danach kam es dann zur Entwicklung verschiedener Depot- oder Verzögerungsinsuline, die z.T. noch heute in der Therapie verwendet werden. Dennoch hat das alte, kurz wirkende (Normal-)Insulin (man nennt es auch nach wie vor »Altinsulin«) seine Bedeutung behalten, – man muß fast sagen – hat im letzten Jahrzehnt ganz neue Bedeutung erlangt, wenn man an die sogenannte Intensivierung der Insulinbehandlung denkt (s.S. 128 ff.), die heute das Standardvorgehen zumindest bei Typ-1-Diabetikern darstellt. Dabei wird mehrfach täglich Normalinsulin in Kombination mit Verzögerungsinsulin gespritzt. Bei Typ-2-Diabetikern werden bevorzugt Verzögerungsinsuline (oft als zwei Spritzen täglich und in einer fixen Mischung mit Normalinsulin) eingesetzt.

Die Entdeckung des Insulins

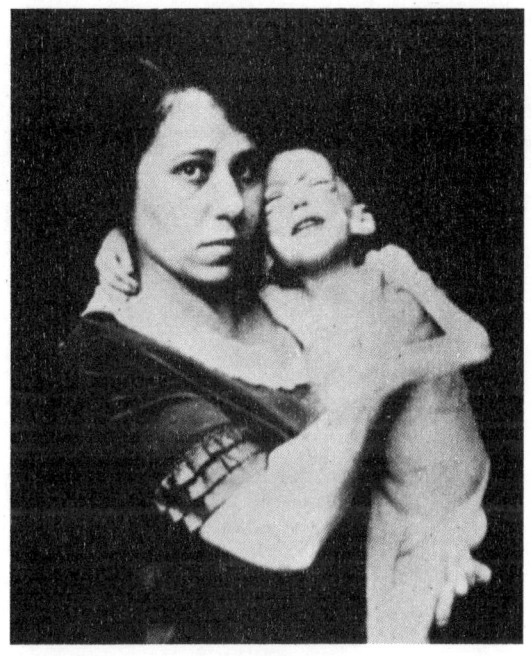

a Völlig abgemagertes diabetisches Kind vor Beginn der Insulinbehandlung.

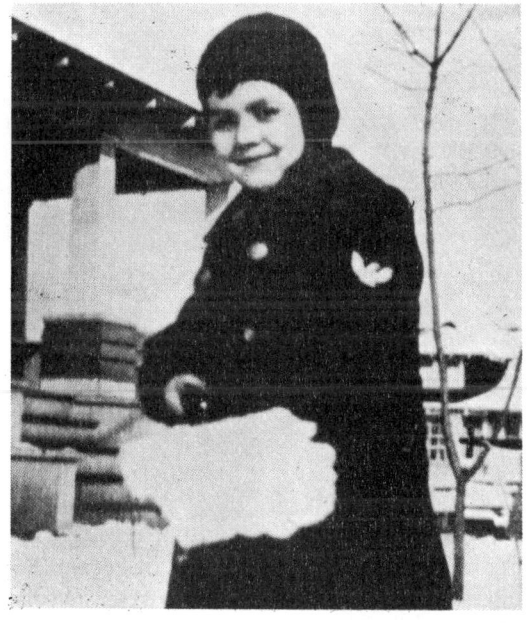

b Das gleiche diabetische Kind wenige Wochen nach der ersten Insulinspritze beim Spielen im Schnee.

Was ist Insulin, und wie wirkt es?

Chemisch ist das Hormon Insulin ein Eiweiß, das in der Bauchspeicheldrüse, und zwar in den erwähnten B-Zellen der Langerhansschen Inseln (s. Abb. S. 33), gebildet und beim Gesunden direkt in das Blut abgegeben wird.

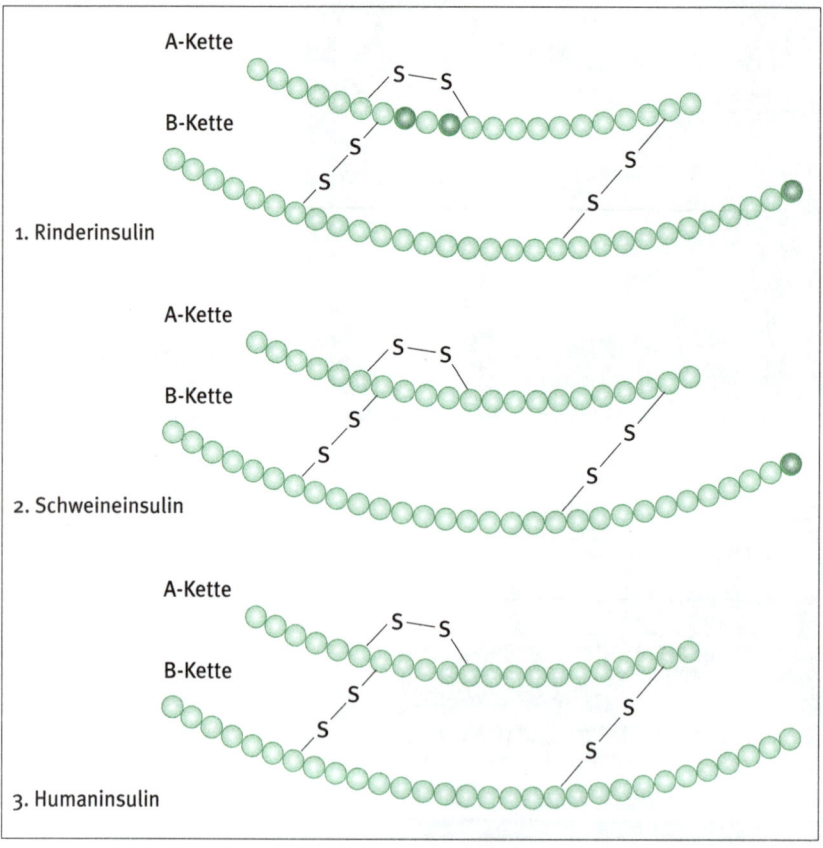

Das Hormon Insulin. Die dunkler gefärbten Kreise bei Rinder- und Schweineinsulin kennzeichnen unterschiedliche Eiweißbausteine im Vergleich zu Humaninsulin.

Ein gesunder Erwachsener benötigt ca. 40 bis 50 Einheiten Insulin pro Tag, um normale Blutzuckerwerte zu haben. Die Abbildung veranschaulicht den chemischen Aufbau des Insulins aus 2 Ketten mit insgesamt 51 Aminosäuren, den kleinsten Bausteinen der Eiweiße. Die dunkler gefärbten Kreise zeigen die Aminosäuren an, die im Vergleich zum Insulin des

Menschen (»Humaninsulin«) beim Schweine- bzw. Rinderinsulin unterschiedlich sind. Man sieht, daß das Schweineinsulin nur an einer Stelle eine andere Aminosäure aufweist, während beim Rinderinsulin bereits drei Aminosäuren ausgetauscht sind.

Früher wurde nur aus den Bauchspeicheldrüsen von Rindern und Schweinen gewonnenes Insulin verwendet. Mittlerweile spritzen aber mehr als 80 Prozent aller Patienten in Deutschland Humaninsulin oder davon abgeleitete analoge Insuline (z.B. Humalog, s.u.), das je nach Hersteller entweder aus Schweineinsulin chemisch oder mit Hilfe speziell gezüchteter Bakterien bzw. Hefepilze »biologisch« hergestellt wird (s. auch Tab. 5 auf S. 98 f.).

Daß Insulin gespritzt werden muß, hängt ebenfalls mit seiner Eiweißnatur zusammen. Würde es geschluckt (z.B. in Tablettenform), würde es wie Eiweiß im Magen und Darm verdaut und größtenteils unwirksam.

Insulin ist aber der einzige Wirkstoff des Körpers, der den Blutzucker senken und vor allem Körpersubstanz (Fettgewebe, Muskel) aufbauen kann. Fehlt Insulin, »hungern« viele Körperzellen, andere »ersticken« im Überschuß.

Welche Insuline gibt es?

Die Entwicklungen der letzten Jahre haben zu einer unglaublichen und nur noch in Tabellenform überschaubaren Vielzahl von Insulinpräparaten geführt (s. Tab. 5 auf S. 98 f.). Andererseits kann in der breiten Palette von Insulinen wohl für jeden Diabetiker das passende Insulin gefunden werden. Als Patient muß man die wichtigsten Merkmale »seines« Insulinpräparates bzw. seiner Insulinpräparate kennen und das Prinzip seiner Insulineinstellung verstanden haben, damit die im Alltag notwendigen Anpassungen folgerichtig vorgenommen werden können.

Sein Insulin »kennen«

Jeder Diabetiker sollte den Namen und die Herkunft seines Insulinpräparates (auswendig) wissen. Gegebenenfalls kann man das Etikett von einem gebrauchten Insulinfläschchen ablösen und in den Diabetiker-Ausweis oder in das Protokollheft für die Selbstkontrollen stecken, das man immer bei sich trägt.

Das Wundermittel Insulin

● Tab. 5: Insulin-Liste (Stand April 2000)

Charakterisierung (unverzögerter Anteil in %)				W min/h	Aventis	Berlin-Chemie
Neutrale Insuline[2]	Humaninsuline[2]	A	sehr kurz wirkend	10/4		
			Protamin- (50)	15/15		
			Misch-Analoga[3] (25)	20/18		
			Normalinsuline[3] kurz wirkend	20/8	Insuman Rapid[5, 6] H-Tronin[7, 8]	Berlinsulin H N
			NPH- Misch-Insuline[3] (50)	30/16	Insuman Comb 50[5, 6]	Berlinsulin H 5
			(40)	35/17		Berlinsulin H 4
			(30)	35/19		Berlinsulin H 3
			(25)	35/20	Insuman Comb 25[5, 6]	
			(20)	45/21		Berlinsulin H 2
			(15)	45/22	Insuman Comb 15[5, 6]	
			(10)	45/23		Berlinsulin H 1
			NPH-Insuline[3]	45/24	Insuman Basal[5, 6]	Berlinsulin H B
			Z: langsam wirkend	120/24		
			Z: sehr langsam und sehr lang wirkend	180/28		
Saure[2]	Tierische Insuline[2]	S	Normalinsuline[3]	20/8		Insulin SNC (U
			NPH-Misch-I.[3] (30)	35/19		
			NPH-Insuline[3]	45/24		
			Z: langsam aber kürzer wirkend	90/16		
			Z: langsam wirkend	120/24		L-Insulin SNC
		S/R	Z: langsam wirkend	120/24		
		S	Normalinsuline	20/8	Insulin S (U40)	Insulin S (U40)
			Surfen-Misch-I. (33)	45/14	Komb-Insulin S (U40)	
			Surfen-Insuline	60/16	Depot-Insulin S (U40)	B-Insulin S (U B-Insulin SC (U
		R	Normalinsuline	20/8	Insulin (U40)	
			Surfen-Misch-I. (33)	45/14	Komb-Insulin (U40)	
			Surfen-Insuline	60/16	Depot-Insulin (U40)	
	A		Basal-Analog	60/>24	Lantus (U100)c[5, 6]	

Was ist Insulin, und wie wirkt es?

(v. Kriegstein/Wedemeyer, Diabetes-Klinik Bevensen)

y	Novo-Nordisk	Bemerkungen
nalog (U100)[3, 4, 5, 6, 7]	Novorapid (U100)b [3, 4, 5, 6, 7]	Jeglicher Insulinwechsel beinhaltet neben Chancen auch Risiken!
nalog Mix 50 (U100)a [5, 6]		
nalog Mix 25 (U100)a [5, 6]		W: Anhalt für Wirkbeginn in min./-dauer in Std.
ninsulin Normal[5, 7]	Actrapid HM[5, 6] Velasulin Human (U40)[10]	A: Analog-Insulin S: Schweineinsulin
ninsulin Profil V[5, 12]	Actraphane 50/50 HM (U100)[5, 6]	R: Rinderinsulin
ninsulin Profil IV[5, 12]	Actraphane 40/60 HM (U100)[5, 6]	Z: Zinkverzögertes Insulin NPH: Neutrales Protamin Hagedorn
ninsulin Profil III[5, 6]	Actraphane 30/70 HM[5, 6] Mixtard 30/70 Human (U40)	a: Lispro-Insulin b: Aspart-Insulin c: Glargin-Insulin
ninsulin Profil II[5]	Actraphane 20/80 HM (U100)[5, 6]	1. Umstellung von tierischem Insulin auf humanes nur bei med. Indikation (BAG v. 26.7.88)
ninsulin Profil I[5, 12]	Actraphane 10/90 HM (U100)[5, 6]	2. Saure u. neutrale Insuline dürfen nicht gemischt werden
ninsulin Basal[5, 6, 7]	Protaphan HM[5, 6] Insulatard Human (U40)	3. Nicht mit zinkverzögertem Insulin mischbar
ninsulin Long (U100)[7, 12]	Monotard HM (U40)	4. Mit NPH-haltigem Insulin nur direkt vor der Injektion mischbar
ninsulin ralong (U100)[7, 12]	Ultratard HM (U40)	5. U100 in Kartuschen für Pen 6. U100 in Fertigspritzen
	Velasulin MC[9, 13]	7. U100 in Flaschen
	Mixtard 30/70 MC (U40)[13]	8. Auch als U100 in Pumpen-Kartuschen
	Insulatard MC (U40)[13]	9. Auch als U100-Pumpeninsulin in Flaschen: Velasulin MC PP[12]
	Novo Semilente MC (U40)	10. Auch als U40-Pumpeninsulin: Velasulin Human PP[11]
	Novo Lente MC (U40)[11]	11. Läuft z. Zt. aus 12. Gerade aus dem Handel 13. Wird zum 31.12.2001 vom Markt genommen

(U40): nur als U-40-Insulin
(U100): nur als U-100-Insulin

■■ **Das Wundermittel Insulin** ■■■■■■■■■■■■■■■■■■■■■

Trotz der Fülle verschiedener Insulinpräparate lassen sich für praktische Belange vor allem die folgenden, auch in Tab. 5 dargestellten Gruppen von Insulinen nach ihrer Wirkung unterscheiden:

- sehr kurz wirkende Insuline
- Normal- (Alt-) Insuline
- NPH-Insuline (Verzögerungsinsulin)
- NPH-Mischinsuline
- zinkverzögerte Insuline

Die Wirkprofile für die ersten 4 Gruppen sind in der Abbildung auf Seite 102 untereinander aufgezeichnet.

● Sehr kurz wirkende Insuline

Einziger Vertreter ist bislang Humalog, ein sogenanntes Analog-Insulin, bei dem die Aminosäuren in Position 28 und 29 der B-Kette (s. Abb. S. 96) vertauscht sind. Seine Wirkung tritt nach 10 Minuten ein, die stärkste Wirkung nach ½ bis 1½ Stunden, die Wirkdauer beträgt ca. 3 Stunden. Ein Spritz-Eß-Abstand ist nicht notwendig.

● Normal-(Alt-)Insuline

Altinsuline enthalten keine Substanzen, die die Wirkung verzögern. Ihr Wirkungseintritt ist rasch, d.h. nach 15 bis 30 Minuten, ihre stärkste Wirkung ist nach ca. 2 Stunden, und ihre Wirkdauer beträgt 4 bis 6 Stunden. Sie sind als klare Flüssigkeit in saurer oder neutraler Lösung in Form von Schweine-, Rinder- oder Humaninsulin erhältlich. Als Spritz-Eß-Abstand sollten 10 bis 20 Minuten eingehalten werden, wobei der Abstand je nach Ausgangsblutzuckerwert variiert werden kann; bei sehr niedrigem Blutzucker wird kein Abstand eingehalten, bei Blutzucker über 200 mg% 30 Minuten. Bei alleiniger Behandlung mit kurzwirkendem Insulin sind täglich 4 (manchmal auch 5) Injektionen notwendig.

● NPH-Insuline (Verzögerungsinsulin)

Im Gegensatz zu Normalinsulinen enthalten diese Verzögerungsinsuline die Zusatzsubstanz NPH (neutrales Protamin Hagedorn), die das Insulin langsamer aus dem Unterhautfettgewebe in die Blutbahn übertreten läßt. Verzögerungsinsuline wirken je nach Dosis unterschiedlich lang, in der Regel zwischen 8 bis 12 bis maximal 24 Stunden, ihr Wirkbeginn ist erst nach 1 bis 2 Stunden feststellbar. Dementsprechend sollte der Spritz-Eß-Abstand bei alleiniger Gabe von NPH-Insulin 30 bis 45 Minuten, unter Umständen auch länger, betragen. Die maximale Wirkung ist nach 4 bis 6 Stunden zu beobachten.

Was ist Insulin, und wie wirkt es?

● NPH-Mischinsuline

Als Mischinsuline bezeichnet man Mischungen aus Altinsulin und Verzögerungsinsulin. Es gibt sie in festgesetzten Mischungsverhältnissen bereits gebrauchsfertig im Handel (der jeweilige Prozent-Anteil von Normalinsulin ist in Tab. 5 auf S. 98 angegeben) und auch als Fertigspritzen (Novolet). Man kann jedoch Verzögerungsinsulin und Altinsulin auch frei miteinander mischen und dadurch die Insulinbehandlung besonders individuell einem gewünschten Wirkungsablauf anpassen. Infolge des Altinsulinanteils in Mischinsulinen kann der Spritz-Eß-Abstand meist etwas kürzer gewählt werden als bei alleiniger Anwendung von Verzögerungsinsulinen, in der Regel um die 30 Minuten. Wegen ihrer guten Mischbarkeit mit Normalinsulin haben sich die NPH-Insuline als Verzögerungsinsulin in der praktischen Therapie und vor allem bei der intensivierten Insulinbehandlung durchgesetzt. Sie beeinflussen den Wirkablauf von beigemischtem Normalinsulin nicht und ergeben zudem langfristig stabile Mischinsuline.

● Zinkverzögerte Insuline

Sie sind gegenüber den NPH-Verzögerungsinsulinen momentan etwas in den Hintergrund getreten, wobei das Insulin Semilente als Spät-Basal-Insulin vor dem Zubettgehen eine gewisse Renaissance erlebt hat. Seine Hauptwirkung ist mit 4 bis 8 Stunden deutlich später als die von NPH-Insulin. Es ist daher besonders für Diabetiker geeignet, bei denen der Blutzucker in der zweiten Nachthälfte zum Morgen hin deutlich ansteigt (sog. Dawn-Phänomen).

Den Wirkablauf verstehen

Für eine sachgemäße Insulinbehandlung ist es wichtig, den Wirkablauf des verwendeten Insulins bzw. der Insuline zu verstehen. Bei Insulinmischungen beispielsweise muß man sich vor Augen halten, daß der Anteil an Alt- oder Normalinsulin vor allem die Wirkung nach dem Frühstück und am Vormittag bestimmt, der Anteil an Verzögerungsinsulin die Wirkung um die Mittagszeit und am Nachmittag. Vor Änderungen oder Anpassungen des Insulins muß man sich also zunächst überlegen, welches Insulin ursächlich für das Problem verantwortlich ist und zu welchem Zeitpunkt des Tages die Änderung »greifen« soll. Das gleiche gilt natürlich für die Abendspritze. Wie die Insulinbehandlung und -anpassung im einzelnen durchgeführt wird, ist wegen der großen Bedeutung in eigenen Kapiteln über die intensivierte Insulintherapie bei Typ-1-Diabetes (ab

Das Wundermittel Insulin

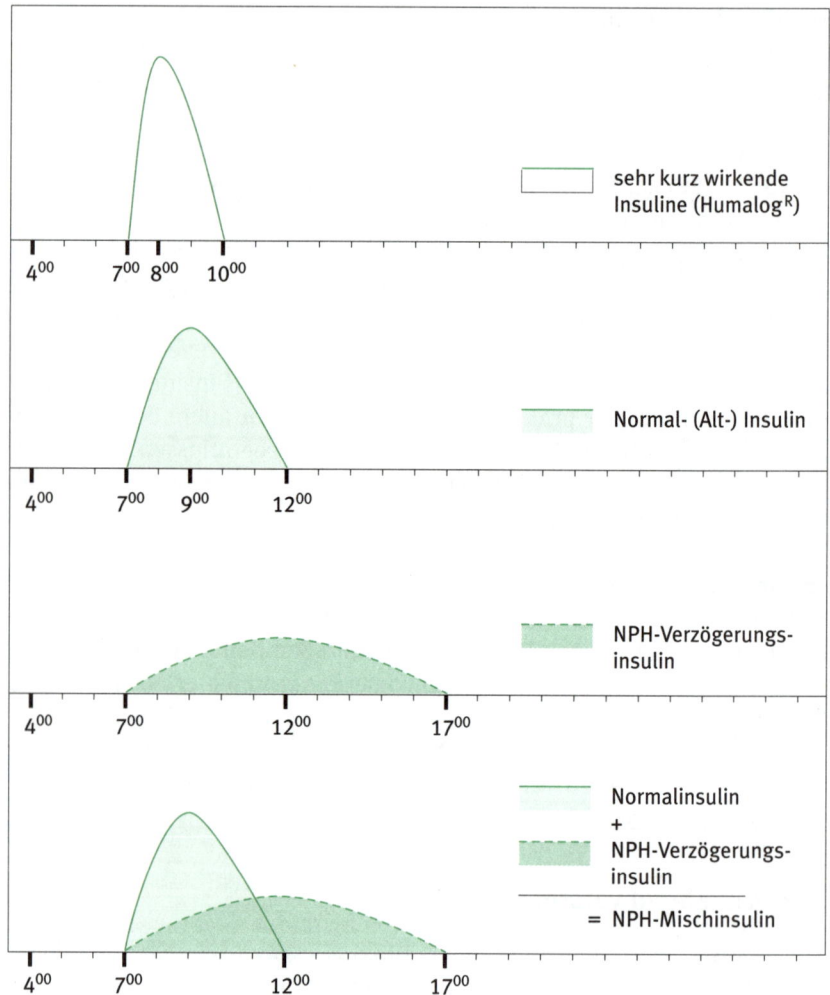

Die Wirkprofile verschiedener Insuline.

S. 128) und über die konservative Insulintherapie bei Typ-2-Diabetes (ab S. 141) dargestellt. Ebenso widmet sich ein weiteres Kapitel der Behandlung mit Insulinpumpen, wohl der flexibelsten Art der Insulintherapie.

Humaninsulin – das Mittel der Wahl

Wie bereits erwähnt, ist es in den Laboratorien der verschiedenen Insulinhersteller gelungen, menschliches oder Humaninsulin zu produzieren. Sofern man dazu speziell gezüchtete Bakterien oder Hefepilze verwendet, wird damit eine Versorgung der Diabetiker mit Insulin unabhängig von der nötigen Anzahl von Schlachttieren erreicht.

Man braucht dazu kein Prophet zu sein: In einigen Jahren werden wohl nur noch Humaninsuline verwendet werden. Immerhin fehlt dem Diabetiker menschliches Insulin, und was liegt näher, als es durch das Spritzen von Menscheninsulin zu ersetzen? Das bedeutet aber nicht, daß nun jeder Patient umgehend auf Humaninsulin umgestellt werden müßte. Wer gut auf ein hochgereinigtes tierisches Insulin eingestellt ist, kann getrost dabei bleiben. Schließlich ist der Wirkablauf eines Insulins entscheidend für die gute Einstellung. Eine Umstellung auf Humaninsulin ist nicht gleichbedeutend mit einer besseren Einstellung.

Auch hört man immer wieder von einzelnen Erfahrungen, wonach Unterzuckerungen nach Umstellung auf Humaninsulin weniger gut bemerkt wurden. Die möglichen Gründe hierfür sind aber nach wie vor unklar geblieben und könnten in einer insgesamt »schärferen« neuen Einstellung unter Humaninsulin liegen, oder daß vorher ein tierisches Insulin mit ganz anderem Wirkablauf verwendet worden war oder daß tatsächlich die Unterzuckerungen unter Humaninsulin unauffälliger ablaufen. Andererseits wird man Patienten, die neu oder auch nur vorübergehend – beispielsweise für eine Operation – auf Insulin eingestellt werden müssen, ganz bevorzugt mit Humaninsulinen behandeln. Am meisten profitieren diejenigen Patienten von Humaninsulin, die Allergien bzw. Unverträglichkeiten an den Spritzstellen oder zirkulierende Antikörper gegen tierische Insuline im Blut haben.

Der richtige Umgang mit dem Insulin

In den Anfangsjahren der Insulintherapie gab es eigene nationale Komitees, die über die gleichbleibende Qualität des Insulins wachten. Im heutigen Hightech-Zeitalter der Insulinherstellung ist das zwar nicht mehr nötig, der richtige praktische Umgang mit dem Insulin ist aber nach wie vor sehr wichtig geblieben.

Ampullen mit 40 und 100 Einheiten

In Deutschland enthalten die Insulinfläschchen im allgemeinen U 40 Insulin, d.h. in 1 ml (Milliliter = Kubikzentimeter) Insulinlösung sind 40 I.E. (Insulin-Einheiten) Insulin vorhanden. Das U ist die Abkürzung des englischen Begriffs »Unit« für Einheit. Diese Fläschchen (medizinisch: Ampullen) enthalten also in 10 ml 400 I.E. Insulin. Wie Tab. 5 auf Seite 58 ausweist, gibt es manche Insuline auch als U 100 Insuline in Insulinfläschchen, d.h. 1 ml enthält dann 100 I.E. Insulin. In den Insulinpens dagegen wird ausschließlich U 100 Insulin verwendet (d.h. sowohl in den Penpatronen als auch in den Novolet-Fertigpens). Für Insulinpumpen gibt es sowohl Insuline mit 40 als auch mit 100 Einheiten pro Milliliter.

Der Unterschied zwischen den beiden Konzentrationen von Insulin beträgt also das Zweieinhalbfache, und Verwechslungen können daher zu schweren Über- bzw. Unterdosierungen von Insulin mit den entsprechenden Folgen führen.

> ❶ Jeder Diabetiker muß daher die Konzentration der von ihm verwendeten Insuline kennen. Diesbezüglich finden sich Hinweise wie U 40 oder U 100 für 40 bzw. 100 Einheiten pro Milliliter auf dem Insulinfläschchen oder dem dazugehörigen Beipackzettel. Niemals sollte man mit einer herkömmlichen Insulinspritze (U 40) Insulin aus einer Pen-Ampulle (U 100) aufziehen. Allenfalls dürfen dazu spezielle U-100-Spritzen benützt werden.

Natürlich ließen sich solche Verwechslungsprobleme umgehen, wenn alle Insuline in Deutschland auf eine Konzentrationsstärke umgestellt werden würden. Leider ist das bislang am Widerstand der unterschiedlichsten Interessengruppen und aus ganz unterschiedlichen Beweggründen gescheitert. In vielen Ländern dagegen, z.B. in den USA, Großbritannien, aber auch in unmittelbar an die Bundesrepublik angrenzenden Ländern, ist bereits seit längerem einheitlich auf U-100-Insuline umgestellt worden.

Insulin richtig lagern und mitnehmen

Die Lagerung des Insulins (Fläschchen, Patronen usw.) sollte bei 2 bis 8 °C erfolgen. Andernfalls könnte die Wirksamkeit des Insulins beeinträchtigt werden. Insulinpräparate sind begrenzt haltbar. Das auf den Ampullen verzeichnete Verfallsdatum (Mindesthaltbarkeitsdatum) gibt hierüber Auskunft. Verschiedene Insuline sind trübe. Es handelt sich dabei um sog. Suspensionen, bei denen das Fläschchen durchmischt werden muß (z.B. durch Rollen des Insulinfläschchens zwischen den Händen), bevor das Insulin in die Spritze aufgezogen wird. Auf diese Weise wird eine gleichmäßige Verteilung der Bestandteile der Insulinlösung gewährleistet. Bei klaren Insulinen ist dieses Problem nicht vorhanden.

Unmittelbar in Gebrauch befindliche Insulinfläschchen können aber ohne weiteres bei Zimmertemperatur (geschützt vor direkter Sonnenbestrahlung, Hitzeeinwirkung oder Frost) bis ca. 4 Wochen aufbewahrt werden. Im übrigen sollten Diabetiker, wenn sie mehr als einmal täglich Insulin spritzen, nie ohne ihre Ausrüstung zum Insulinspritzen aus dem Haus gehen. Am besten führt man die benötigten »Utensilien« in einem eigenen kleinen Täschchen immer mit sich. Man ist dann gleichzeitig unabhängig und kann auch bei unvorhergesehenen Verzögerungen unterwegs sein Insulin zur rechten Zeit spritzen. Trennen Sie sich auch auf Reisen niemals von Ihrem Insulin. Wie leicht geht Reisegepäck einmal verloren, und Sie stehen hilflos ohne Insulin da. Das soll zwar auch schon diabetischen Ärzten passiert sein, aber es ist schon mehr als ärgerlich, wenn z.B. während einer Schiffsreise bei einem Landausflug die Rückkehr plötzlich nicht klappt und man für mehr als einen Tag nicht an sein an Bord befindliches Insulin kann.

Ab 40 °C geht Insulin kaputt. Deshalb sollte man auch bei Autofahrten in den Süden für entsprechende Kühlung sorgen. Bewahren sie es in einer Thermoskanne oder in einem Styroporbehälter in der Kühltasche auf. Gegen Kälte (z.B. im Winterurlaub) schützt man Insulin durch Tragen am Körper und nicht in den Außentaschen der Jacke oder des Mantels. Anzeichen für unbrauchbar gewordenes Insulin sind ein verändertes Aussehen wie Verfärbung, Ausflockung und Schlierenbildung. Nicht immer aber zeigen sich solche erkennbare Veränderungen.

Die richtige Spritztechnik

Voraussetzung für eine erfolgreiche Insulintherapie ist die richtige Spritztechnik, die mit den heutigen Hilfsmitteln Gott sei Dank sehr einfach geworden ist.

Plastikspritzen und Pens

Insulinspritzen aus Plastik sind einfach und praktisch zu handhaben. Wegen des geringen »Totraums« sind im allgemeinen Spritzen mit eingeschweißter Kanüle zu bevorzugen. Die Insulinmengen lassen sich damit sehr exakt abmessen. Sicherlich können diese Spritzen bei sauberer Behandlungsweise, d.h. Wiederverpacken nach erfolgter Injektion in die Schutzkappe und -umhüllung, mehrfach verwendet werden, vorausgesetzt, die Nadel wird nicht vorzeitig stumpf.

Seit einigen Jahren stellen die verschiedenen als Pens bezeichneten Injektionshilfen, die wie ein Füllfederhalter aussehen (siehe folgende Abbildung) und bei denen stumpfe Nadeln und der Insulinvorrat mittels »Patronen« ausgewechselt werden können, eine weitere wesentliche Vereinfachung für die Patienten dar. Insbesondere kann man sein(e) Insulin(e) immer spritzfertig mit sich führen und hat es überdies leichter, die gewünschte Insulindosis exakt abzumessen. Circa 7 % aller Patienten benützen bereits ein Pensystem.

■ **Die richtige Spritztechnik** ■

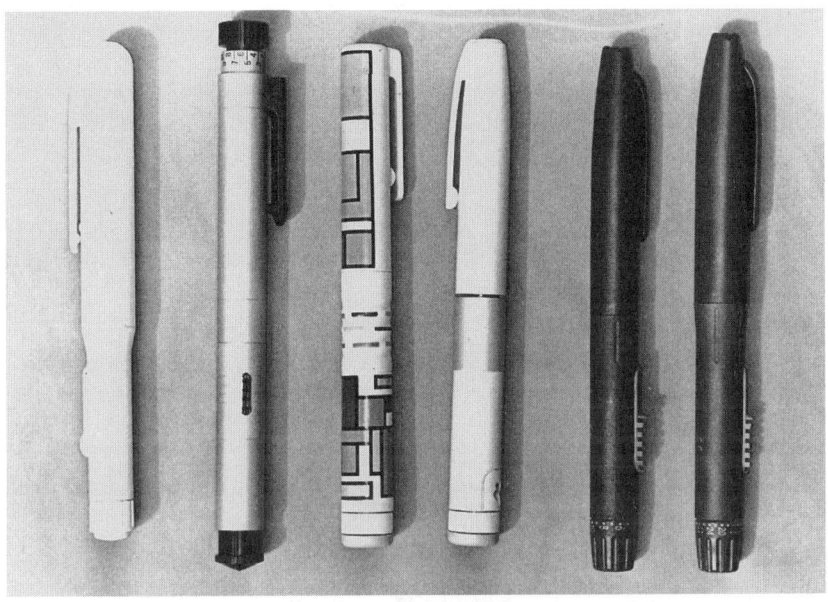

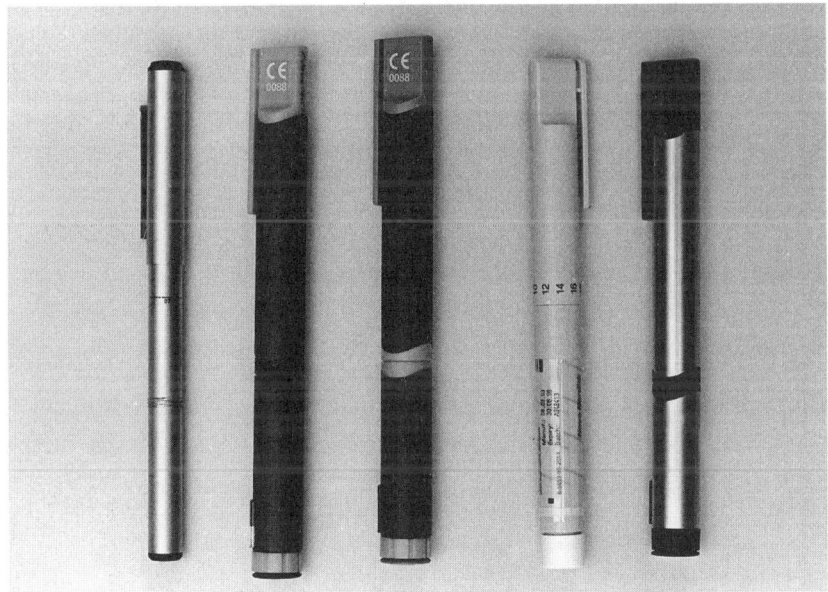

»Pen-Kollektion« 1997.

■ Das Wundermittel Insulin

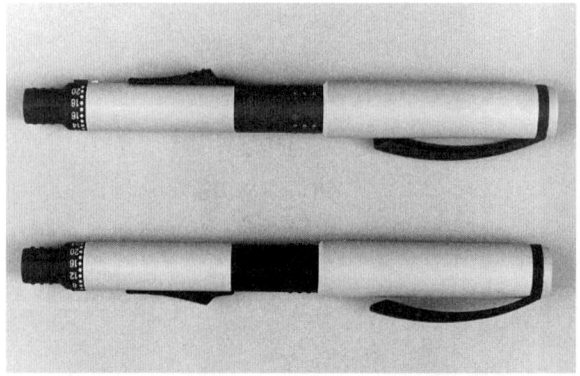

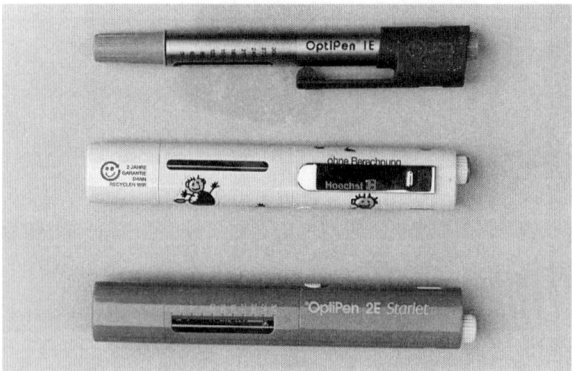

»Pen-Kollektion«, Stand 1997★

Tabelle 6 gibt einen Überblick über die derzeit zur Verfügung stehenden Pens.

● **Tab. 6: Insulinpens (Stand: August 1997)**

Firma	Name	Dosisschritte	Einheiten pro Patronen
Berlinchemie	Berlipen	1	300
B. D. (Becton-Dickinson)	B. D. Pen 1,5 ml	1	150
	B. D. Pen 3 ml	2	300
Disetronic	D Pen U 40	1	40
	D Pen U 100	1	100
Hoechst	Opti Pen 1 E	1	300
	Opti Pen 2 E	2	300
	Opti Pen 4 E	4	300
	Opti Pen Pro 1	1	300
	Opti Pen Pro 2	2	300
Lilly	Autopen 1	1	150
	Autopen 2	2	300
	Diapen 1	1	150
	Diapen 2	2	150
	Humaject	2	300
Novo	Novo Pen 1,5	1	150
	Novo Pen 3,0	1	300
	Novolet 1,5	2	150
	Novolet 3,0	2	300

Praxisteil

Insulin richtig aufziehen

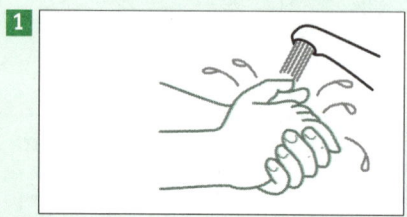
1. Hände waschen.

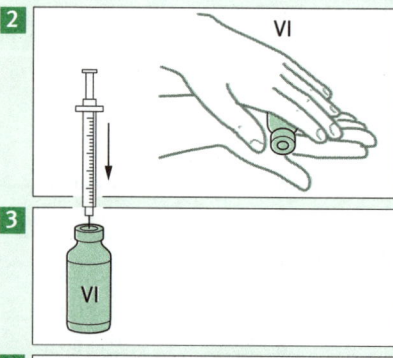
2. Bei Verzögerungsinsulin: Flasche schwenken oder flach zwischen den Händen rollen.

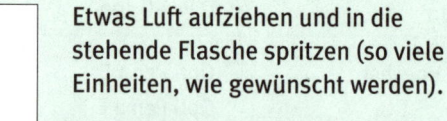
3. Etwas Luft aufziehen und in die stehende Flasche spritzen (so viele Einheiten, wie gewünscht werden).

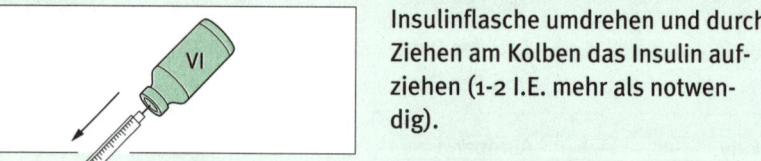
4. Insulinflasche umdrehen und durch Ziehen am Kolben das Insulin aufziehen (1-2 I.E. mehr als notwendig).

5. Luft nach oben klopfen und mit dem überschüssigen Insulin hinausspritzen.

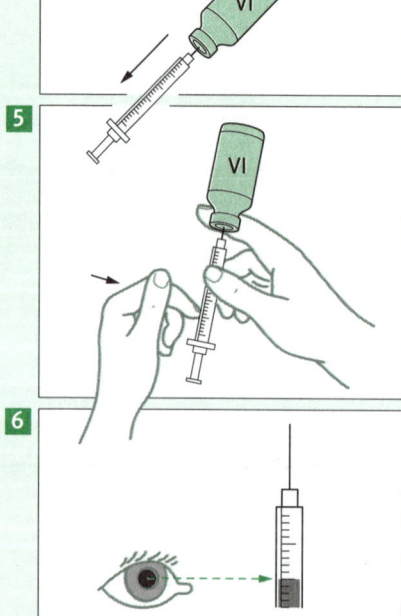
6. Genau aufziehen: oberer Kolbenrand muß sich mit Skalenstrich decken.

> **Praxisteil**

Insulin richtig mischen

Beim Aufziehen einer »freien« Insulinmischung sollten Sie zunächst das Alt- oder Normalinsulin und anschließend das Verzögerungsinsulin aufziehen. Gehen Sie in den folgenden 3 Schritten vor:

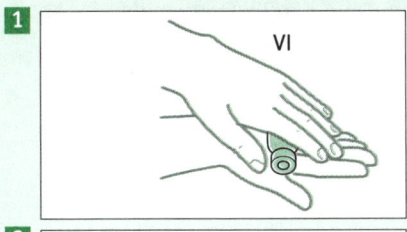

1 Verzögerungsinsulin-Flasche rollen oder schwenken. Luft in die Flasche spritzen (soviel, wie die gewünschte Insulinmenge).

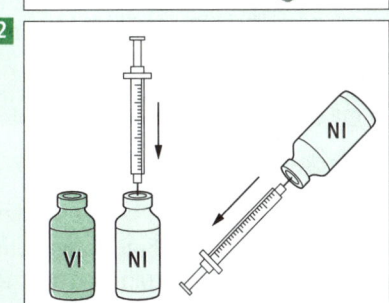

2 Ebenso in die Normalinsulin- bzw. Humalog-Flasche Luft spritzen. Nun die gewünschte Menge aufziehen.

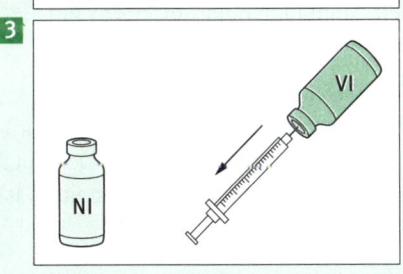

3 Anschließend langsam das Verzögerungsinsulin aufziehen (zu der aufgezogenen Normalinsulin- bzw. Humalog-Menge addieren).

Achtung:
Ziehen Sie die Verzögerungsinsulin-Menge ganz exakt auf. Zuviel aufgezogenes Insulin dürfen Sie nicht hinausspritzen. Sie würden sonst auch Normalinsulin bzw. Humalog abgeben.

Bei fehlerhafter Insulinmenge also: neu aufziehen!

Nur gleiche Insulinkonzentrationen mischen (U 100 + U 100, U 40 + U 40).

Stellen Sie die Mischung erst unmittelbar vor der fälligen Insulininjektion her!

> Praxisteil

Insulin richtig spritzen

Insulin wird etwa 1 cm unter die Haut ins Fettgewebe (nicht in den Muskel!) gespritzt. Mit der einen Hand hebt man dazu eine Haut-Fett-Falte ab, mit der anderen sticht man mit der Spritze die Nadel senkrecht durch die Haut. Der Regelfall ist heute die 12 mm lange Nadel (Kanüle). Bei besonders schlanken Menschen sollte man 8 mm Kanülen verwenden (s. Abbildungen unten).

Einige Tips zur Spritztechnik

1. Desinfektion der Haut ist bei normaler Körperhygiene nicht notwendig.
2. Hände vorher waschen.
3. Nehmen Sie die Spritze wie einen Bleistift in die Hand und bilden Sie mit der anderen Hand eine Hautfalte.
4. Stechen Sie die Kanüle senkrecht und mit ganzer Länge in die Hautfalte.
5. Halten Sie beim Injizieren die Hautfalte locker fest.
6. Ein Zurückziehen des Spritzenkolbens vor der Injektion ist nicht erforderlich. Man wollte früher damit überprüfen, ob ein Blutgefäß getroffen wurde, wodurch das Insulin dann schneller wirken würde. Mit den kurzen Kanülen, die heute verwendet werden, kann man aber höchstens ein kleines Blutgefäß durchstechen, aber nicht in die Blutbahn injizieren.
7. Drücken Sie den Kolben der Spritze nach unten. Das Insulin gelangt ins Unterhautfettgewebe. Zählen Sie bis zehn und ziehen dann erst die Spritze heraus. Nach der Injektion kann ein Blutstropfen aus dem Stichkanal austreten, vielleicht bekommen Sie auch einen blauen Fleck; beides ist harmlos.

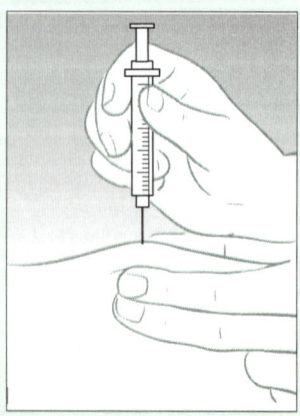

Spritzen des Insulins ins Unterhautfettgewebe.

Weiteres Wissenswertes rund um die Insulininjektion

- Entsteht nach dem Spritzen eine Quaddel an der Injektionsstelle, ist das ein Zeichen dafür, daß das Insulin nicht ins Unterhautfettgewebe, sondern nur in die Lederhaut gelangt ist. Der Einstichwinkel war zu flach. Stechen Sie bei der nächsten Spritze senkrecht in die Haut.
- In seltenen Fällen kann es an den Spritzstellen zu Fettgewebsschwund (Dellen) kommen. Das ist an sich harmlos, kann aber zu Verhärtungen führen. Dies tritt aber nur auf, wenn zu häufig in die gleiche Körperstelle gespritzt wird (Spritzstellen häufiger wechseln!).
- Spritzen Sie nicht in solche Verhärtungen oder in Narben, das Insulin kann aus diesem Gewebe nur sehr schlecht ins Blut aufgenommen werden.
- Besonders Frauen neigen zu »blauen Äderchen« an den Oberschenkeln. Diese Stellen sollten Sie beim Spritzen umgehen, wenn Sie blaue Flecke vermeiden wollen.
- Achtung: Wärme (z.B. ein heißes Bad, Sonnenbaden, Sauna, langes Reiben der Injektionsstelle) kann die Insulinaufnahme ins Blut beschleunigen. Sie müssen dann mit einer schnelleren, verstärkten Insulinwirkung rechnen. In besonderen Situationen, bei hohen Blutzuckerwerten oder bei einem Restaurantbesuch, können Sie gezielt eine schnellere Insulinresorption z.B. durch Reiben erzeugen. Kälte wirkt entgegengesetzt, die Insulinresorption wird verlangsamt.

Insulininjektion durch Angehörige

Um unabhängig zu sein, sollte jeder Diabetiker in der Lage sein, das Insulin selbst zu spritzen. Für Notsituationen ist es aber sehr hilfreich, wenn Partner, Verwandte oder Freunde auch in der Lage sind zu spritzen.

Ein weiterer Vorteil: Wer Insulin spritzen kann, hat auch weniger Angst, bei einer schweren Unterzuckerung mit Bewußtlosigkeit Glukagon zu spritzen!

Wichtig ist, daß man nach erfolgter Einspritzung mit der Nadel im Fettgewebe noch ca. 10 Sekunden wartet, bis sich das Insulin im Gewebe verteilt hat, und dann erst die Nadel herauszieht. Meist umgeht man damit auch das Problem, daß nach der Injektion ein kleiner Blutstropfen an der Hautoberfläche austritt. Keinesfalls aber sollte man wegen

■ **Das Wundermittel Insulin**

eines solchen an sich harmlosen Blutstropfens Insulin nachspritzen, weil man fürchtet, zu wenig Insulin gespritzt zu haben.

Prinzipiell genauso verfährt man beim Spritzen mit Insulin-Pens. Hier hat man allerdings den Vorteil, daß man die exakte Dosis nicht erst in die Spritze aufziehen muß, sondern nur die jeweilige Dosiervorrichtung des Pens betätigen muß und ansonsten sein Insulin spritzfertig parat hat.

Wo soll ich spritzen?

Die Spritzstellen an Oberschenkel, Gesäß und Bauch (s. folgende Abbildung), sollen gewechselt werden, aber nicht wahllos, sondern nach einer Art Plan. So kann man z.B. immer einen Fingerbreit »weiterwandern«. Am schnellsten gelangt das Insulin aus Bauchspritzstellen ins Blut, langsamer aus Spritzstellen am Gesäß, am langsamsten aus dem Oberschenkel. Für eine täglich möglichst gleichbleibende Wirkung des Insu-

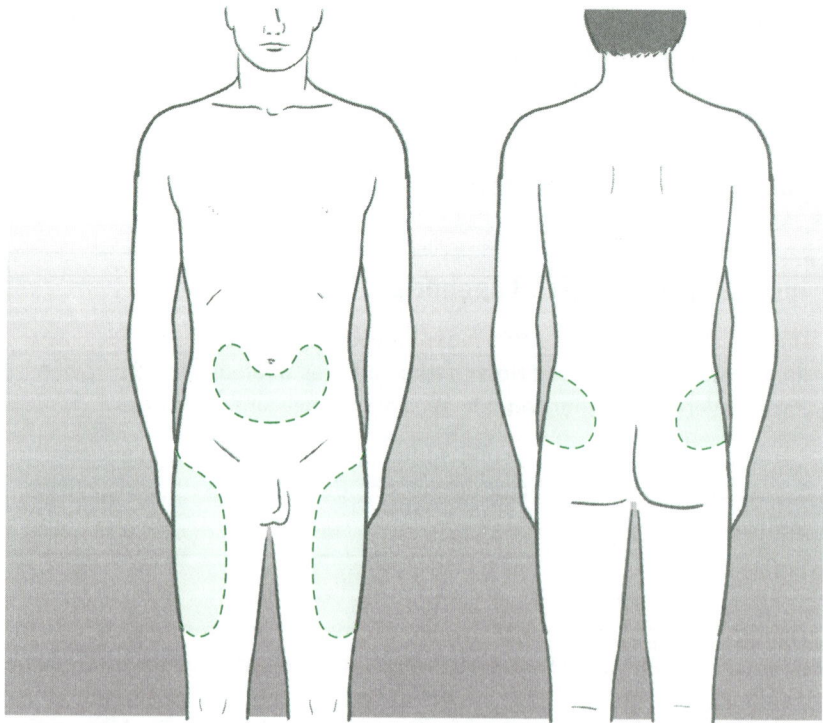

Bevorzugen Sie diese Einstichstellen!

lins erscheint es daher nicht unvernünftig, wenn die gleichen Spritzareale täglich zur gleichen Tageszeit benutzt werden, beispielsweise am Morgen das Bauchareal und abends bzw. vor dem Zubettgehen die Oberschenkel bzw. das Gesäß. Man muß aber davon ausgehen, daß – auch wenn man alles tagtäglich genau gleich macht – die Aufnahme des Insulins in das Blut ein wenig von Tag zu Tag schwanken kann, ganz zu schweigen von der sich immer etwas ändernden Ausgangslage des Stoffwechsels.

Spritzstellen am Oberarm – obwohl oft benutzt – sind nicht zu empfehlen, weil dort allzu leicht das Insulin versehentlich zu tief in den Muskel gespritzt wird und dann das Insulin rascher als erwartet wirkt. Am Oberarm hat man im allgemeinen weniger Fettgewebe, andererseits ist es dort nicht einfach, als »Selbstspritzer« gleichzeitig eine Haut-Fett-Falte abzuheben.

Insulin ist gut verträglich

Dennoch werden mitunter nach einer raschen Besserung der Blutzuckerwerte – wie es im übrigen gelegentlich auch bei erstmals mit Diät und Tabletten behandelten Diabetikern beobachtet wird – vom Patienten Störungen des Sehvermögens festgestellt. Der Patient »kann die Zeitung nicht mehr lesen«, er ist weitsichtiger geworden. Diese Störungen hängen mit einem veränderten Quellungszustand der Augenlinse zusammen, der für die Besserung der Stoffwechselsituation typisch ist. Wichtig für Patient und Arzt ist zu wissen, daß diese Nebenwirkung völlig harmlos und vorübergehend ist und nichts mit Sehstörungen anderer Art, wie sie beim Diabetes gefürchtet werden (S. 197 ff.), zu tun hat. Sogenannte Insulinödeme, d.h. Schwellungen, insbesondere der Beine, treten nach Insulinbehandlung manchmal bei jungen Mädchen und Frauen auf. Über ihre Entstehung weiß man recht wenig. Sie verschwinden meist nach wenigen Tagen.

Allergien gibt es kaum noch

Allergien (generalisiert oder in Form von juckenden Veränderungen an den Einspritzstellen) sind ebenso wie eine (antikörperbedingte) Insulinresistenz sehr selten geworden und durch den Wechsel auf Humaninsulin zu behandeln. Die seit langem eingeführten hochgereinigten Insuline hatten diesbezüglich bereits einen entscheidenden Fortschritt gebracht. Schweineinsuline schneiden dabei günstiger ab als Rinderinsuline. Mehr oder weniger seit Jahren schon verschwunden sind die Patienten mit einer schweren antikörperbedingten Insulinresistenz, d.h. Patienten, die 200 und mehr Einheiten Insulin täglich spritzen mußten, weil sie in ihrem Organismus Eiweißkörper bilden, die das Insulin in seiner Wirkung abschwächen bzw. neutralisieren. Gegebenenfalls ist die bereits erwähnte Umstellung auf Humaninsulin, unter Umständen auch auf Insulin Humalog, mitunter aber auch eine stationäre Behandlung mit intravenös verabreichten Injektionen großer Mengen von Altinsulin oder auch eine Behandlung mit Cortisonpräparaten dann angezeigt.

Einem Fettgewebsschwund oder der Bildung von Fettgewebsgeschwülsten an den Injektionsstellen kann man nur durch vorbeugende Maßnahmen und richtige Spritztechnik begegnen (s. S. 105 ff.).

Unterzuckerung als häufigste Nebenwirkung

Die einzige ernsthafte Gefährdung der Patienten durch die Insulinbehandlung ist die Unterzuckerung, die Hypoglykämie, auf die wegen ihrer Bedeutung später in einem eigenen Kapitel sowie an vielen Stellen in diesem Buch eingegangen wird.

Schwer einstellbare Diabetiker sind oft »überspritzt«

Sog. schwer einstellbare Diabetiker sind häufig »überspritzt«. Diese Patienten injizieren sich aufgrund von erhöhten Blutzuckerwerten eine größere Insulinmenge, die zu einer Unterzuckerung, dann wieder zu einer Gegenregulation und damit zu einem erneuten Blutzuckeranstieg mit Harnzuckerausscheidung Anlaß gibt. Dieser »Teufelskreis« kann nur durchbrochen werden, wenn man sich zu einer Verminderung der Insulindosis entschließt.

Weniger Insulin führt dann zu besseren Blutzuckerwerten, weil keine Hypoglykämien mehr die Gegenregulationshormone Adrenalin, Glukagon usw. in die Höhe treiben und damit die exzessive Blutzuckerbildung durch die Leber (s.a. Kapitel »Hypoglykämie: Wenn der Zucker zu tief absinkt« S. 173 ff.). An diese Möglichkeit muß man immer auch in seinen Gesprächen mit dem behandelnden Arzt denken.

Keinesfalls darf man aus Furcht vor Unterzuckerungen oder weil man wegen einer Unpäßlichkeit nichts essen kann, die Insulininjektionen einfach weglassen! Diese Unterlassung ist eine der häufigsten Ursachen des diabetischen Komas. Wie man sich bei Krankheit verhält, wird ausführlich in einem eigenen Kapitel (»Der kranke Diabetiker«) besprochen.

Insulin, das nicht gespritzt werden muß?

Eine andere Frage ist, ob es gelingt, Insuline zu entwickeln, die nicht mehr gespritzt werden müssen und so die Insulinbehandlung wesentlich erleichtern können. Beim Insulin ist man ja u.a. deshalb auf das Spritzen angewiesen, weil es als Eiweiß im Magen-Darm-Bereich verdaut und großenteils unwirksam werden würde, wollte man es als Tropfen schlucken oder als Tabletten einnehmen. Eine Reihe von Versuchen mit zum Teil veränderten Insulinen als Nasen-Sprays, Inhalations-Sprays oder Zäpfchen haben zwar gewisse Fortschritte erkennen lassen, aber die Möglichkeit, genau zu dosieren, läßt noch erheblich zu wünschen übrig, ganz zu schweigen, daß die Langzeitverträglichkeit womöglich ungünstig ist und die Kosten in jedem Fall ein Vielfaches betragen, weil ein Vielfaches an Insulin eingesetzt werden muß, um die gleiche Wirksamkeit im Blut zu erreichen. Insgesamt ist man daher wohl richtig beraten, nicht zu erwarten, daß sich das Problem des Insulinspritzens auf diese Weise in den nächsten Jahren lösen läßt.

Die regelmäßige Selbstkontrolle

Selbstkontrolle ist die Chance, sich als Diabetiker selbst stark zu machen und in jeder Weise aktiv und unbeschwert zu sein. Mit der Selbstkontrolle kann man viele Dinge im Alltag selbst regeln – ich muß nur wissen, wie es geht – und ich kann auch bei meinen Arztbesuchen wesentlich fundierter eventuell notwendige grundlegende Therapieveränderungen gemeinsam festlegen.

Wer diesen Wert der Selbstkontrolle erkannt hat, wird keine Fragen mehr stellen wie:
- »Genügt es denn nicht, in mehrwöchentlichen Abständen zum Arzt zu gehen und die Diabeteseinstellung überprüfen zu lassen?«
- »Warum soll ich selbst etwas tun und den Urin auf Zucker und Azeton untersuchen oder gar den Blutzucker messen?«
- »Sollen meine selbst durchgeführten Kontrollen etwa die ärztliche Überwachung ersetzen?«

Selbstkontrolle gibt die Richtung vor

Wenn es mein Ziel ist, mich trotz Diabetes möglichst wohlzufühlen und leistungsfähig zu sein sowie Perspektiven zu haben und Folgeschäden vorzubeugen, dann brauche ich eine beständig gute Stoffwechseleinstellung mit Blutzuckerwerten nahe an oder in der Norm. »Beständig gut« heißt aber: eine möglichst täglich gute Einstellung! Die Selbstkontrolle gibt mir die tägliche Richtung vor. Das gilt eigentlich für alle Typ-1-Diabetiker und wohl auch für einen Großteil der Typ-2-Diabetiker. Und dabei ist klar, daß es um die Blutzuckerwerte geht, die nahe an der Norm oder in der Norm sein sollen.

> ❗ »Diabeteseinstellung ohne Selbstkontrolle heißt Seefahrt ohne Kompaß.«

Und wer würde sich schon im Ernst einem Schiff ohne Kompaß für eine Fahrt auf dem offenen Meer anvertrauen?

Die Selbstkontrolle des Blutzuckers

Das eigentlich revolutionär Neue in der Diabetesbehandlung im vergangenen Jahrzehnt sind die Fortschritte in den Möglichkeiten der Blutzucker-Selbstkontrolle. Sie ist die Basis für die intensivierte Insulinbehandlung, bei der ich viermal täglich meine Insulindosis dem aktuellen Blutzuckerspiegel anpasse. Sie schafft aber auch die Grundlage für alle anderen Therapieformen, bei der es um möglichst normale Blutzuckerwerte im Alltag geht. Anhand der bei den ärztlichen Kontrollen gemessenen HbA_{1c}-Werte können dann Arzt und Patient unschwer sehen, inwieweit sie diesem Ziel nahegekommen sind.

Allerdings benötige ich dazu Aufzeichnungen über meine Selbstmessungen, sonst kann ich keinen gezielten Rat erwarten. Außerdem kann ich anhand meiner Aufzeichnungen auch selbst sehen, wie meine Anpassungen geklappt haben, und für die Zukunft lernen (Beispiele s. S. 127).

Schließlich kann ich durch die Selbstkontrolle schwerwiegende Stoffwechselentgleisungen rasch erkennen und so rechtzeitig handeln bzw. behandeln lassen, daß mancher sonst notwendige Krankenhausaufenthalt vermieden wird. In diesem Sinne ist Selbstkontrolle äußerst kostengünstig.

Die Selbstkontrolle – ein Zeitproblem?
Sicher gehören die meisten Leser zu den Diabetikern, die ihre Selbstkontrolle sehr ernst nehmen und deshalb nicht durch äußere Umstände darauf verzichten wollen. Nicht selten aber hört man Argumente: »Wenn ich mehr Zeit hätte, könnte ich endlich regelmäßiger testen« oder »Da muß ich vor der Schule noch früher aufstehen« oder »Ich bin Verkäuferin und kann doch nicht einfach verschwinden, um auch noch umständlich Blutzucker zu testen. Ich bin froh, wenn ich meine Zwischenmahlzeiten pünktlich einnehmen kann.«

Diesen gewichtigen Argumenten ist heute weitgehend Rechnung getragen durch die Vereinfachung der Testmethoden. Schnell ablesbare Teststreifen ohne zusätzliche Hilfsmittel erlauben jederzeit eine aktuelle Blutzucker- oder Harnzuckerkontrolle und machen die augenblickliche Einstellung des Diabetes sichtbar. Und die kleinen und schnellen Blutzuckermeßgeräte tun noch ein übriges.

Blutzuckerselbstkontrolle ohne Meßgerät – so wird's gemacht

Der Haemo-Glukotest® 20–800 ist heute die gebräuchlichste Meßmethode ohne Gerät. Noch mag es Patienten geben, die die Nase rümpfen bei dem Gedanken, sich selbst in die Fingerkuppe oder ins Ohrläppchen stechen zu müssen. Trotzdem: Sie benötigen einen ausreichend großen Blutstropfen, den Sie über die gesamte Fläche des Blutzuckerteststreifenfeldes auftragen sollten. Um den Schmerz gering zu halten, verwenden Sie eine Injektionsnadel oder aber eine kleine Stechhilfe mit Lanzetten, von denen es heute eine ganze Reihe gibt (z.B. Soltclix II, Autoclix P, Autolancet, BD-Lancer, Glucolet, Penlet II). Die Seite der Fingerkuppe ist darüber hinaus weniger schmerzempfindlich als die Fingerkuppe selbst. Auch das Ohrläppchen erweist sich oft als ein geeigneter Ort. Der Blutstropfen muß eine ganz bestimmte Zeit (1 Minute) auf dem Teststreifen bleiben: Die Aussagekraft der Blutzuckertestung ist nämlich nur dann gewährleistet, wenn die Zeiten vom Auftragen bis zum Abwischen des Bluttropfens sowie bis zum Ablesen des Teststreifens exakt eingehalten werden. Sie ist im allgemeinen sehr gut. Nach dem Abwischen des Tropfens vergleichen Sie die Farbe Ihres Teststreifens mit der Skala auf dem Röhrchen. Das visuelle Ablesen der Farbe kann aber durch bestehende Lichtverhältnisse, z.B. Kunst- oder Tageslicht, beeinflußt werden.

Dafür steht mit dem Reflolux S ein sehr zuverlässiges Meßgerät zur Verfügung, das in puncto Genauigkeit noch immer den Standard für die Blutzuckerselbstkontrolle darstellt. Tab. 5 listet eine Reihe heute sehr gebräuchlicher, gut funktionierender Blutzucker-Meßgeräte auf.

> **Noch ein Tip für den Geübten:**
>
> Zur Not können Sie Haemo-Gluko-Teststreifen der Länge nach auseinanderschneiden nach dem Motto: aus eins mach zwei. Dies geht allerdings nicht bei Verwendung von Blutzuckermeßgeräten.

Sensor-Technik auf dem Vormarsch

Die Blutzucker-Meßgeräte haben sich vor allem in Richtung Sensor-Technik weiterentwickelt. Einige der in Tabelle 7 aufgeführten Meßgeräte arbeiten damit. Dabei wird ein elektrisches Stromsignal gemessen, der Blutstropfen muß nicht mehr in eine Meßkammer eingebracht, sondern kann außerhalb des Geräts auf den Streifen aufgebracht werden. Abwischen hat sich erübrigt. Der Patientenkomfort wird heute weitgehend

Die Selbstkontrolle des Blutzuckers

● Tab. 7: Derzeit gebräuchliche Blutzucker-Meßgeräte (Stand: Januar 1998)

Firma	Gerät
Bayer	Glucometer Elite 2000* Glucometer Dex*
Boehringer	Accutrend Alpha Accutrend Sensor* Reflolux S Accutrend DM
Lifescan	One touch Basic One touch II One touch Profile Gluco Touch
Medisense	Medisense Card Sensor* Medisense Pen Sensor* Precision* Precision-link*
Geräte für Sehbehinderte:	
Lifescan	One touch II talk
Gabriel medical	Diascan Partner
Caretech Österreich	Gluki

* = diese Geräte arbeiten auf der Basis von Sensortechnik

durch Größe des notwendigen Blutstropfens und Geschwindigkeit des Meßvorgangs bestimmt.

Die meisten Patienten gehen von einer fast 100%igen Genauigkeit aus, was allerdings so nicht zutrifft. Vielmehr ist die Meßqualität eines Geräts als gut zu beurteilen, wenn das Gros der Ergebnisse nicht mehr als 15% vom wahren (im Labor gemessenen) Wert abweicht. Viele Diabetiker arbeiten daher mit einem kleinen, schnellen Gerät untertags und einem etwas langsameren für zu Hause, das auch eine visuelle Ablesung zur Plausibilitätskontrolle ermöglicht.

Stärker Sehbehinderte oder Patienten mit Farbsehschwäche sind in jedem Fall auf Meßgeräte angewiesen. Letzteres kommt gar nicht so selten vor und kann auch mit frühen Veränderungen am Augenhintergrund durch den Diabetes zusammenhängen. Leider gibt es noch zu oft Schwierigkeiten von seiten der Krankenkassen, die Kosten zu übernehmen. Blutzuckermeßgeräte zählen zu den sog. Hilfsmitteln, für die der Versicherte die Kosten in der Regel zu tragen hat. In medizinisch tatsächlich begründbaren Fällen jedoch kann ein ärztliches Attest bei der Kostenübernahme weiterhelfen.

Die Selbstkontrolle des Harnzuckers

Die Möglichkeiten der Blutzuckerselbstkontrolle könnten Sie zur Annahme verleiten, die Harnzuckertestung sei überholt. Das ist jedoch beileibe nicht der Fall. Sie hat ihren Stellenwert bei Typ-2-Diabetikern ohne Insulinbehandlung. Allerdings geht es auch dort um das Blutzuckertesten, wenn das Therapieziel möglichst normaler Blutzucker heißt. Die Vorteile der Harnzuckertestung sind:

- sie schmerzt nicht,
- ist jederzeit durchführbar
- sie bleibt kostengünstiger.

Sie verlangt hingegen die Kenntnis Ihrer persönlichen Nierenschwelle. Wenn Ihr Blutzucker eine gewisse Höhe erreicht (normal 160 bis 180 mg/dl), finden Sie bei allen darüberliegenden Blutzuckerwerten auch Zucker im Urin (s. auch Kapitel »Was ist Diabetes?«, S. 32 ff.).

Jeder Mensch hat seine eigene Nierenschwelle, die sich im Laufe des Lebens verändern kann (auch während der Schwangerschaft) und deshalb, z.B. im Rahmen einer stationären Stoffwechselkontrolle, stets überprüft werden sollte. Je höher die Blutzuckerwerte über diese Nierenschwelle ansteigen, um so schlechter werden die Harnzuckertestungen ausfallen. Aussagen über Unterzuckerungen kann man mit Harnzuckertestungen aber nicht machen.

Harnzuckerbestimmung mit Teststreifen – so wird's gemacht

- Halten Sie den Teststreifen kurz in den Urinstrahl oder in den im Meßbecher aufgefangenen Urin,
- warten Sie kurz ab (2 Minuten) und
- vergleichen Sie die Farbe des Teststreifens mit der mitgelieferten Skala.

Eine eventuelle Verfärbung zeigt an, ob kein, etwas (bis 0,5 Prozent) oder viel Zucker im Urin ausgeschieden wurde.

Die gängigen Teststreifen sind z.B. Glukotest, Clinistix oder Diastix. Überdies steht mit Diabur-Test 5000 ein Teststreifen zur Verfügung, der mittels zweier verschieden empfindlicher Testfelder gleichermaßen für die Abschätzung niedriger wie hoher Harnzuckerwerte geeignet ist. Harnzuckerwerte bis 5 Prozent können bei Einhalten einer Reaktionszeit von 2 Minuten recht zuverlässig bestimmt werden.

Azetonbestimmung im Urin

Die Azetonbestimmung im Urin ist in bestimmten Situationen notwendig. Azeton soll getestet werden bei mehrfachen Blutzuckerwerten über 250 mg/dl sowie bei höherer Harnzuckerausscheidung (2 Prozent und darüber), bei Komawarnzeichen (s. S.157 ff.) und bei Krankheit (s. Kapitel »Der kranke Diabetiker«). Ganz speziell gilt das Gebot zum Azetontesten auch für Patienten mit Insulinpumpen. Hohe Blutzuckerwerte bzw. hohe Harnzucker- und gleichzeitig starke Azetonausscheidung können auf ein drohendes diabetisches Koma hinweisen. Es ist umgehend Kontakt mit dem behandelnden Arzt aufzunehmen!

Wie bereits ausgeführt, ist Azeton ein Hinweis für exzessive Fettverbrennung. Es fällt z.B. auch an, wenn ein Nichtdiabetiker fastet. Auch beim Diabetiker kann es auf »Hungern« hinweisen oder auf eine vorherige Unterzuckerung; meist erscheint dabei aber kein oder nur wenig Zucker im Urin. Nur die Konstellation hoher Blutzucker bzw. Harnzucker (2 Prozent und mehr) sowie gleichzeitig viel Azeton deutet auf die drohende Stoffwechselentgleisung nach »oben« (viel zu wenig Insulin im Körper) hin. Da in vielen Fällen die Ursache der Stoffwechselverschlechterung ebenfalls bekämpft werden muß (z.B. Blasenentzündung), muß der Arzt um so dringender aufgesucht werden. Typ-1-Diabetiker müssen aber auf jeden Fall die richtigen Therapiemaßnahmen im Notfall kennen (s. Kapitel »Der kranke Diabetiker«).

■ Die regelmäßige Selbstkontrolle

Wann und wie oft den Blut- und Harnzucker testen?

Die Frage wer wann was wie oft testen soll, hängt von der Art Ihres Diabetes, von der Therapie sowie von der individuellen Zielsetzung Ihrer Behandlung ab.

- **Insulinspritzende Diabetiker** sollten vor jeder Spritze (z.T. auch vor dem Schlafengehen), d.h. 2 bis 4 mal pro Tag, ihren Blutzucker testen.
- **Patienten ohne Insulinbehandlung** sollten 1 bis 2 Stunden nach dem Frühstück (bzw. nach den Hauptmahlzeiten) Blutzucker bzw. Harnzucker messen.
- **Typ-2-Diabetikern mit einer Kombinationsbehandlung** Sulfonylharnstoff/ Insulin ist die Blutzuckermessung vor der Spritze und die Harnzuckertestung eine Stunde nach dem Frühstück anzuraten.

Nach dem Frühstück erreichen die Blutzuckerwerte meist ihren »Höchststand« im Verlauf des Tages, wenn man von Diätfehlern absieht. Solange Harnzucker ausgeschieden wird, soll man täglich testen, bei Harnzuckerfreiheit genügen 2 bis 3 Tests pro Woche. Natürlich heißt das Behandlungsziel auch hier: Kein Zucker im Urin eine Stunde nach dem Frühstück und möglichst normaler Nüchternblutzucker um die 100 mg%.

Über Einzelheiten sollten Sie sich mit Ihrem behandelnden Arzt abstimmen. Tab. 5 gibt einen kleinen Überblick getrennt nach Typ-1- und Typ-2-Diabetes.

Müssen sowohl Typ-1- als auch Typ-2-Diabetiker Blutzucker messen?

Zweifellos ist bei vielen Typ-2-Diabetikern eine Blutzuckerselbstkontrolle nicht unbedingt notwendig. Allerdings sollten »biologisch junge« Typ-2-Diabetiker mit Diabetesbeginn zumindest vor dem 60. Lebensjahr nicht nur das Ziel »Harnzuckerfreiheit nach dem Frühstück«, sondern möglichst normale Blutzuckerwerte rund um die Uhr erreichen. Dies läßt sich aber bei einer Nierenschwelle von 180 bis 200 mg% oder höher auch bei Harnzuckerfreiheit anhand von Harnzuckermessungen nicht beurteilen. Diese Patienten, aber auch ältere Typ-2-Patienten mit extrem hoher Nierenschwelle, müssen ihren Blutzucker 1 Stunde nach dem Frühstück 2- bis 3mal wöchentlich messen. Ansonsten haben sich vor allem die Typ-1-Diabetiker, aber auch insulinspritzende Typ-2-Diabetiker auf dem Ge-

Wann und wie oft den Blut- und Harnzucker testen?

a Schema der Selbstkontrolle des Typ-1-Diabetikers.

Behandlung:	was testen?	wann testen?	wie oft testen?
mit Insulin und Diabetes-Kost	Tägliche Selbstkontrolle		
	Blutzucker	vor jeder Injektion (bzw. vor jeder Hauptmahlzeit) und vor dem zu Bett gehen	mindestens 4 x täglich
	In besonderen Situationen*		häufiger
	Blutzucker	bei Krankheit, Fieber bei Muskelarbeit bei Unterzuckeranzeichen	alle 2–3 Std. vor, während, danach
	Azeton	mehrere Testergebnisse BZ ≥ 250 mg/dl	alle 2–3 Std. bis Azetonfreiheit
		sowie bei Krankheit, Fieber bei Komawarnzeichen	s. Entgleisung

* Zusätzliche Messungen sind auf Reisen, bei Zeitverschiebung, vor jeder Autofahrt, bei geändertem Tagesrhythmus, im Urlaub sowie in der Schwangerschaft erforderlich.

b Schema der Selbstkontrolle je nach dem Ziel der Einstellung für Typ-2-Diabetiker.

Behandlung:	was testen?*	wann testen?	wie oft testen?
mit Diabetes-Kost	Regelmäßige Selbstkontrolle		
	Harnzucker/ Blutzucker	1 – 2 Stunden nach dem Frühstück	täglich, mindestens 2 – 3 x pro Woche
mit Diabetes-Kost und BZ-senkenden Tabletten	Harnzucker/ Blutzucker	1 – 2 Stunden nach dem Frühstück	täglich, mindestens 2 –3 x pro Woche
mit Diabetes- Kost und BZ-senkenden Tabletten plus Insulin	Blutzucker/ Harnzucker	vor der Spritze sowie 1 – 2 Stunden nach dem Frühstück	täglich
mit Diabetes-Kost und Insulin	Blutzucker	vor jeder Injektion	täglich
	In besonderen Situationen (wie für Typ-1-Diabetiker)		

* Hängt vom Ziel der Einstellung ab. Patienten mit möglichst normalen Blutzuckerwerten → Blutzucker. Patienten, die harnzuckerfrei sein sollen → Harnzucker. Insulinspritzende Patienten sollten nach Möglichkeit Blutzucker messen.

biet der Blutzuckerselbstmessung zu bewähren. Bei den Typ-1-Diabetikern ist das eigentlich für alle Patienten ein Muß!

Blutzuckermessung zum Feststellen von Unterzucker

Möchten Sie Unterzuckerreaktionen nachweisen, weil Sie niemals wissen, ob Ihr Hungergefühl vor dem Mittagessen mit einem niedrigen Blutzucker zusammenhängt, sind Sie auf einen Blutzuckertest angewiesen. Hier sind Harnzuckerselbstkontrollen nutzlos, weil sämtliche Harnzuckertestungen bei Blutzuckerwerten unter Ihrer Nierenschwelle (z.B. 140 mg/dl ebenso wie 50 mg/dl) negativ bleiben. Natürlich müssen aus den Selbstkontrollen entsprechende Konsequenzen gezogen werden (siehe die Kapitel für Typ-1- und Typ-2-Diabetiker im Anschluß an dieses Kapitel!). Wenn man nur schlechte Werte mißt, aber überhaupt nicht willens oder in der Lage ist, etwas zu ändern, ist jegliche Form der Selbstkontrolle zu teuer. Dann genügen auch die ärztlichen Kontrollen allein. Mitkontrolle bedeutet auch Mitverantwortung bei der Stoffwechselführung.

So führen Sie Ihr »Diabetiker-Tagebuch«

Wie bereits angeklungen, ist es vorteilhaft, alle Selbstmessungen in einem kleinen Protokollbuch (»Diabetiker-Tagebuch«, s. Beispiele auf S. 127 festzuhalten. »Nur messen kann man vergessen«, weil man sich meist selbst schon am nächsten Tag nicht mehr genau daran erinnern kann. Wie soll man denn ohne Protokollbuch die Ergebnisse mit dem Arzt besprechen? Ohne Protokollbuch kann man eigentlich auch schlecht den Arzt um Verordnung von Teststreifen für die Selbstkontrolle bitten. Am besten kann Sie Ihr Arzt beraten, wenn Sie neben Körpergewicht, Harnzucker- und Blutzuckermeßergebnissen und Diätveränderungen von der Rubrik »Bemerkungen« in Ihrem Tagebuch häufig Gebrauch machen. Alles, was von Ihrem »Alltagsleben« abweicht, können Sie niederschreiben: Unterzuckerungen mit Uhrzeit, zusätzlich gegessene BEs, Diätfehler, Feten, Fahrradtour, Schwimmen, Ärger, Fensterputz, Insulin daneben gespritzt, Streß, keine Zwischenmahlzeit, um nur einige Beispiele zu nennen, die viele schlechte wie auch gute Blut- und Harnzuckerwerte erklären können.

Wann und wie oft den Blut- und Harnzucker testen?

Dat.	Gewicht: in kg	Harnzucker: gemessen 2 Stunden nach den Mahlzeiten			Tabletten: Sulfonyl-Harnstoffe *Amaryl 2mg*	Bemerkungen: z.B. Erkrankungen, Unterzucker, körperliche Bewegung
		morgens	mittags	abends		
Mo 1.10.		0%		0%	1–0–0	
Di 2.10	64				1–0–0	
Mi 3.10		0,25%	0%		1–0–0	
Do 4.10.		0%	0%		1–0–0	*Rad gefahren "Hypo" 2 BE gegessen! 15.00 BZ 50 mg 2 BE*
Fr 5.10	64	0%		0,1%	1–0–0	
Sa 6.10.		0%			1–0–0	
So 7.10						
HbA$_{1c}$ %			Datum:			

Dat.	Insulin: Normalinsulin ☐ Verzögerungs-insulin ▨				Harnzucker:				Blutzucker:				Bemerkungen: z.B. Unterzucker, Ketonurie, Körpergewicht
	morgens	mittags	abends		morgens	mittags	abends	spät	morgens	mittags	abends	spät	
Mo 1.10.	12	8	6	8 10					110	110	120	140	
Di 2.10	12	8	6	8 10					120	120	110	130	*Hypo 9.00 + 2 BE*
Mi 3.10	12	8	6	8 10					110	110	140	120	*Hypo 9.00 BZ 50 mg + 2 BE*
Do 4.10.	10	8	6	8 10					120	120	110	130	
Fr 5.10													
Sa 6.10.													
So 7.10													
HbA$_{1c}$ %					Datum:							(alle 1 – 2 Monate)	

»Diabetiker-Tagebücher«: Beispiele, wie Sie die Selbstkontrolle protokollieren.
a Typ-2-Diabetes mit Tablettenbehandlung.
b Typ-1-Diabetes mit intensivierter Insulinbehandlung.

Die intensivierte Insulintherapie des Typ-1-Diabetikers

Die intensivierte Insulintherapie mit herkömmlichen Insulinspritzen oder mit Insulinpumpen ist heute die Behandlung der Wahl für Menschen mit Typ-1-Diabetes. Sie orientiert sich am Verhalten des Insulinspiegels bei Gesunden:

Die Bauchspeicheldrüse des Nicht-Diabetikers gibt ständig eine gewisse »basale« Menge Insulin in das Blut ab, auch im Nüchternzustand und während der Nacht (Basalinsulin). Werden Kohlenhydrate zugeführt, dann steigt der Blutzucker an, und die Bauchspeicheldrüse schüttet entsprechend mehr Insulin aus (Mahlzeiteninsulin).

Die nachfolgende Abbildung zeigt die Insulinspiegel im Blut bei einem Nichtdiabetiker, der tagsüber drei kohlenhydrathaltige Mahlzeiten gegessen hat.

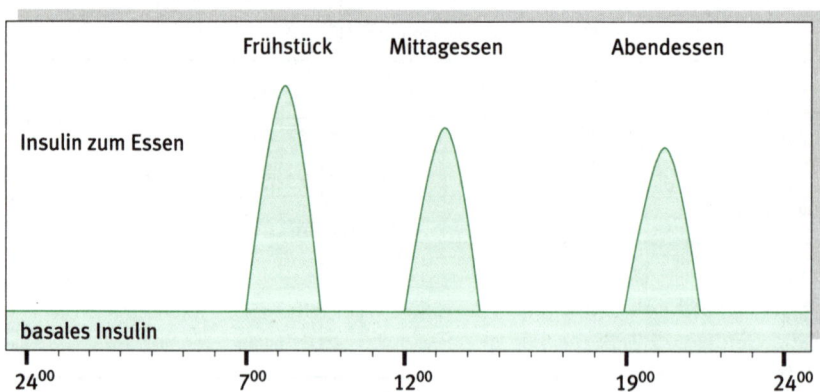

Insulinspiegel im Blut bei einem Nichtdiabetiker.

Ziel der intensivierten Insulintherapie ist es, die soeben geschilderte Normalsituation beim Diabetiker möglichst nachzuahmen. Dafür gibt es die folgenden Möglichkeiten:

Die intensivierte Insulintherapie mit Insulinpumpe

Die Insulinpumpe gibt kontinuierlich über 24 Stunden eine bestimmte Menge an Normalinsulin ab. Damit wird die basale Insulinausschüttung (Basalrate) nachgeahmt. Die Höhe dieser Basalrate wird individuell ermittelt (etwa 40 bis 50 Prozent des gesamten Insulinbedarfs). Jeweils zu den Mahlzeiten wird zusätzliches Normalinsulin (Zusatzrate) abgerufen. Die Höhe der Zusatzrate richtet sich nach der Menge der Kohlenhydrate sowie nach dem aktuell gemessenen Blutzuckerwert und einer eventuell geplanten körperlichen Aktivität. Dieses Therapieschema ermöglicht große Flexibilität hinsichtlich der Essenszeiten sowie der jeweils zugeführten Kohlenhydratmenge.

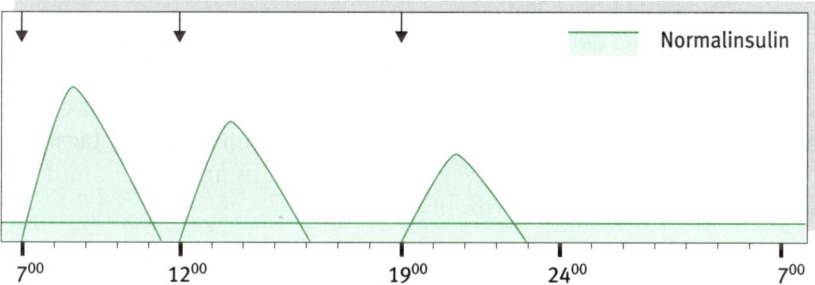

Spritzschema bei intensivierter Insulintherapie bei Anwendung einer Insulinpumpe: Auf die Basalrate wird jeweils zu den Mahlzeiten zusätzliches Normalinsulin gespritzt, hier durch Pfeile gekennzeichnet.

Die intensivierte Insulintherapie mit Spritzen

Diese Behandlung kommt einer Insulinpumpentherapie weitgehend nahe. (Nicht wenige Patienten wechseln auch in Abständen zwischen einer Insulinpumpenbehandlung und einer intensivierten Insulinbehandlung mit Spritzen hin und her.) Es gibt zwei Möglichkeiten:

- Als basalwirkendes Insulin wird morgens und vor dem Schlafengehen eine kleine Menge an Verzögerungsinsulin gespritzt und jeweils vor den Hauptmahlzeiten Normalinsulin.

Hierbei wird je nach Nahrungsaufnahme und aktuellem Blutzuckerwert die Dosierung des Normalinsulins vorgenommen. Der Zeitpunkt und die

Die intensivierte Insulintherapie des Typ-1-Diabetikers

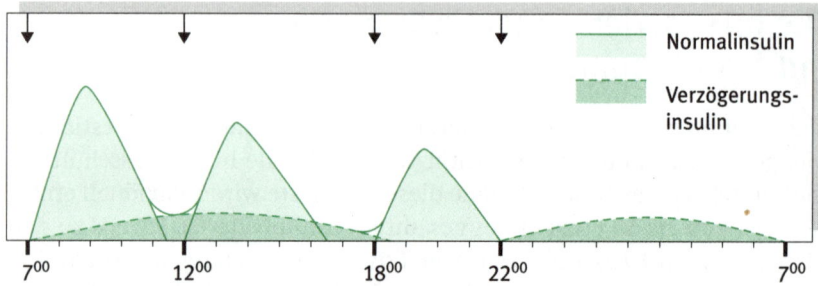

Spitzschema bei intensivierter Insulintherapie bei Anwendung von Spritze oder Pen: Vor den Hauptmahlzeiten wird jeweils Normalinsulin gespritzt, hier durch Pfeile gekennzeichnet, während morgens und vor dem Schlafengehen Verzögerungsinsulin als Basalinsulin gespritzt wird.

Zusammensetzung der Mahlzeiten kann damit variabel gestaltet werden. Aufgabe des Basal-(Verzögerungs-)Insulins vor dem Schlafengehen ist es, den Blutzucker über Nacht (im normalen Bereich) zu halten. Das morgendliche Verzögerungsinsulin soll die basale Insulinwirkung tagsüber gewährleisten. Der Anteil des Verzögerungsinsulins an der Gesamtdosis sollte etwas weniger als 50 Prozent betragen.

- Als basalwirkendes Insulin wird morgens, mittags und vor dem Schlafengehen eine kleine Menge an Verzögerungsinsulin gegeben und jeweils vor den Hauptmahlzeiten Normalinsulin:

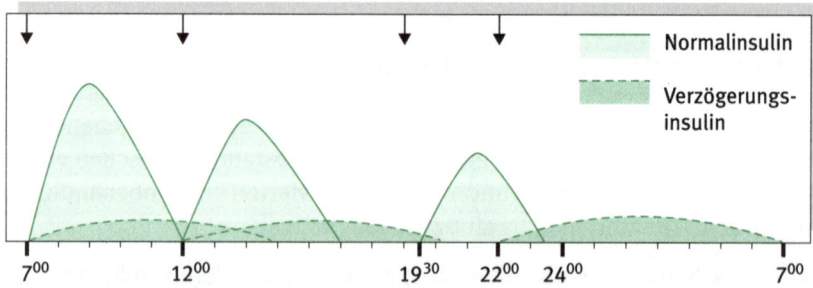

Spitzschema bei intensivierter Insulintherapie bei Anwendung von Spritze oder Pen: Vor den Hauptmahlzeiten wird jeweils Normalinsulin gespritzt, hier durch Pfeile gekennzeichnet, während als Basalinsulin Verzögerungsinsulin morgens, mittags und vor dem Schlafengehen gespritzt wird.

Diese Therapie unterscheidet sich von der oben genannten Therapie hinsichtlich einer dritten Gabe von Verzögerungsinsulin vor dem Mittagessen. Diese Maßnahme ist vor allem für Patienten nützlich, bei denen die Zeitspanne zwischen Mittag- und Abendessen besonders groß ist (d.h. länger als 5 bis 6 Stunden) oder bei denen sonst am späten Nachmittag der Blutzucker zu hoch ansteigt. Damit läßt sich auch die basale Insulinwirkung tagsüber gleichmäßiger verteilen.

Die Vorteile der intensivierten Insulintherapie

Die intensivierte Insulintherapie mit Spritzen, aber auch mit der Insulinpumpe bietet große Vorteile. Die wichtigsten sind:

- Die Essenszeiten und die Essensmenge können (in Grenzen) variabel gestaltet werden.
- Zwischenmahlzeiten können entfallen.
- Der Tagesablauf kann an unterschiedliche Bedürfnisse flexibel angepaßt werden, z.B. Wochenende, Reisen, Urlaub, Sport etc.
- Die Einstellungsergebnisse (HbA_{1c}-Werte) sind deutlich besser als mit konservativer Insulintherapie (z.B. mit 2 Spritzen).
- Folgeschäden kann wirksam vorgebeugt und begegnet werden.

An verschiedene Voraussetzungen geknüpft

Die erfolgreiche Durchführung der intensivierten Insulintherapie ist an verschiedene Voraussetzungen geknüpft. Ich muß bereit und in der Lage sein, viermal täglich Blutzucker zu testen, viermal täglich Insulin zu spritzen und anzupassen sowie dabei vom Konzept her Basisinsulin, Mahlzeiteninsulin und Korrekturinsulin (zur Normalisierung der Blutzuckerwerte) voneinander zu unterscheiden. Natürlich geht das nur nach einer entsprechend strukturierten Therapieschulung.

Insulin an die BE anpassen

Das Mahlzeiteninsulin wird am einfachsten mit Hilfe von BE-Faktoren errechnet, d.h. pro BE (= geschätzte 10 bis 12 g Kohlenhydrate) wird eine bestimmte Menge Insulin gespritzt, damit der Blutzucker bis zur nächsten Hauptmahlzeit wieder im angestrebten Bereich liegt. Diese BE-Faktoren müssen bei der Einstellung erprobt und auch später immer wieder überprüft werden. Sie sind im Tagesverlauf durchaus unterschiedlich (weil sich die Insulinempfindlichkeit im Tagesverlauf ändert) und können auch von Patient zu Patient sehr unterschiedlich sein.

Wieviel Insulin pro BE?
Gängige BE-Faktoren (bei einem normalen Tagesinsulinbedarf von 40 bis 50 Einheiten) sind
2 E Normalinsulin pro BE zum Frühstück
1 E Normalinsulin pro BE zum Mittagessen
1,5 E Normalinsulin pro BE zum Abendessen

Bei niedrigem Tagesinsulinbedarf können die BE-Faktoren auch nur 1 E pro BE zum Frühstück, 0,5 E zum Mittagessen und 0,75 zum Abendessen ausmachen. Bei anderen Patienten sind die BE-Faktoren zu allen Mahlzeiten gleich. (Bezüglich Berechnen von Zwischenmahlzeiten s. S. 135)

Welche Insuline werden in der intensivierten Insulintherapie eingesetzt?

Für das Mahlzeiteninsulin geeignete Insuline sind:
- alle Normal-(Alt-)Insuline
- das sehr kurz wirkende Humalog.

Als Korrekturinsulin werden verwendet:
- Normalinsulin bzw.
- Humalog

Als Basalinsulin können eingesetzt werden:
- alle NPH-Insuline
- zinkverzögerte Insuline, speziell Semilente (mit Abstrichen aber auch Monotard, Ultratard, bzw. Huminsulin Long und Huminsulin Ultralong).

Bezüglich der Wirkprofile, Mischbarkeit usw. sei auf Tab. 5, S. 98 und das Kapitel »Das Wundermittel Insulin« ab S. 93 verwiesen.

Wie hoch soll der Blutzucker vor der Spritze sein?

Wie schon angeklungen, soll der Blutzucker vor den einzelnen Insulinspritzen in einem bestimmten Bereich liegen. Im Regelfall wird dieser Bereich mit einem Blutzucker von 100 bis 120 mg% vorgegeben. Beim Dawn-Phänomen (d.h. steigt der Blutzucker in den frühen Morgenstunden deutlich an, ist aber in der ersten Nachthälfte in Ordnung) wird der Bereich für den Nüchternblutzucker auf 100 bis 150 mg% erweitert. Ebenso wird für den Zeitpunkt vor dem zu Bett gehen ein Blutzuckerbereich von 100 bis 150 mg% angestrebt. Nachts um 2 Uhr – wenn denn zu diesem Zeitpunkt gemessen wird, z.B. in der Einstellungsphase oder bei Problemen – sollte der Blutzucker über 80 mg%, aber unter 150 mg% liegen.

Abgesehen vom Sonderfall während der Schwangerschaft wird bei der intensivierten Insulintherapie auf die Messung von Blutzuckerwerten nach dem Essen kein besonderer Wert gelegt. (Bei normaler Einstellung liegen die Werte zu diesem Zeitpunkt zwischen 140 und 180 mg%.) Während der Schwangerschaft ändern sich die Blutzuckerzielbereiche.

Blutzuckerziele während der Schwangerschaft
- unter 90 mg% vor dem Spritzen (bzw. vor den Hauptmahlzeiten)
- unter 120 mg% nach den Hauptmahlzeiten
- unter 100 mg% vor dem zu Bett gehen
- (unter 70 mg% um 2 Uhr nachts)

Für Patienten mit Problemen bei einer zu »scharfen« Diabeteseinstellung (z.B. bei häufigen Hypoglykämien, Hypoglykämie-Wahrnehmungsstörungen, fortgeschrittenen Veränderungen am Augenhintergrund oder bei Durchblutungsstörungen am Herzen) müssen die Blutzuckerzielbereiche nach oben angehoben werden, und zwar wie im folgenden Kasten zusammengestellt

Blutzuckerziele bei »problematischen Diabetikern«
- 100 bis 150 mg% vor dem Spritzen
- 140 bis 180 mg% vor dem Schlafengehen
- über 100 mg% um 2 Uhr nachts
- evtl. 100 bis 180 mg% morgens nüchtern bei ausgeprägterem Dawn-Phänomen

■ **Die intensivierte Insulintherapie des Typ-1-Diabetikers** ■■■■■■■■■■■■

Natürlich können das alles nur allgemeine Leitlinien sein. Für den Einzelfall entscheidend sind fundierte Absprachen zwischen Patient und Arzt.

Regeln für die Korrekturdosis

Entscheidend für das Gelingen einer intensivierten Insulintherapie sind funktionierende Regeln für das Korrigieren mit Normalinsulin bzw. Humalog, wenn der Blutzuckerzielbereich vor der Spritze verfehlt wird. Vom Konzept her wird angestrebt, so viel mehr oder weniger Normalinsulin (bzw. Humalog) zu spritzen, daß der Blutzucker vor der nächsten Spritze (besser: 2 Stunden nach der Humaloginjektion bzw. 4 Stunden nach der Normalinsulinspritze) wieder im gewünschten Bereich liegt. Dazu ordnet man einer Einheit Korrekturinsulin eine bestimmte blutzuckersenkende Wirkung zu, den Korrektur-Faktor, z.B.

◆ **1 E Normalinsulin senkt den Blutzucker um 40 mg%.**

Diese Angabe kann individuell durchaus zwischen 20 und 60 mg% schwanken und muß bei der Einstellung und auch später immer wieder festgelegt werden. Dafür ist es hilfreich, wenn im Selbstkontrollheft die Dosis für das Mahlzeiteninsulin und das Korrekturinsulin getrennt aufgeführt wird.

◆ **Beispiel: 6 + 2 E Normalinsulin, d.h. 6 E für 3 BE plus 2 E zur Korrektur.**

Wichtig ist natürlich auch, ab welchem Schwellenwert der Blutzucker korrigiert werden soll. Reagiert man zu schnell, können Unterzucker mit nachfolgenden Blutzuckeranstiegen die Folge sein, mit dem Endergebnis einer instabilen Stoffwechsellage. Auch dieser Schwellenwert muß besprochen werden, z.B. tagsüber Korrekturschwelle von 160 mg% mit einem Korrekturfaktor von 40, d.h. ab einem Blutzuckerwert von 160 mg% wird 1E Korrekturinsulin fällig, ab 200 mg% 2 E etc.

Für Korrekturen vor dem zu Bett gehen sollte man die Schwelle und den Korrekturfaktor höher legen, z.B. auf 180 mg% Blutzucker und einen Korrekturfaktor von 60.

Schnelle BEs bei Blutzucker unter dem Zielbereich

Ebenso wichtig ist das richtige Handeln, wenn der Blutzuckerzielbereich unterschritten wird. Bei Blutzuckerwerten unter 80 mg% muß erst 1 schnelle BE gegessen, dann das normale Mahlzeiteninsulin gespritzt und sofort gegessen werden. Manchmal wird auch Insulinspritzen nach dem Essen empfohlen, speziell wenn Humalog gespritzt wird. Besteht eine Hypoglykämie, muß erst die Hypoglykämie beseitigt (2 schnelle BE) und dann gespritzt und gegessen werden bzw. umgekehrt (s.o.). Für manche Patienten empfiehlt sich auch eine negative Insulinkorrekturdosis von 1 E bei einem Blutzucker zwischen 80 und 100 mg%, bzw. 2 E bei einem Blutzucker unter 80 mg%, d.h. es wird eine entsprechende Insulinmenge vom Mahlzeiteninsulin abgezogen; z.B. 6 minus 1 E Normalinsulin ist gleich 6 E für 3 BE minus 1 E zur Korrektur, also tatsächlich 5 E.

Testen der Menge an Basalinsulin

Die Basalinsulinmenge beträgt ca. 40 bis 50% der Insulintagesdosis und wird bei der Einstellung festgelegt. Meist wird eine in etwa gleich große Dosis morgens und vor dem Schlafengehen gespritzt. Zum Teil muß das Tagesbasalinsulin auch morgens und mittags gespritzt werden, z.B. wenn der Abstand zwischen Mittagessen und Abendessen mehr als 5 Stunden beträgt und ganz besonders, wenn Humalog als Mahlzeiteninsulin verwendet wird. Hier gibt es viele individuelle Lösungsmöglichkeiten.

Ob die Basalinsulinmenge z.B. morgens (noch) stimmt, kann man durch einen Fastenversuch testen. Man geht so vor, daß morgens nur die Basalinsulinmenge gespritzt wird und keine Mahlzeiten und damit auch kein Mahlzeiteninsulin bis mittags zugeführt werden. Die richtige Basalinsulinmenge müßte dann den Blutzucker vom gewünschten Bereich morgens bis zum gewünschten Bereich mittags halten. Gegebenenfalls kann dann eine neue Basalinsulinmenge angepaßt werden.

Semilente-Insulin ist ein zinkverzögertes Insulin, das eine deutliche Wirkung erst zwischen 4 bis 8 Stunden nach Injektion aufweist. Es kann als alternatives Basalinsulin vor dem Schlafengehen bei Patienten mit Dawn-Phänomen in Frage kommen, weil es eine stärkere Insulinwirkung in der zweiten Nachthälfte bzw. am frühen Morgen entfaltet. Einzelheiten müssen auf jeden Fall mit dem Arzt besprochen werden.

Zwischenmahlzeiten

Zwischenmahlzeiten müssen nicht, können aber bei intensivierter Insulintherapie gegessen werden. Zur Berechnung des Mahlzeiteninsulins geht man so vor, daß die Kohlenhydratmenge derjenigen der vorangehenden Hauptmahlzeit zugerechnet und per BE-Faktor die Gesamtinsulinmenge für Haupt- und Zwischenmahlzeit vor der Hauptmahlzeit bestimmt und gespritzt wird. Wird Normalinsulin verwendet, muß die Zwischenmahlzeit innerhalb von 3 Stunden nach der Spritze gegessen werden, bei Humalog innerhalb von eineinhalb Stunden. Wird unter Humalog eine Zwischenmahlzeit mit längerem Abstand zur Hauptmahlzeit gewünscht, muß dafür eine getrennte Berechnung mit einer zusätzlichen Spritze für das Zwischenmahlzeitinsulin erfolgen.

Der Spritz-Eß-Abstand

Möchte man möglichst gute Blutzuckerwerte nach dem Essen erreichen, sollte man einen Spritz-Eß-Abstand zwischen Mahlzeiteninsulin und Mahlzeit einhalten. Angaben dafür bezüglich Normalinsulin wurden bereits im Kapitel »Das Wundermittel Insulin«, s. S. 93 ff., gemacht. Im allgemeinen kann bei Verwendung von Humalog ein Spritz-Eß-Abstand entfallen. Bei Korrektur eines Ausgangsblutzuckers von über 200 mg% ist jedoch ein Spritz-Eß-Abstand von 10 bis 15 Minuten sinnvoll. Umgekehrt sollte man nach Korrektur von zu niedrigen Blutzuckerwerten vor einer Mahlzeit das Mahlzeiten-Humalog erst nach dem Essen spritzen.

Humalog wird auch gerne benutzt, um bei besonderen Gelegenheiten etwas mehr Kohlenhydrate auf einmal zu essen. Dafür ist es empfehlenswert, unmittelbar vor Beginn des Essens die Gesamtkohlenhydratmenge der Mahlzeit zu bestimmen und dann die Hälfte des notwendigen Mahlzeiten-Humalog am Anfang, die andere Hälfte am Ende zu spritzen. Würde man die gesamte Humalog-Menge zu Beginn spritzen, würde die maximale Humalog-Wirkung bereits zu einem Zeitpunkt einsetzen, bei dem ein größerer Teil der Kohlenhydrate noch nicht aus dem Darm ins Blut gelangt ist – eine Hypoglykämie wäre die Folge.

Die Spätmahlzeit

Spätmahlzeiten sind bei intensivierter Insulintherapie nicht notwendig und müssen – falls sie gewünscht sind – nach den obigen Regeln für Zwischenmahlzeiten mit dem Mahlzeiteninsulin zum Abendessen abgedeckt werden. Das heißt: Sie müssen spätestens 3 Stunden nach Normalinsulin und 1 ½ Stunden nach Humalog verzehrt werden. Unabhängig davon sollten Blutzuckerwerte unter 100 mg% vor dem Schlafengehen durch langsam wirksame BE (z.B. Wurstbrot oder normale Schokolade, kein Saft oder Obst) entsprechend angehoben werden. (Für tatsächliche Hypoglykämien gelten natürlich die Regeln zur Behandlung einer Unterzuckerung.)

Manche Patienten haben das Problem, daß sie bei Verwendung einer NPH-Insulindosis vor dem Schlafengehen, die zum Erreichen des gewünschten Nüchternblutzuckers notwendig ist, relativ leicht zwischen 2 und 3 Uhr nachts in eine Hypoglykämie geraten. Auch diese Patienten sollten vor dem zu Bett gehen 1 bis 2 langsam wirkende BE (Schokolade, Wurstbrot, keine schnellen BE) zu sich nehmen. (Ansonsten bleibt nur der schon angesprochene Versuch, auf Semilente umzusteigen.)

Intensivierte Insulintherapie auch bei Typ-1-Patienten mit Kurzzeitdiabetes

Eine intensivierte Insulinbehandlung ist eigentlich für alle Typ-1-Diabetiker die richtige Therapie, auch für Patienten, die noch nicht lange Diabetiker sind. So verständlich gerade bei diesen Patienten der Wunsch ist, mit möglichst wenig Insulin und Spritzen hinzukommen, und sich ja auch oft in den ersten Monaten nach Therapiebeginn die sog. Remissionsphase mit drastisch sinkendem Insulinbedarf einstellt, ist dennoch zumindest eine »Mini-intensivierte-Insulintherapie« (»Mini-ICT«) aus medizinischen Gründen empfehlenswert. Wie Sie noch lesen werden (Kapitel »Hoffnungen auf neue Möglichkeiten bei der Behandlung«), beeinflußt selbst bei Prä-Typ-1-Diabetes (also Noch-nicht-Diabetes) eine Insulintherapie den Autoimmunprozeß günstig, der dem Typ-1-Diabetes zugrunde liegt. Es ist von Vorteil, die noch vorhandene Insulinproduktion möglichst lange zu erhalten, weil damit die Diabeteseinstellung wesentlich stabiler ist. Oft braucht man für eine solche Mini-ICT kein Basalinsulin, wenigstens nicht tagsüber, und 1 bis 3 U Normalinsulin vor den Hauptmahlzeiten ergeben eine perfekte Blutzuckereinstellung mit HbA_{1c}-Werten im Normbereich (unter 6 % HbA_{1c}). HbA_{1c}-Werte im Normbereich sind heute in der Tat das realistische Therapieziel für alle Typ-1-Diabetiker während der ersten ein bis zwei Diabetesjahre. Auch kann man im Rahmen einer Mini-ICT sofort die Insulindosen steigern, wenn der Insulinbedarf nach oben geht.

> **Unbedingt beachten**
>
> ## Alle Regeln sind auch für Behandlung mit Insulinpumpen gültig
>
> Die in diesem Kapitel gegebenen Regeln für Mahlzeiten- und Korrektur-Insulin etc. gelten auch für die Behandlung mit Insulinpumpen. (Spezielle) Normalinsuline, z.B. H-Tronin, oder Humalog Insulin sind auch die in den Pumpen verwendeten Insuline. Für die basale Insulinversorgung (Basalinsulin) eignen sich die programmierbaren Pumpen ganz besonders: Sie ermöglichen sehr individuelle Basalinsulinprofile. Aus diesen Gründen ist eine Pumpenbehandlung die Form von intensivierter Insulintherapie, welche die größte Flexibilität in der Lebensführung und die besten Behandlungschancen bei ausgeprägtem Dawn-Phänomen ergibt. Ein eigenes Kapitel gibt über Insulinpumpen in diesem Buch Auskunft (s. S. 162 ff.).

Beliebig viel BE essen?

Um nicht mißverstanden zu werden. Nach wie vor ist es einfacher, gute HbA_{1c}-Werte zu erreichen, wenn man täglich nach einem geregelten, festgelegten Ernährungsplan vorgeht. Das war auch in der schon mehrfach erwähnten amerikanischen DCCT-Studie so. Aber es ist mit intensivierter Insulintherapie möglich, die verschiedensten Grenzsituationen auszutesten und immer wieder neue Dinge auszuprobieren. Das macht schließlich einen Gutteil der Lebensqualität und -freude aus.

Kann ich denn beliebig viel BE essen, wenn ich nur die Regeln für Mahlzeiten- und Korrekturinsulin beachte? Die Antwort ist: in Grenzen, ja! Allerdings sollte man berücksichtigen, daß bei BE-Mengen über 10 relativ hohe Insulinmengen zusammenkommen können und dann die Synchronisation zwischen Insulinwirkung und Kohlenhydrataufnahme im Blut nicht mehr so ganz stimmt. Größere Insulinmengen wirken auch länger als kleinere. Bei solchen Gelegenheiten sollte man daher den BE-Faktor um ca. 20 Prozent absenken. Unter Umständen muß man ca. 2 Stunden nach einer größeren Dosis Mahlzeiteninsulin noch 1 bis 2 BE nachessen. Daß man bei Humalog die Insulindosis besser aufteilt, wurde schon besprochen.

Anpassung bei Sport und körperlicher Aktivität

Intensivierte Insulintherapie erlaubt ganz klar auch Sportlerfreuden und andere Unternehmungen, bei denen körperliche Aktivität gefordert ist. Darüber gibt aber ein eigenes Kapitel Auskunft (Sportlich aktiv).

Praxisteil

Analyse und Behandlung von häufigen Problemen

● **Unterzucker vormittags:**

Insulin: Normalinsulin / Verzögerungsinsulin	Dat.	morgens	mittags	abends	spät	morgens	mittags	abends	spät	Bemerkungen: z.B. Unterzucker, genauer Zeitpunkt
	Mo	12	10	6	8	10	120	110	140	150	
	Di	12	10	6	8	10	130	120	150	110	Hypo 10.00 + 2 BE
	Mi	12	10	6	8	10	110	130	120	140	9.45 50 mg/dl + 2 BE
	Do	(10)	10	6	8	10	120	140	110	130	10.00 150 mg/dl

An zwei aufeinanderfolgenden Tagen ist vormittags eine Unterzuckerung aufgetreten. Welche Ursache liegt vor?
- Weniger Broteinheiten zum Frühstück als sonst gegessen oder die Zwischenmahlzeit vergessen?
- Vormittags mehr körperliche Bewegung als sonst?
- Liegt ein Spritzfehler vor?

Wenn keiner dieser Gründe zutrifft, sollte das morgens gespritzte Normalinsulin um ca. 10–20 % reduziert werden.

● **Hoher Blutzucker vor dem Mittagessen:**

Insulin: Normalinsulin / Verzögerungsinsulin	Dat.	morgens	mittags	abends	spät	morgens	mittags	abends	spät	Bemerkungen: z.B. Unterzucker, genauer Zeitpunkt
	Mo	9	8	5	6	8	125	110	130	100	
	Di	9	8	5+2	6	8	110	220	100	130	
	Mi	9	8	5+2	6	8	140	210	120	140	
	Do	(10)	8	5+1	6	8	120	170	100	130	
	Fr	(11)	8	5	6	8	110	130	120	140	

An zwei aufeinanderfolgenden Tagen ist der Blutzucker vor dem Mittagessen zu hoch. Welche Ursache liegt vor?
- Vormittags mehr Broteinheiten gegessen als sonst?
- Vormittags weniger körperliche Bewegung als sonst?

Wenn keiner dieser Gründe zutrifft, sollte das morgens gespritzte Normalinsulin um ca. 10 bis 20 % erhöht werden. Liegen zwischen dem Frühstück und dem Mittagessen mehr als 5 bis 6 Stunden, kann der hohe Blutzucker vor dem Mittagessen auch durch zu wenig Verzögerungsinsulin bedingt sein.

Praxisteil

● **Unterzucker nachts:**

Insulin:	Dat.	morgens	mittags	abends	spät	Selbstkontrolle: morgens	mittags	abends	spät	Bemerkungen: z.B. Unterzucker, genauer Zeitpunkt
Normalinsulin	Mo	12	8	6	7	12	120	110	150	140	
Verzögerungsinsulin	Di	12	8	6	7	11	140	100	110	130	Hypo 2.30 50 +2 BE
	Mi	12	8	6	7	11	120	140	100	120	2.00 95 mg/dl +2 BE

In der Nacht von Montag auf Dienstag ist eine Unterzuckerung aufgetreten. Welche Ursache liegt vor?
• Ist die Spätmahlzeit vergessen worden?
• Fand am Montagabend körperliche Bewegung statt?
• Wurde Alkohol getrunken?

Wenn keiner dieser Gründe zutrifft, muß sofort am Dienstag das nächtliche Basalinsulin um ca. 10 bis 20 % reduziert werden.
Es wäre sinnvoll, in der Nacht von Dienstag auf Mittwoch den nächtlichen 2.00 Uhr Blutzucker zu messen. Der Blutzucker sollte um diese Zeit nicht unter 80 mg/dl liegen.

● **Hoher Blutzucker vor dem Abendessen:**

Insulin:	Dat.	morgens	mittags	abends	spät	Selbstkontrolle: morgens	mittags	abends	spät	Bemerkungen: z.B. Unterzucker, genauer Zeitpunkt
Normalinsulin	Mo	10	6	5	6	8	130	120	145	120	
Verzögerungsinsulin	Di	10	6	5	7^{+2}	8	120	150	220	130	
	Mi	10	6	5	7^{+2}	8	130	120	230	120	
	Do	10	6	6	7	8	140	100	130	120	

An zwei aufeinanderfolgenden Tagen ist der Blutzucker vor dem Abendessen zu hoch. Welche Ursache liegt vor?
• Mittags bzw. nachmittags mehr Broteinheiten gegessen als sonst?
• Nachmittags weniger Bewegung als sonst?

Wenn keiner dieser Gründe zutrifft, sollte das mittags gespritzte Normalinsulin um ca. 10 bis 20 % erhöht werden. Liegen zwischen dem Mittag- und dem Abendessen mehr als 5 bis 6 Stunden, dann sollte mittags etwas Verzögerungsinsulin dazugespritzt werden.

Die konservative Insulintherapie bei Typ-2-Diabetes

Unterhalb der Ebene der intensivierten Insulintherapie gibt es viele weitere Abstufungen einer mehr konservativen Insulinbehandlung, die weniger auf eine flexible Anpassung der Insulindosis ausgerichtet sind und vor allem für Typ-2-Diabetiker, aber auch für manche Typ-1-Diabetiker in Frage kommen. Das Spektrum reicht von einer 4-Spritzentherapie mit Blutzuckerselbstkontrollen ähnlich einer intensivierten Insulintherapie, aber ohne große Insulindosisanpassung, bis zur einmal täglichen Insulininjektion. Natürlich muß hier die Ernährung wesentlich stärker auf die Insulintherapie abgestimmt sein. Sport und körperliche Aktivitäten sind zusätzlich zu berücksichtigen.

Warum und ab wann müssen auch Typ-2-Diabetiker spritzen?

Doch der Reihe nach, warum müssen überhaupt Typ-2-Diabetiker ebenfalls Insulin spritzen? Man spricht doch vom nicht insulinabhängigen Diabetes, wenn vom Typ-2-Diabetes die Rede ist. Tatsächlich nimmt auch beim Typ-2-Diabetes die Insulinproduktion in der Bauchspeicheldrüse über die Jahre, meist nach mehr als einem Jahrzehnt, so weit ab, daß die Behandlung mit Ernährung und blutzuckersenkenden Tabletten nicht mehr ausreichend wirksam ist. Die Ärzte bezeichnen das als »Sekundärversagen« der Tablettenbehandlung. Die Liste der eindeutigen Anzeichen für Insulinbedürftigkeit bei oder trotz Typ-2-Diabetes wurde bereits im Kapitel über die blutzuckersenkenden Tabletten aufgeführt. Sicher erfolgt die Umstellung auf Insulin vielfach zu spät, und wertvolle Zeit für eine bessere, d.h. akzeptable Diabeteseinstellung wird vertan. Zwar ist durchaus noch etwas Insulin in der Bauchspeicheldrüse und im Blut vorhanden, aber angesichts der bestehenden Insulinresistenz sind die Blutzuckerwerte trotzdem viel zu hoch.
Zwei Alternativen der Behandlung kommen in Betracht

- die Kombinationsbehandlung mit blutzuckersenkenden Tabletten und Insulin
- die alleinige Behandlung mit Insulin.

Was im Einzelfall das Richtige ist, muß natürlich der behandelnde Arzt entscheiden. Heute wird gerade bei Typ-2-Diabetes eine maßgeschneiderte, individuelle Therapie angestrebt. Entscheidend ist ein gutes Einstellungsergebnis mit entsprechenden HbA_{1c}-Werten. Beide Möglichkeiten werden nun erklärt.

Kombination von blutzuckersenkenden Tabletten mit Insulin

Dieses Konzept sieht eine möglichst niedrig dosierte Insulinbehandlung vor – unter Fortführung der bisherigen Behandlung mit Sulfonylharnstoffen bzw. anderen blutzuckersenkenden Tabletten. Durch die Wirkung der Sulfonylharnstoffe kann die noch bestehende körpereigene Insulinproduktion vorteilhaft genutzt werden. Der trotzdem verbleibende – geringe – Mangel an Insulin wird durch zusätzliche Behandlung mit – ebenfalls – ganz geringen Insulindosen ausgeglichen. Drei Möglichkeiten haben sich herauskristallisiert:

- die morgendliche Gabe eines NPH-Mischinsulins (mit fixem Normalinsulinanteil von 25 bis 50%), wenn vor allem die Blutzuckerwerte vormittags und mittags erhöht sind,
- die Gabe von NPH-Verzögerungsinsulin vor dem Schlafengehen, wenn vorrangig die morgendlichen Nüchternblutzucker unbefriedigend hoch sind, und
- die Verabreichung von wenigen Einheiten Normalinsulin bzw. Humalog im Sinne einer »Mini-ICT« zum Ausgleich eines Mangels an Mahlzeiteninsulin.

Nicht genug kann betont werden, daß mit kleinen Insulindosen von 4 bis 6 Einheiten pro Tag begonnen werden muß, da sonst die Behandlung nicht erfolgreich funktionieren kann. Notwendige Steigerungen der Insulindosen sollen langsam – erst nach mehreren Tagen und nur in Schritten von 2 Einheiten – erfolgen. Wie für alle Formen der Insulintherapie geht es auch hier um die Vermeidung von Unterzuckerungen und einer unerwünschten Gewichtszunahme.

Hinsichtlich der verwendeten blutzuckersenkenden Tabletten hat in den letzten Jahren ein Umdenkungsprozeß stattgefunden. Waren es früher fast ausschließlich Sulfonylharnstoffe, werden jetzt auch die insulinsparenden Metformin oder Acarbose zum Teil in Kombination mit einem einmal dosierten Sulfonylharnstoff gemeinsam mit Insulin eingesetzt. Die Devise lautet auch hier: Maximierung der Wirksamkeit, Minimierung von Nebenwirkungen, individuelle Therapie unter Berücksichtigung des hauptsächlichen Stoffwechselproblems.

Die alleinige Behandlung mit Insulin

Diese Behandlungsform versucht, den Diabetes allein mit Hilfe von Insulinspritzen zusätzlich zur richtigen Ernährung gut einzustellen. Dazu wird ein Mischinsulin vor dem Frühstück, häufig auch vor dem Abendessen gespritzt. Die dabei erreichten Blutspiegel für das gespritzte Insulin kann man sich in Kurvenform vorstellen. Meist werden fertige Mischungen aus 25 bzw. 30 Prozent Normalinsulin und 70 bzw. 75 Prozent NPH-Insulin verwendet.

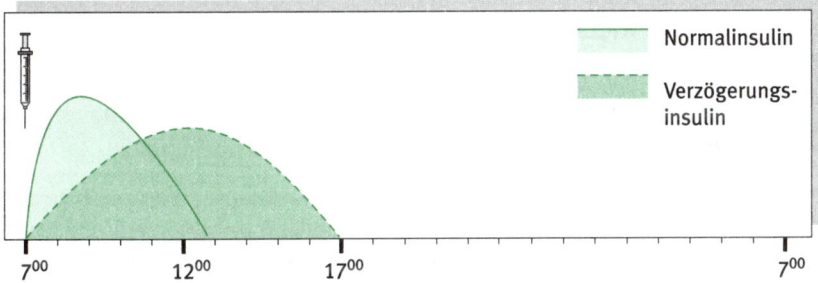

Der Insulinspiegel im Blut nach Spritzen eines Mischinsulins (25 bzw. 30 % Normalinsulin, 70 bzw. 75 % NPH-Insulin) morgens vor dem Frühstück.

Wie bereits erwähnt, muß häufig das Insulin zweimal, d.h. vor dem Frühstück und dem Abendessen, gespritzt werden, weil sonst am Abend und nachts die Blutzuckerwerte zu hoch liegen und man bereits morgens mit überhöhten Blutzuckerwerten aufwacht. Wollte man die gleiche Gesamtdosis der 2 Spritzen auf eine einzige morgendliche Insulinspritze zusammenziehen, hätte das vermutlich Unterzuckerungen vor dem Mittagessen oder am frühen Nachmittag zur Folge, ohne daß die Abend- und Nachtwerte besser wären. Eine gute Insulinbehandlung muß auch beim Typ-2-Diabetiker auf möglichst gleichmäßig gute Blutzuckerwerte abzielen und Unterzuckerungen vermeiden.

Die konservative Insulintherapie bei Typ-2-Diabetes

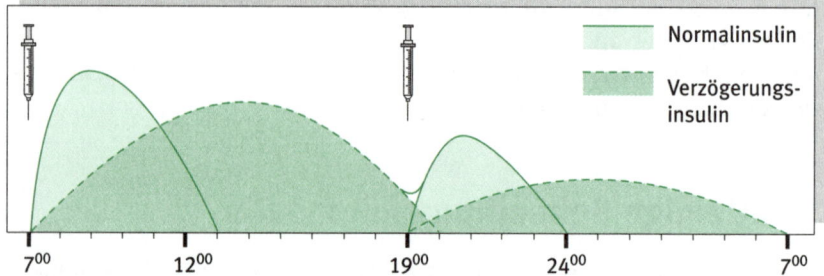

Der Insulinspiegel im Blut nach Spritzen eines Mischinsulins (25 bzw. 30 % Normalinsulin, 70 bzw. 75 % NPH-Insulin) morgens vor dem Frühstück und vor dem Abendessen.

Zwar gibt es viele vorgefertigte feste Mischungen von Normal- und NPH-Verzögerungsinsulinen, eine flexible Insulinanpassung ist damit aber kaum durchzuführen. Essenszeiten und BE-Mengen müssen wie vorgegeben eingehalten werden.

Die freie Mischung von Normal- und Verzögerungsinsulin morgens und abends

Durch die Zumischung von Normalinsulin erlaubt diese Therapie eine gewisse Anpassung an aktuelle Blutzuckerwerte und unterschiedliche Kohlenhydratmengen morgens und abends. Infolge des großen Verzögerungsinsulinanteils muß man sich tagsüber mit den Mahlzeiten unbedingt nach dem Wirkungsprofil des Insulins richten, d.h. man muß alle 2 bis 3 Stunden Kohlenhydrate essen, um Hypoglykämien zu vermeiden.

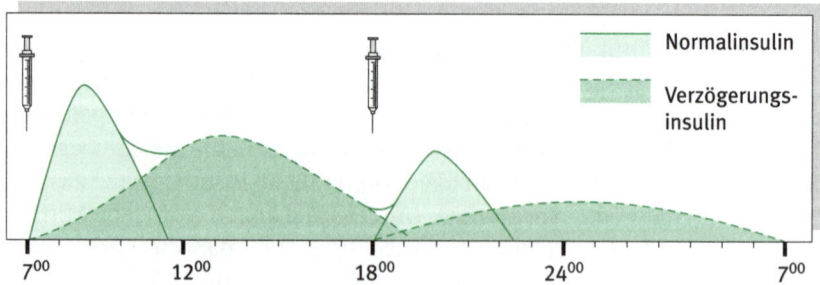

Der Insulinspiegel im Blut nach Spritzen einer freien Mischung von Normal- und Verzögerungsinsulin morgens und abends.

Die 3-Spritzen-Therapie

Selbst mit 2 Insulinspritzen läßt sich bei einer Reihe von Typ-2-Diabetikern der Diabetes nicht ausreichend einstellen; sie müssen dann dreimal am Tag spritzen. Morgens wird eine freie Mischung von Normalinsulin und Verzögerungsinsulin gegeben, vor dem Abendessen Normalinsulin und vor dem Schlafengehen Verzögerungsinsulin: Diese Therapie ist insbesondere erfolgreich zur Senkung erhöhter Nüchternblutzucker.

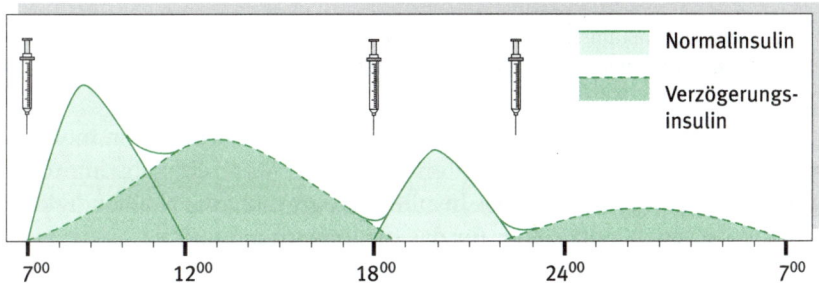

Der Insulinspiegel im Blut bei der 3-Spritzen-Therapie.

Allerdings engt auch dieses Konzept tagsüber die Flexibilität der Nahrungsaufnahme ein. Werden die Essenszeiten und Kohlenhydratmengen nicht einigermaßen exakt eingehalten, können Unterzuckerungen insbesondere am späten Vormittag auftreten.

Für einige Typ-2-Diabetiker mit sehr instabilem Stoffwechsel kann eine 4-Spritzen-Therapie bis hin zur intensivierten Insulinbehandlung erforderlich werden.

Die Abstimmung von Spritzen mit den Mahlzeiten

Es ist eine Binsenweisheit, daß das gespritzte Insulin und die Mahlzeiten aufeinander abgestimmt sein müssen. Dabei geht es vor allem um die kohlenhydrathaltigen Nahrungsmittel, die den Blutzuckerspiegel erhöhen. Die nachfolgende Abbildung verdeutlicht, wie der Wirkablauf des gespritzten Insulins eine regelmäßige Zufuhr von entsprechenden Kohlenhydraten notwendig macht.

Immer wieder kommen Diabetiker in Sprechstunde und Klinik, die ihre Zwischenmahlzeiten trotz Insulinbehandlung weglassen und dadurch in Unterzuckerungen geraten. Diabetiker, deren Aktivitäten in Beruf, Fami-

Die konservative Insulintherapie bei Typ-2-Diabetes

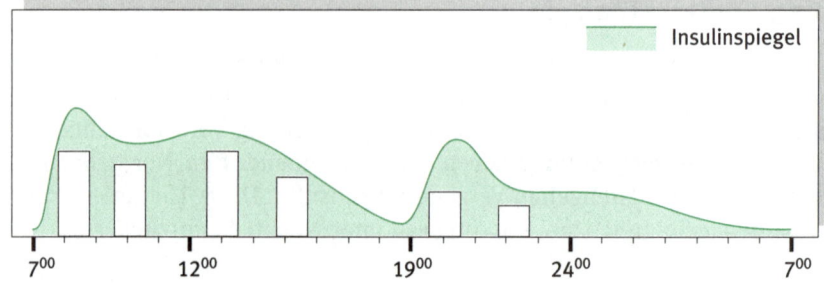

»Abdecken« der Insulinspiegel im Blut nach 2mal täglichem Spritzen eines Mischinsulins durch 6 kohlenhydrathaltige Mahlzeiten (weiße Säulen).

lie oder Sport täglich starken Schwankungen unterliegen, kommen besonders häufig in Schwierigkeiten mit ihrer Mahlzeitenabstimmung. Auch das flexible Anpassen des Insulins erspart nicht die Notwendigkeit, daß die vorgegebenen Zeiten für das Insulinspritzen und das Essen einigermaßen eingehalten werden. Es ist einfach ein Risiko für Unterzuckerungen, auch schwerer Art, wenn man z.B. morgens nach dem Spritzen ohne Frühstück das Haus verläßt im Vertrauen, daß man das dann am Arbeitsplatz oder während des Einkaufens schon nachholen wird. Auch der richtige Abstand zwischen der Spritze und der darauf folgenden Mahlzeit ist wichtig. Erfahrungsgemäß wird dieser meist zu kurz gewählt.

Häufiges Variieren der Spritzzeiten bringt Nachteile für eine gleichmäßig stabile Stoffwechseleinstellung. Wer am Wochenende ausschlafen möchte, sollte das Insulinspritzen (und natürlich das anschließende Essen) nicht mehr als eine bis maximal eineinhalb Stunden hinausschieben. Infolge der dann fehlenden körperlichen Aktivität kommt dabei möglicherweise auch eine Verminderung der Kohlenhydratmenge in Betracht. Zu denken ist auch daran, daß bei Verschieben einer Insulinspritze um 1 bis 2 Stunden unter Umständen auch die nächstfolgende ein wenig mitverschoben werden muß.

Das gilt auch, wenn man bei Tagesausflügen oder Theaterbesuch die Spritzzeit morgens bzw. abends einmal vorverlegt.

Ambulante oder stationäre Einstellung?

Eine stationäre Behandlung ist zur Einleitung der Insulinbehandlung bei Typ-2-Diabetikern nicht unbedingt erforderlich, allerdings nur unter der Voraussetzung, daß auch ambulant die wirklich dringend notwendige

Schulung gewährleistet ist. Speziell beim Beginn mit einer Kombinationsbehandlung Sulfonylharnstoffe plus Insulin hat man Zeit, weil die Tabletten ja weiter eingenommen werden und man nicht sofort mit seinem Stoffwechsel allein von der Insulinspritze abhängt. Trotzdem ist natürlich ambulant manches schwieriger zu erlernen, insbesondere auch, was eventuelle Nebenwirkungen der neuen Behandlung anbelangt. So gesehen hat eine Ersteinstellung auf Insulin im Krankenhaus durchaus auch Vorteile, da man dort wesentlich intensiver unter Beobachtung steht.

Auch ist es bis zu einem gewissen Grad sogar nützlich, wenn man bereits in der Klinik – unter Beobachtung – die Nebenwirkungen der Insulinbehandlung, z.B. eine Unterzuckerreaktion, erlebt, damit die Warnzeichen richtig gedeutet und für Zuhause auch die richtigen Gegenmaßnahmen gelernt werden können.

Das Erlernen der richtigen Spritztechnik unter Aufsicht von geschultem Personal ist besonders wichtig. Gleiches gilt natürlich für Hilfspersonen, die bei älteren oder behinderten Diabetikern die Insulininjektionen vornehmen. Im übrigen soll jeder Diabetiker sein Insulin möglichst selbst spritzen, damit er unabhängig von fremder Hilfe ist.

Die Anpassung der Insulindosis für Typ-2-Diabetiker

Nicht jeder Typ-2-Diabetiker muß auch seine Insulindosis regelmäßig anpassen. Patient und Arzt legen am besten gemeinsam fest, ob überhaupt und wann Änderungen der Insulindosis durch den Patienten selbst in Betracht kommen. Wenn möglichst normale Blutzuckerwerte das Behandlungsziel sind – und das wird für eine Vielzahl der jüngeren Patienten besonders zutreffen – dann ist es auch für den Typ-2-Diabetiker häufig erforderlich, die Insulindosis zu Hause selbständig anzupassen. Zunächst sollten Sie sich aber darüber im klaren sein, daß das Anpassen der Insulindosis an ganz bestimmte Voraussetzungen geknüpft ist:

- Die Anpassung der Insulindosis ist nur möglich, wenn Sie regelmäßig die vorgesehenen täglichen Selbstkontrollen (vorrangig Blutzucker) durchführen.
- Die Veränderung der Insulindosis ist nötig bei zu niedrigen und zu hohen Blutzuckerwerten.

Die Verminderung der Insulindosis

Nach einer Unterzuckerung sollten Sie zunächst immer überlegen, warum es zu dieser Unterzuckerung gekommen ist. Mögliche Ursachen dafür sind:

- zu wenig BE (z.B. Zwischenmahlzeit vergessen)
- mehr körperliche Bewegung (z.B. Gartenarbeit)
- Alkohol
- zuviel Insulin (z.B. zu viele Insulineinheiten aufgezogen)

War keiner dieser Gründe für die Unterzuckerung verantwortlich, spritzen Sie zuviel Insulin und sollten es reduzieren.

- Tritt an zwei Tagen nacheinander eine Unterzuckerung tagsüber auf, so sollte das morgendliche Insulin am dritten Tag um etwa 10 Prozent reduziert werden.
- Tritt in der Nacht eine Unterzuckerung auf, sollte sofort am nächsten Tag das abendliche Insulin um ca. 10 Prozent reduziert werden.

Außerdem brauchen Sie weniger Insulin,

- wenn Sie an Gewicht abnehmen
- wenn Sie sich grundsätzlich regelmäßig mehr bewegen (z.B. in den Sommermonaten viel mit dem Fahrrad fahren)
- wenn der Blutzucker besser eingestellt ist, denn dann wirkt das Insulin besser!

Die Erhöhung der Insulindosis

Wenn Sie erhöhte Blutzuckerwerte messen, obwohl Sie Ihre BE-Verteilung eingehalten und richtig gespritzt haben, fehlt Ihnen Insulin. Ihr Insulinbedarf ist erhöht, daher brauchen Sie langfristig mehr Insulin.

- Messen Sie an zwei Tagen nacheinander tagsüber erhöhte Blutzuckerwerte, so sollte am dritten Tag das morgendliche Insulin um etwa 10 Prozent erhöht werden.
- Messen Sie an zwei Tagen nacheinander erhöhte Nüchternwerte (Blutzuckeranstieg über die Nacht), sollte das abendliche Insulin vorsichtig um ca. 10 Prozent erhöht werden.

Die Anpassung der Insulindosis für Typ-2-Diabetiker

In folgenden Situationen kann der Blutzucker ansteigen, so daß Sie mehr Insulin benötigen (meist vorübergehend):

- generell weniger Bewegung (z.B. Fuß verstaucht, Liegen)
- Infektion, Operation, Krankheit
- Medikamente wie Kortison o.ä.
- Gewichtszunahme (nicht wünschenswert!)

Fallen diese Ursachen wieder weg, sind Sie z.B. nach einer Erkrankung wieder genesen, so muß das Insulin zügig reduziert werden.

Bitte sprechen Sie eine Erhöhung Ihrer Insulindosis zunächst immer mit Ihrem behandelnden Arzt ab!

> **Beispiele**

So passen Sie die Insulindosis an

- **Anpassung der Insulindosis bei einer 2-Spritzen-Therapie mit fester Mischung**

Frau W., die morgens und abends eine feste Insulinmischung spritzt, mißt an zwei Tagen vor dem Abendessen erhöhte Blutzuckerwerte.

Dat.	Insulin: Normalinsulin ▢ Verzögerungsinsulin ▨			Blutzucker:				Bemerkungen: z.B. Unterzucker, Ketonurie, Körpergewicht
	morgens	mittags	abends	morgens	mittags	abends	spät	
Mo	26		20	120		140		
Di	26		20	130		200		
Mi	26		20	140		220		

Natürlich überlegt sie nun, was die erhöhten Blutzuckerwerte vor dem Abendessen hervorgerufen haben könnte. War z.B. die Bewegung am Nachmittag weniger intensiv als an den anderen Tagen oder hatte sie sich bei der BE-Menge verschätzt?

Lassen sich keine Gründe für die erhöhten Blutzuckerwerte finden, so sollte sie ihre feste Insulinmischung morgens um 2 Einheiten erhöhen.

Dat.	Insulin: Normalinsulin ▢ Verzögerungsinsulin ▨			Blutzucker:				Bemerkungen: z.B. Unterzucker, Ketonurie, Körpergewicht
	morgens	mittags	abends	morgens	mittags	abends	spät	
Do	26		20	120		140		

Durch die Erhöhung der morgendlichen Insulindosis haben sich die Blutzuckerwerte vor dem Abendessen normalisiert.

Beispiele

● **Anpassung der Insulindosis bei einer 2-Spritzen-Therapie mit freier Mischung**

Herr K. hat an zwei aufeinanderfolgenden Tagen nachmittags Unterzuckerungen gehabt und sie durch Einnahme zusätzlicher Kohlenhydrate behandelt. Er spritzt morgens und abends eine freie Mischung aus einem Normal- und Verzögerungsinsulin. Die aufgetretenen Unterzuckerungen hat sich Herr K. in sein Diabetes-Tagebuch unter der Spalte »Bemerkungen« eingetragen.

Dat.	Insulin: Normalinsulin / Verzögerungsinsulin			Harnzucker:				Blutzucker:				Bemerkungen: z.B. Unterzucker, Ketonurie, Körpergewicht
	morgens	mittags	abends	morgens	mittags	abends	spät	morgens	mittags	abends	spät	
Mo	14 20		8 14					120	110			
Di	14 20		8 14						110	160		15.00 Hypo Traubenzucker +2BE
Mi	14 20		8 14					120	140			14.30 BZ 50mg/dl +2BE

Ursachen für die Unterzuckerungen hat er nicht finden können. Am nächsten Morgen spritzt er 2 Einheiten Verzögerungsinsulin weniger, das für die Unterzuckerungen an den beiden Nachmittagen verantwortlich war.

Dat.	Insulin: Normalinsulin / Verzögerungsinsulin			Harnzucker:				Blutzucker:				Bemerkungen: z.B. Unterzucker, Ketonurie, Körpergewicht
	morgens	mittags	abends	morgens	mittags	abends	spät	morgens	mittags	abends	spät	
So	14 18		8 14					120	130			

Am nächsten Tag tritt keine Unterzuckerung mehr auf. Die Blutzuckerwerte sind auch nach verminderter Insulindosis im nahezu normalen Bereich.

> **Beispiele**

Herr B. spritzt ebenfalls morgens und abends eine freie Mischung und hat regelmäßig morgens Nüchternblutzuckerwerte im normalen Bereich gemessen. Eines Morgens wacht er auf, hat starke Kopfschmerzen und mißt einen Blutzucker von 240 mg/dl.

Dat.	Insulin: Normalinsulin ☐ Verzögerungsinsulin ▨				Harnzucker:				Blutzucker:				Bemerkungen: z.B. Unterzucker, Ketonurie, Körpergewicht
	morgens	mittags	abends		morgens	mittags	abends	spät	morgens	mittags	abends	spät	
Fr	12	18	8	16					90	120			
Sa	18	18	8	14					240	140			*morgens Kopfschmerzen*

Was könnte passiert sein?
Reicht die Wirkung des nächtlichen Verzögerungsinsulins nicht bis zum nächsten Morgen aus? Oder hat der Patient nachts eine Unterzuckerung nicht bemerkt, und der Blutzucker ist durch die »Gegenregulation« angestiegen?

Für die letzte Möglichkeit sprechen sowohl der plötzlich erhöhte Nüchternblutzucker als auch die Kopfschmerzen am Morgen. Beweisend wären allein nächtliche Blutzuckerkontrollen (am häufigsten treten Unterzuckerungen zwischen 2 und 3 Uhr nachts auf). Herr B. entschließt sich, sein abendliches Verzögerungsinsulin um 2 Einheiten zu senken.

Dat.	Insulin: Normalinsulin ☐ Verzögerungsinsulin ▨				Harnzucker:				Blutzucker:				Bemerkungen: z.B. Unterzucker, Ketonurie, Körpergewicht
	morgens	mittags	abends		morgens	mittags	abends	spät	morgens	mittags	abends	spät	
So	12	18	8	14					120	120			

Am nächsten Tag ist der Nüchternblutzucker wieder normal, da eine nächtliche Unterzuckerung nicht mehr aufgetreten ist.

Beispiele

- **Umstellung von einer 2-Spritzen-Therapie mit freier Mischung auf eine 3-Spritzen-Therapie**

Frau U. spritzt morgens und abends eine freie Mischung von Normal- und Verzögerungsinsulin. Sie stellt betrübt fest, daß sie mit zu hohen Nüchternblutzuckerwerten aufwacht. Die daraufhin gemessenen Blutzuckerwerte vor dem Schlafengehen lagen im Normbereich. Jetzt hat sie auch nachts gegen 2 Uhr einen Blutzuckertest vorgenommen, um eine Unterzuckerung zu dieser Zeit auszuschließen. Der Blutzucker lag jedoch bei 90 mg%.

Dat.	Insulin: Normalinsulin / Verzögerungsinsulin			Harnzucker:				Blutzucker:				Bemerkungen: z.B. Unterzucker, Ketonurie, Körpergewicht
	morgens	mittags	abends	morgens	mittags	abends	spät	morgens	mittags	abends	spät	
Mo	16 18		8 10					150	130	110		
Di	16 18		8 10					180	120	130		
Mi	16 18		23.00 8 10					200	130	120		

Ratlos geht sie in die Diabetes-Ambulanz. Der behandelnde Arzt rät ihr von einer Erhöhung des abendlichen Verzögerungsinsulins ab, da dies bei dem gemessenen 2 Uhr-Wert mit großer Wahrscheinlichkeit zu nächtlichen Unterzuckerungen führen würde. Statt dessen schlägt er vor, die Abendspritze zu teilen. Das bedeutet, daß das Normalinsulin weiterhin vor dem Abendessen gespritzt wird, das Verzögerungsinsulin aber erst vor dem Schlafengehen.

Dat.	Insulin: Normalinsulin / Verzögerungsinsulin			Harnzucker:				Blutzucker:				Bemerkungen: z.B. Unterzucker, Ketonurie, Körpergewicht
	morgens	mittags	abends	morgens	mittags	abends	spät	morgens	mittags	abends	spät	
Do	14 18		23.00 8 10					110	120	140	130	

Diesen Rat hat sie befolgt, und der Nüchternblutzucker ist nicht mehr erhöht.

> **Beispiele**

● **Dosisanpassung bei 3-Spritzen-Therapie**
Bei einer Diabetikerin ist an zwei Tagen jeweils vormittags eine Unterzuckerung aufgetreten. Sie spritzt morgens eine freie Mischung aus einem Normal- und Verzögerungsinsulin, zum Abendessen Normalinsulin und vor dem Schlafengehen NPH-Verzögerungsinsulin. Obwohl sie ausreichend »Ursachenforschung« betrieben hat, kann sie keine Gründe für die aufgetretenen Unterzuckerungen finden.

Dat.	Insulin: Normalinsulin ▢ Verzögerungsinsulin ▨			Blutzucker:				Bemerkungen: z.B. Unterzucker, Ketonurie, Körpergewicht
	morgens	mittags	abends	morgens	mittags	abends	spät	
Mo	12 16		6	12	130		120	140	
Di	12 16		6	12	120		180	120	900 Hypo (BZ ≈ 50)
Mi	12 16		6	12	130		170	110	

Um weitere Unterzuckerungen zu vermeiden, wird sie am nächsten Morgen weniger Insulin spritzen. Da sie mit einer freien Mischung arbeitet, muß sie das Insulin verändern, welches für die Unterzuckerungen am frühen Vormittag verantwortlich war. Sie wird darum das morgendliche Normalinsulin um 2 Einheiten vermindern.

Dat.	Insulin: Normalinsulin ▢ Verzögerungsinsulin ▨			Blutzucker:				Bemerkungen: z.B. Unterzucker, Ketonurie, Körpergewicht
	morgens	mittags	abends	morgens	mittags	abends	spät	
Do	10 16		6	12	110		140	120	

Am nächsten Tag tritt keine Unterzuckerung mehr auf und die Blutzuckerwerte liegen nach verminderter Insulindosis im »normalen« Bereich.

Wenn der Zucker trotzdem steigt

Heute kann man alle Diabetesformen sehr gut behandeln. Wenn also das Einstellungsziel nicht erreicht wird, obwohl eigentlich eine richtige und sachgemäße Therapie durchgeführt wird, was ist bei trotzdem steigenden Blutzucker- und HbA_{1c}-Werten zu tun?

Ursachenforschung betreiben

In einer solchen Situation ist wohl ein Krankenhausaufenthalt unvermeidbar, da nach den Ursachen dieser ständigen Stoffwechselverschlechterung gefahndet werden muß. Es gibt viele Gründe für eine sog. Insulinresistenz, d.h. für ein mangelndes Ansprechen auf körpereigenes oder injiziertes Insulin. Als weitaus häufigste Ursache hierfür ist das Übergewicht anzuführen. Auch spielen gelegentlich Infektionen oder selten die Erkrankung anderer Drüsen der inneren Sekretion eine Rolle. Durch geeignete Maßnahmen gelingt es im allgemeinen fast immer, die Ansprechbarkeit auf das Insulin wiederherzustellen und die Stoffwechselsituation in den Griff zu bekommen. Die wichtigsten Ursachen für eine Stoffwechselentgleisung sind nachfolgend zusammengefaßt. Vielleicht ist es einmal aufschlußreich, diese Tabelle zu konsultieren.

Häufige Ursachen für einen Anstieg bzw. eine Verschlechterung der Blut- und Harnzuckerwerte

- Ernährungsfehler
- Spritzfehler (zu wenig Insulin oder Insulin vergessen!)
- Fehler bei der Tabletteneinnahme (Tabletten vergessen!)
- Bewegungsmangel
- Infekte oder andere Krankheiten
- Zunahme des Körpergewichts
- hormonelle Umstellung (besonders in der Schwangerschaft, Pubertät, im Wachstum)
- Einwirkung anderer Medikamente (besonders von Kortisontabletten oder -spritzen)
- Veränderungen im Alltagsrhythmus (Wohnungswechsel, Arbeitsplatzwechsel, Reisen)
- Streß und Aufregung (wird meist überschätzt)
- Gegenregulation nach einer Unterzuckerung
- noch nicht ausreichende Insulinbehandlung
- Fortschreiten des Diabetes (d.h. des Insulinmangels)

Wenn der Zucker trotzdem steigt

Der ständig steigende Blutzucker ist also mehr ein Warnzeichen, etwas zu unternehmen und den Patienten auf Zweiterkrankungen und Komplikationen oder andere Besonderheiten zu untersuchen, als voller Sorge anzunehmen, hier wäre »nichts mehr zu machen«. Daß es besonders instabile Diabetesfälle und auch chronisch insulinresistente Zuckerkranke gibt, ist aber unbestritten.

Gefährliche Stoffwechselentgleisung: das diabetische Koma

Wann es gefährlich wird, d.h. wie sich akute Stoffwechselentgleisungen äußern, muß jeder Diabetiker wissen. Eigentlich sollte man die wichtigsten Erscheinungen auswendig lernen, die auf eine außer Kontrolle geratene Diabeteseinstellung hinweisen. Die Zeichen eines hohen Blutzuckers sind dabei andere als die, die bei einer Entgleisung des Diabetes oder aber beim diabetischen Koma auftreten:

Zeichen eines hohen Blutzuckers, einer Diabetesentgleisung und eines diabetischen Komas

Die Zeichen eines hohen Blutzuckers sind:
- Durst
- vermehrtes Wasserlassen
- Müdigkeit und Abgeschlagenheit

Die Zeichen einer Diabetesentgleisung sind:
- ungewollte Gewichtsabnahme
- Sehstörungen
- Wadenkrämpfe
- Nervenschmerzen in den Beinen
- Juckreiz
- hohe Infektneigung
- schlechte Wundheilung

Die Zeichen eines beginnenden diabetischen Komas sind:
- Übelkeit
- Erbrechen
- Bauchschmerzen
- Azeton in der Atemluft
- tiefe, schwere Atmung
- Blutzuckerwerte über 250 mg%, oft zwischen 400 bis 600 mg%
- im Urin findet sich neben einer massiven Zuckerausscheidung auch deutlich Azeton

Gefährliche Stoffwechselentgleisung: das diabetische Koma

Im Einzelfall können die Anzeichen ganz unterschiedlich sein und müssen keineswegs alle gleichzeitig auftreten.

● Zu hoher Blutzucker

Durst und vermehrtes Wasserlassen fallen dem Patienten zu allererst auf. Diese Beschwerden können so ausgeprägt sein, daß der Betreffende nachts stündlich aufstehen muß, um seine Blase zu entleeren und Flüssigkeit zu sich zu nehmen. Außerdem fühlt sich ein »überzuckerter« Diabetiker gleichzeitig fast immer müde und abgeschlagen. Die chronische Entgleisung kündigt sich dann mit einer scheinbar unerklärlichen Gewichtsabnahme an. Besonders jugendliche Zuckerkranke verlieren merklich an Gewicht. Niemand hat bisher die Situation anschaulicher geschildert als die Ärzte im Altertum: »Fleisch und Bein schmelzen zu Urin zusammen. Die Flut ist nicht zu stoppen, als ob eine Wasserleitung geöffnet worden wäre. Der Durst ist unstillbar.« Wer solch akute Beschwerden an sich bemerkt, muß umgehend seinen Arzt aufsuchen.

● Entgleister Diabetes

Die Zeichen eines entgleisten Diabetes sind unschwer aus den ablaufenden Stoffwechselstörungen abzuleiten. Wenn die Höhe des Blutzuckers die Nierenschwelle überschreitet (s. S. 34), erscheint Zucker im Urin. Natürlich kann der Zucker nicht in der uns bekannten kristallinen Form ausgeschieden werden, auch wenn die nächste Abbildung sehr anschaulich darstellt, welche Mengen dabei mitunter bei schwer entgleister Stoffwechsellage ausgeschieden werden, sondern er muß in Wasser gelöst sein, damit er die Niere passieren kann. Wird viel Harnzucker ausgeschieden, also bei einer entgleisten Stoffwechsellage, verliert der Körper dabei beträchtliche Mengen an Flüssigkeit. Das Durstgefühl steigt. Aber auch vieles Trinken kann auf die Dauer nicht verhindern, daß der Körper austrocknet, daß im Harn sowohl Zucker (als Energielieferant für den Organismus) als auch wichtige Mineralsalze verlorengehen. Dieses Defizit an Flüssigkeit, Energie und Salzen macht müde; die Körperreserven werden angegriffen, es kommt zur Gewichtsabnahme.

● Diabetisches Koma

Die Stoffwechselentgleisung kann bis zum diabetischen Koma fortschreiten. Koma bedeutet ganz allgemein Bewußtlosigkeit, im Fall eines diabetischen Koma Bewußtlosigkeit infolge Austrocknung und Übersäuerung des Bluts und der Gewebe. Man kann diesen Zustand mit einem absoluten Insulinmangel gleichsetzen. Dabei ist wichtig, daß Insulin nicht nur im Zucker- sondern auch im Fettstoffwechsel regulierend eingreift. Die

Gefährliche Stoffwechselentgleisung: das diabetische Koma

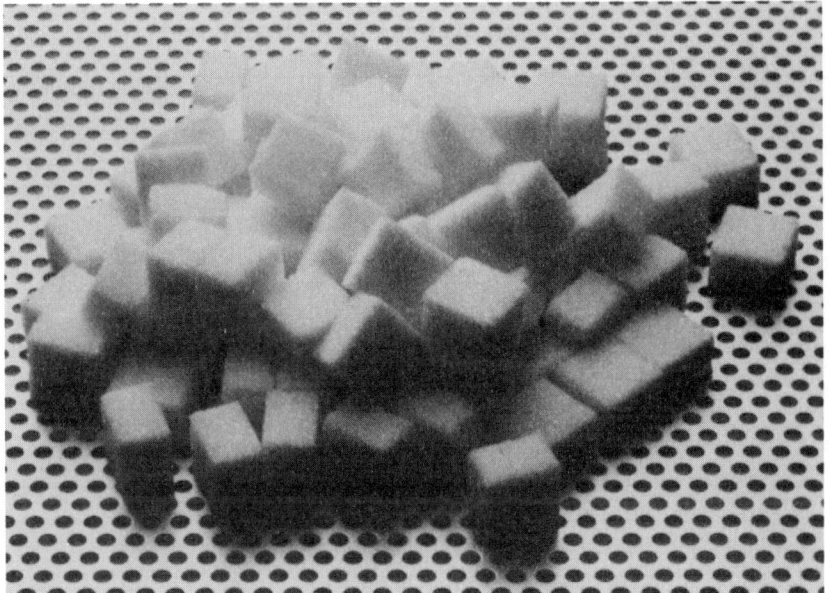

Diese Menge Würfelzucker entspricht einer Zuckerausscheidung von 250 g in 24 Stunden.

Hemmung auf den Fettabbau fällt weg, der Körper wird mit Fettsäuren überschwemmt, die in dieser Situation größtenteils nur unvollständig zu sauren Vorstufen des Azetons verbrannt werden können. So ist zu erklären, warum der Organismus übersäuert wird und weshalb sich ein drohendes Koma durch eine ausgeprägte Azetonausscheidung im Harn und in der Atemluft ankündigt. Dieser Zustand wird auch als Ketoazidose bezeichnet. Was zu tun ist, zeigt Ihnen das Schema auf S. 160.

Es kann lebensrettend sein, die Zeichen des beginnenden diabetischen Komas zu kennen. Zu den Erscheinungen des entgleisten Diabetes mit Durst, vermehrtem Wasserlassen, Müdigkeit und evtl. Gewichtsabnahme gesellen sich noch Übelkeit, Erbrechen und Bauchschmerzen hinzu. Gerade das letzte Symptom hat schon oft zu Mißdeutungen geführt, d.h. ein drohendes Diabeteskoma wurde fälschlich als Darminfekt, Lebensmittelvergiftung oder Blinddarmreizung angesehen. Der Geruch nach Azeton in der Atemluft – vergleichbar dem Geruch von faulen Äpfeln oder Nagellack – wird meist vom Patienten selbst nicht wahrgenommen.

Notfallplan

Richtig handeln bei einer Stoffwechselentgleisung (Ketoazidose)

Bei Übelkeit, Erbrechen, Bauchschmerzen u./o. Blutzucker über 240 mg/dl

① Azeton im Urin testen

Azeton ++ bis +++ → kein Azeton im Urin

② Arzt informieren → ③ Holen Sie sich Hilfe, Sie dürfen nicht einschlafen

② Blutzuckerkorrektur wie üblich 4 Std. nach der letzten Insulingabe

④ sofort 20 % der gesamten Tagesinsulindosis in Form von Normalinsulin/Insulin lispro spritzen, viel Wasser trinken, nach 2 Std. den Blutzucker messen

zusätzlich:
- trinken Sie viel → ca. 1 Liter pro Stunde
- vermeiden Sie jegliche körperliche Anstrengung

Blutzucker erneut über 240 mg/dl und Azeton ++/+++

erneut 20 % der gesamten Tagesinsulinmenge in Form von Normalinsulin/Insulin lispro spritzen, viel Wasser trinken, nach 2 Std. den Blutzucker messen

Blutzucker unter 240 mg/dl und Azeton ++/+++

⑤ 10 % der gesamten Tagesinsulinmenge in Form von Normalinsulin/Insulin lispro spritzen, viel Wasser trinken, nach 2 Std. den Blutzucker messen

Blutzucker unter 180 mg/dl und Azeton 0/+

⑥ Jetzt kein zusätzliches Insulin mehr spritzen, weiter viel Wasser trinken, 2 BE essen (günstig ist Banane), da der Blutzucker noch weiter absinkt → Hypoglykämiegefahr

Koma-Warnsymptome beachten

Alle die im Kasten beschriebenen Erscheinungen sind, gleichgültig ob leicht oder schwer, als Vorboten und als Warnung anzusehen. Droht ein Koma, gehört der Patient umgehend ins Krankenhaus. Jeder Diabetiker kann in ein diabetisches Koma geraten, das auch heute noch lebensgefährlich ist. Nicht nur jugendliche Diabetiker (Typ-1-Diabetiker), sondern auch Zuckerkranke vom Erwachsenentyp (Typ-2). Jeder muß daher Vorsorge treiben.

Die beste Versicherung, Stoffwechselentgleisungen oder gar ein diabetisches Koma frühzeitig zu erkennen, ist die häusliche Selbstkontrolle von Blutzucker und Harnazeton durch den Patienten. Wie das im einzelnen vor sich geht, wird in einem gesonderten Kapitel besprochen (S. 118 ff.). Gleichzeitig wird der Patient dadurch in die Lage versetzt, in Absprache mit dem Arzt notwendige Korrekturen an seiner Diabeteseinstellung vorzunehmen. Typ-1-Diabetiker müssen auf jeden Fall die richtigen Behandlungsmaßnahmen im Notfall kennen.

Insulinpumpen

Die Möglichkeit einer Behandlung mit Hilfe einer Insulininfusionspumpe – kurz Insulinpumpe – wurde schon mehrfach erwähnt. Solche Geräte sind mit immer neuen technischen Verfeinerungen mittlerweile seit mehr als 25 Jahren im praktischen Einsatz. Auch in der über 9 Jahre laufenden DCCT-Studie in USA, mit der die Effekte einer guten Diabeteseinstellung eindeutig bewiesen wurden, hat die Anwendung von Insulinpumpen im Rahmen der intensivierten Insulintherapie eine große Rolle gespielt. Heute ist die Behandlung mit Hilfe einer Insulinpumpe eine fest etablierte und weit verbreitete Form einer intensivierten Insulintherapie.

Insulinpumpen befinden sich gewaltig im Vormarsch. Schon mehr als 10 000 Menschen mit Diabetes in Deutschland (vornehmlich Typ-1-Diabetiker) wenden sie an.

Die Abbildung auf der nächsten Seite zeigt die derzeitige Generation der tragbaren Insulininfusionsgeräte, der »Insulinpumpen«. Für viele Patienten bedeutet die Verwendung der programmierbaren Pumpen einen echten Fortschritt, weil sich das Insulin wesentlich feiner und funktioneller dosieren läßt, auch wenn diese Geräte nach wie vor nicht »denken« und den Blutzucker messen können und der Diabetiker selbst diesen Part übernehmen muß. FIT kann man auch als funktionelle Insulin-Therapie übersetzen, die einem fast jegliche Aktivität erlaubt.

Für die Insulindosierung gelten demnach die gleichen Regeln in bezug auf Mahlzeiten-, Korrektur- und Basalinsulin, wie sie im Kapitel »Die intensivierte Insulintherapie des Typ-1-Diabetikers« ab S. 128 ausführlich abgehandelt wurden. Einziger Unterschied ist, daß in den Insulinpumpen nur Normalinsuline, z.B. H-Tronin oder das besonders schnell wirksame Humalog, verwendet werden und auch die Basalinsulinwirkung über eine kontinuierliche Infusion dieser Insuline (»Basalrate«) zustande kommt. Nachfolgend sollen daher vor allem Fragen beantwortet werden, wie sie von Noch-nicht-Pumpenträgern gestellt werden:

1. Was ist und wie funktioniert eine Insulinpumpe?
2. Was ist das Besondere an der Pumpenbehandlung?
3. Ist die Behandlung gefährlich, welche Komplikationen können auftreten?

4. Was muß ich selbst bei dieser Behandlung tun, was kann ich von der Behandlung erwarten?
5. Wer kommt für eine Behandlung mit Insulinpumpen in Frage?
6. Was ist in naher Zukunft an Neuentwicklungen auf diesem Gebiet zu erwarten?

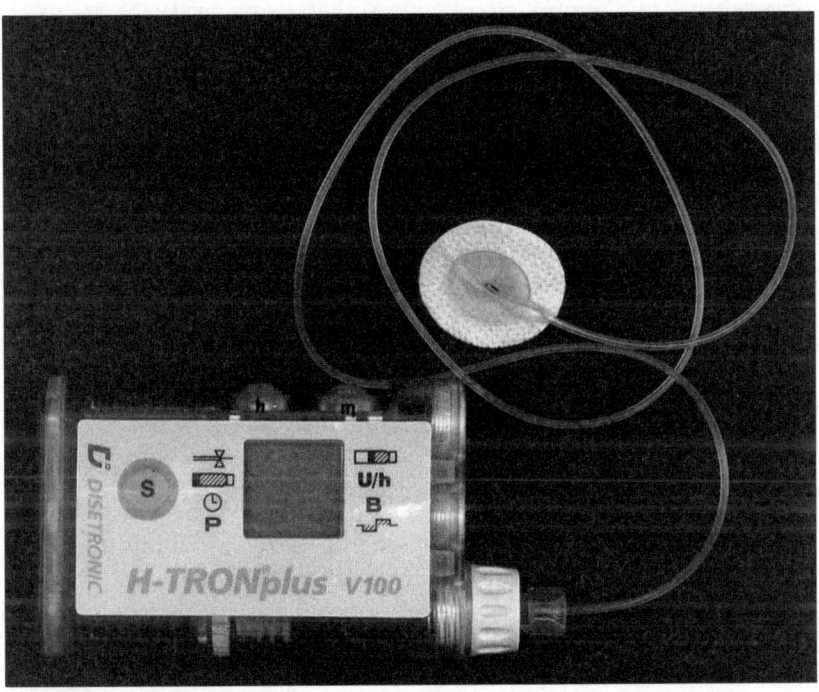

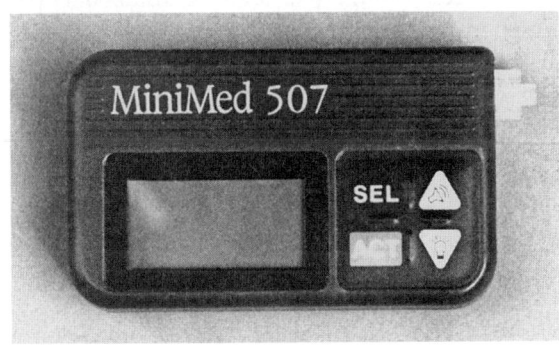

Kollektion von tragbaren Insulinpumpen.

Was ist und wie funktioniert eine Insulinpumpe?

Die derzeit in der ambulanten Behandlung von Diabetikern gebräuchlichen »Pumpen« (s. Abbildung vorherige Seite) werden am einfachsten als batteriebetriebene, elektronisch gesteuerte Präzisionsgeräte beschrieben, mit deren Hilfe versucht wird, das Insulin bedarfsgerechter über den Tag zu verteilen. Auf diesem Weg soll eine Verbesserung der Diabeteseinstellung erreicht werden. Über einen dünnen Plastikschlauch mit einer eingeschweißten Nadel gelangt das Insulin wie beim Spritzen in das Unterhautfettgewebe. Die Nadel kann vom Patienten, z.B. beim Schwimmen oder Duschen entfernt und anschließend neu plaziert werden. Eine Insulinpatrone enthält je nach Insulinkonzentration zwischen 126 I.E. (U 40) und 315 I.E. (U 100) Normalinsulin (z.B. H-Tronin 100). Humalog steht auch in der Pumpe nur als U 100 Insulin zur Verfügung. Alle besitzen sie bestimmte Alarmeinrichtungen, z.B. wenn der Katheter verstopft oder die Batterie nicht ausreichend geladen sein sollte. Auch gegen eine nicht gewollte Insulinabgabe ist der Patient geschützt. Je nach Elektronik haben diese Insulinpumpen auch unterschiedliche Preise, die sich bei ca. 6 000,– DM bewegen.

Was ist das Besondere an der Pumpenbehandlung?

Im Gegensatz zur Spritzentherapie, wo ein spezielles Basalinsulin, z.B. NPH-Verzögerungsinsulin, den Grundbedarf abdeckt, wird bei der Pumpenbehandlung – wie bereits erwähnt – auch dieser basale Insulinbedarf durch die kontinuierliche Infusion von Normalinsulin (d.h. die Basalrate) erreicht. Im englischen Sprachgebrauch bezeichnet man die Pumpentherapie auch als CSII, d.h. kontinuierliche subkutane Insulininfusion. Es hat sich in den vergangenen Jahren gezeigt, daß dieser Grundbedarf bei den Patienten sehr verschieden ist und tageszeitlichen Schwankungen (z.B. Tag und Nacht) unterliegt, so daß mit Hilfe der Elektronik verschiedene Basalraten eingestellt werden müssen. Sie liegen im Durchschnitt zwischen 0,3 und 1,6 E Insulin/Std.

Das Mahlzeiteninsulin wird unter Einhalten der Regeln für den Spritz-Eß-Abstand per Knopfdruck als Insulinzusatzrate, auch Bolus genannt, abgerufen. Damit kann der Patient also besonders gut den Zeitpunkt seiner Mahlzeit bestimmen, kann Mahlzeiten verschieben oder auch ausfallen lassen, braucht keine Zwischenmahlzeiten. Auch einmal länger schlafen ist kein Problem.

Zusammenfassend ist also die Pumpe nichts anderes als ein Insulindosiergerät, mit dem der Diabetiker die Insulinzufuhr unschwer auf seinen ganz persönlichen Bedarf abstimmen kann. Allerdings muß das Gerät Tag und Nacht getragen werden, eine »vollautomatische« Regelung des Blutzuckers und der Insulinzufuhr mit Hilfe einer gleichzeitigen kontinuierlichen Blutzuckermessung (Schlagwort: Zuckerfühler) ist noch nicht möglich. Es wird aber seit längerem daran gearbeitet.

Ist die Behandlung gefährlich? Welche Komplikationen können auftreten?

Die Behandlung mit einer Insulinpumpe ist nicht gefährlicher als die mit Spritzen. In beiden Fällen können in der Bemühung um eine möglichst gute Stoffwechseleinstellung Unterzuckerreaktionen auftreten, die jedoch durch eine sorgfältige Festlegung der Basalrate und Beachtung der Regeln für Mahlzeiten- und Korrekturinsulin weitgehend verhindert werden können. Sehr selten sind technische Fehler als Ursache von Entgleisungen möglich.

Im Gegensatz zum Insulinspritzen kommt es beim Herausrutschen der Nadel oder des Katheters (was eine Unterbrechung der Insulinzufuhr bedeutet) aber zu einem sehr raschen Blutzuckeranstieg, einer hyperglykämischen Entgleisung, da der Pumpenpatient nur ein sehr kleines Insulindepot unter der Haut hat. Dies tritt relativ selten auf und kann vom Patienten schnell durch kleine zusätzliche Insulingaben ausgeglichen werden.

Bei einigen Patienten kann es zu Hautreaktionen und Entzündungen an der Stelle der Metallnadel oder zu einer Pflasterallergie kommen, meist können diese Komplikationen jedoch durch Verwendung von Plastiknadeln bzw. eines anderen Pflasters beseitigt werden. Richtige Infektionen an der Einstichstelle sind relativ selten und treten meist bei zu langer Verweildauer der Nadeln auf.

Was muß ich selbst bei einer Behandlung mit einer Insulinpumpe tun? Was kann ich von der Behandlung erwarten?

In der obigen Beschreibung ist Ihnen wahrscheinlich aufgefallen, daß nirgends von einer automatischen Messung des Blutzuckers die Rede ist. Ein solches Gerät ist tatsächlich noch nicht verfügbar, der Patient muß deshalb täglich selbst regelmäßige Blutzuckerkontrollen (mindestens 4 pro Tag) durchführen. Ganz besondere Bedeutung hat auch die rechtzeitige Azetonmessung im Urin (s. S. 123).

Insulinpumpen

Die Pumpe muß zwar im Prinzip Tag und Nacht getragen werden, kann aber für ca. 2 Stunden abgelegt werden (z.B. beim Turnen, Sport, Schwimmen, Sex). Für manche stellt das eine Behinderung dar, nicht zuletzt deshalb, weil man auch mehr oder weniger sichtbar über 24 Stunden am Tag an den Diabetes erinnert wird.

Nicht in jedem Fall gelingt es, die gewünschte »normoglykämische« Einstellung (also mit normalen Blutzuckerwerten) zu erreichen. Es läßt sich jedoch grundsätzlich feststellen, daß dies mit Hilfe der Pumpen wesentlich einfacher möglich ist.

Wer kommt für die Behandlung mit Insulinpumpen in Frage?

Vorweg ist zu sagen, daß Patienten, die eine regelmäßige Selbstkontrolle ablehnen und nicht an einer Mitarbeit für eine strikte Stoffwechselführung interessiert sind, auch nicht für eine Behandlung mit Insulinpumpen geeignet sind. Positiv ausgedrückt, kommen alle diejenigen in Frage, die bereits eine intensivierte Insulintherapie durchführen, jedoch eine weitere Verbesserung der Blutzuckereinstellung und noch mehr Flexibilität wünschen. Besonders profitieren können Menschen mit unregelmäßigem Tagesablauf sowie Diabetiker mit ausgeprägtem Dawn-Phänomen (Unterzuckerungen am frühen Morgen). In letzterem Fall kann man durch die programmierte Hochregulierung der Basalrate während des Schlafs, z.B. um 3 Uhr morgens, praktisch normale Nüchternblutzucker erreichen.

Kommt für mich persönlich eine Pumpentherapie in Frage?

Wenn Sie daran denken, eine Pumpentherapie zu beginnen, sollten Sie sich folgende Punkte vorher klar machen:

- Insulinpumpen sind kein Allheilmittel für Diabetiker. Sie können einerseits die Behandlung erleichtern, erfordern aber andererseits eine Menge Mitarbeit und Selbstverantwortung vom Patienten.
- Sie sollten die Grundprinzipien der Selbstkontrolle und Insulindosisanpassung bei intensivierter Insulinbehandlung bereits vorher beherrschen.
- Ein langdauernde Stoffwechselverbesserung wird mit den zur Verfügung stehenden Pumpen auf sicherem Wege nur dann erreicht, wenn neben der Motivation und eigenverantwortlichen Mitarbeit des Patienten folgende Bedingungen gegeben sind:

- Behandlung durch ein in dieser Therapie erfahrenes Team mit der Möglichkeit einer Notfallbehandlung.
- Sorgfältiges Training in Programmierung, Bedienung und Handhabung der Pumpe im Rahmen eines Trainingsprogrammes.
- Regelmäßige Blutzuckerselbstkontrollen mit Protokollierung sowie ggfs. Harn-Azetonmessungen.

Sind Insulinpumpen alltagstauglich?

- Sie sind nicht unbedingt von der Pumpe abhängig. Die Anwendung kann jederzeit unterbrochen und durch eine intensivierte Insulintherapie mit Spritzen fortgeführt werden. Die »Pumpenpause« kann wenige Stunden oder auch Tage und Wochen dauern. Pumpe und Spritzen können sich sinnvoll ergänzen.
- Die meisten Sportarten sind erlaubt – bis hin zum Leistungssport –, ohne daß die Pumpe abgelegt werden muß. Bei Bedarf kann die einprogrammierte Basalrate für ein paar Stunden gesenkt werden, ohne daß das Programm der Basalrate geändert werden muß.
- Einige Pumpenmodelle sind wasserdicht und können auch beim Duschen und Baden getragen werden.
- Beim Schlafen liegt die Pumpe neben dem Schlafenden oder wird locker mit dem Tragegurt befestigt.
- Wenn Sie verreisen, sollten Sie sich das Attest für Pumpenträger von Ihrem Arzt ausfüllen lassen und stets bei sich tragen (s. S. 287).

Was ist in naher oder ferner Zukunft auf diesem Gebiet an Neuerungen zu erwarten?

Die neuen, wesentlich verkleinerten und mit einer ausgefeilten Elektronik versehen, äußerlich tragbaren Pumpen werden in den nächsten 2 bis 3 Jahren wohl kaum noch wesentlich verändert werden. Eine Hilfe wäre durch sog. Glukose-Sensoren (»Blutzucker-Uhr«, »Zuckerfühler«) zu erwarten, die möglicherweise ins Unterhautfettgewebe eingepflanzt die zum Teil lästigen Blutzuckerselbstkontrollen mit Teststreifen ersetzen könnten. Von einer völlig automatischen Blutzuckerregelung sind wir jedoch noch weit entfernt. Als neue Entwicklung bahnt sich eine mögliche Implantation von Insulindosierungsgeräten an.

Zum Schluß ist zu sagen: Wie jede medizinische Behandlungsform unterliegt auch die Pumpenbehandlung einer ständigen Erneuerung und Verbesserung durch die Forschung.

Hoffnungen auf neue Möglichkeiten der Behandlung

Die letzten Kapitel haben Ihnen gezeigt, daß die heutigen Behandlungsmöglichkeiten eigentlich für alle Formen von Diabetes sehr gut sind. Dennoch ist es nur allzu verständlich, wenn immer wieder gefragt wird: Geht es nicht noch einfacher, läßt sich Diabetes nicht verhindern, heilen oder zumindest so »automatisch« behandeln, daß er im Alltag kein Problem mehr darstellt? Die wichtigsten Hoffnungsgebiete für zukünftige Entwicklungen von neuen Technologien und Methoden sind nachfolgend dargestellt.

Der Traum von der künstlichen B-Zelle

Angesichts der überragenden Bedeutung einer guten Blutzuckereinstellung war es schon lange der Wunsch von Diabetikern und Diabetesärzten, das defekte Arbeitsprinzip der insulinabgebenden B-Zellen in der Bauchspeicheldrüse künstlich zu ersetzen – die Idee einer künstlichen B-Zelle war geboren. Das Konzept einer B-Zelle mit ihren drei Teilen (Bildung des Insulin, Verpackung und Speicherung) wurde in der Abbildung auf Seite 33 gezeigt.

Ob wir hier mehr als 75 Jahre nach der Entdeckung des Insulins vor einer neuen medizinischen Großtat in der Diabetestherapie stehen, läßt sich nicht absehen. Immerhin laufen entsprechende Experimente schon über 30 Jahre! Besonders die Schaffung eines über Jahre zuverlässig messenden Blutzuckerfühlers ist das Problem (s.u.).

Wunschvorstellung »Blutzuckerfühler«

Wieviel angenehmer könnte das Diabetikerleben sein, wenn ein kleiner, z.B. am Handgelenk zu tragender Anzeiger – eine Art Blutzuckeruhr – fortlaufend für die Übermittlung des Blutzuckers sorgen würde. Man könnte dann viel einfacher mit dem Essen, dem Insulin oder der körperlichen Betätigung reagieren. Solche Ansätze haben die Forscher u.a. mit der »Ulmer Zuckeruhr« verfolgt – leider noch nicht mit dem gewünschten durchschlagenden Erfolg. Hauptproblem ist, daß die Meßempfindlichkeit des Blutzuckerfühlers binnen Stunden nachläßt und zudem durch eine Reihe weiterer Einflüsse gestört werden kann. Eine verläßliche Steuerung der Insulinbehandlung läßt sich damit noch keineswegs erreichen, schon gar nicht ist beim Stand der jetzigen Möglichkeiten an die Verwirklichung einer automatisierten, selbstfunktionierenden B-Zelle, einer echten künstlichen Bauchspeicheldrüse zu denken.

Dennoch scheint jetzt mit der Mikrodialysetechnik, bei der die Spitze des Blutzuckerfühlers gespült wird, die Entwicklung soweit gediehen zu sein, daß der Blutzucker fortwährend über zwei bis drei Tage – allerdings unter Überwachung in der Klinik – gemessen werden kann, ähnlich wie in den Anfängen der 24-Stunden-Blutdruck- oder auch -EKG-Messung. Der damit verbundene Fortschritt ist sicherlich beträchtlich, gelingt es doch wesentlich rascher und präziser, die Schwachstellen im täglichen Blutzuckerverlauf zu erkennen, die von Einzelfall zu Einzelfall ganz unterschiedlich sein können. Die Fähigkeit zur richtigen Fehleranalyse macht ja die Kunst der guten Diabeteseinstellung aus. Mit dieser neuen Technologie lassen sich viel besser und schneller erfolgreiche Therapiekonzepte entwickeln, selbst bei Diabetikern ohne Insulinbehandlung, und Krankenhausaufenthalte abkürzen bzw. zukünftig vermeiden. Die folgende Abbildung zeigt einen solchen Nadelsensor mit Mikrodialysetechnik.

Berechtigterweise gehen die Wünsche aber weiter, z.B. in Richtung unblutige Blutzuckermessung. Prinzipiell gelingt das durch Lichtspektrenmessung im nahen Infrarotbereich. Mehrere methodische Ansätze befinden sich in experimenteller Erprobung, verschiedentlich wurde sogar schon die Markteinführung als unmittelbar bevorstehend angekündigt. Leider sind alle Methoden noch viel zu störanfällig, als daß man verläß-

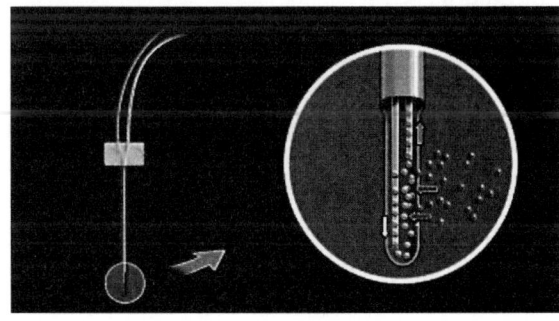

Glukosefühler mit Mikrodialyse-Nadel (auf der rechten Seite ist eine Vergrößerung der Nadelspitze zu sehen).

lich etwas damit anfangen könnte, und den euphorischen Vorhersagen sind immer noch bittere Enttäuschungen gefolgt. Es wäre zu schön, wenn es doch gelingen sollte.

Wie weit ist man mit den Verpflanzungen von Langerhansschen Inseln?

Im Tierversuch ist es ja so elegant möglich, durch die Übertragung isolierter Langerhansscher Inseln, die das Insulin bilden, einen Diabetes nachhaltig zu heilen. Leider macht die Anwendung solcher Behandlungsversuche auf den Menschen seit Jahren nur langsam Fortschritte. Schwierig sind die Probleme der Abstoßung der verpflanzten Gewebe (es sei denn, man setzt starke, aber nebenwirkungsreiche Medikamente ein) und die Fragen eines Langzeitüberlebens der übertragenen Inseln. Bei der Kultivierung Langerhansscher Inseln und damit Verfügen über genügend große Mengen von Inseln hingegen ist man beträchtlich weitergekommen. Auf dieser Basis wurden in Gießen bei einer größeren Zahl von Diabetikern, denen eine neue Niere eingepflanzt werden mußte, auch einige Hunderttausend Inseln in die Leber eingebracht. Bei einem Drittel der Patienten konnte damit »Insulinfreiheit« erreicht werden, trotz der notwendigen Behandlung mit blutzuckersteigernden Medikamenten zur Verhinderung von Abstoßungsreaktionen an der neuen Niere und den Inseln. Bei den übrigen Patienten sank der Insulinbedarf deutlich, und die Diabeteseinstellung war recht stabil. Natürlich handelt es sich dabei immer noch um eine experimentelle Therapie für »Spezialfälle«, der eigentliche Durchbruch auf diesem Gebiet steht an. Interessant sind auch seit einiger Zeit laufende Tierexperimente, bei denen die Inseln in Kunststoffhüllen gleichsam »verkapselt« werden. Damit will man die Abstoßung umgehen, ohne daß die Wirkung des Insulins, das die Umhüllung passieren kann, beeinträchtigt wird.

Die gleichzeitige Verpflanzung von Niere und Bauspeicheldrüse

Auftrieb bekommen hat in den letzten Jahren die gleichzeitige Verpflanzung einer Niere und eines Teils der Bauchspeicheldrüse, sozusagen als Standardverfahren, wenn eine Nierenverpflanzung erforderlich wird. An größeren Klinikzentren kann man damit rechnen, daß ein Jahr nach Verpflanzung die Niere in über 90 Prozent und die Bauchspeicheldrüse immerhin bei mehr als jedem zweiten Patienten noch funktionieren. Natürlich ist der Aufwand riesig; Zielgruppe sind jüngere Diabetiker mit einer

■■■■■■■■■■■ **Hoffnungen auf neue Möglichkeiten der Behandlung** ■■

Das Geschäft mit dem Diabetes

Dieses Thema ist zu traurig, als daß wir zuviel darüber schreiben sollten. Wir wollen es kurz und bündig machen: Der Diabetiker ist für Geschäftemacher ein interessanter Patient. Geht es doch darum, einem Menschen, der sich ein Leben lang mit einer Krankheit auseinandersetzen, eine bestimmte Kost einhalten und ständig Medikamente einnehmen bzw. Insulin spritzen muß, etwas aufzuschwatzen, was ihm scheinbar Annehmlichkeiten bringt. So setzen die Geschäftemacher den Hebel dort an, wo der Diabetiker am ehesten verletzlich ist. Dies trifft zunächst auf die Diät zu, die mancher Patient nur ungern einhalten will, sowie auf die Medikamente, die er möglichst nicht nehmen möchte.

Immer wieder finden sich in der Presse Berichte und Anzeigen von Scharlatanen, die über Diabetikertee, Blütenpollen, zerstampfte Eierschalen, über elektronische Ströme, Akupunktur, Bauchspeicheldrüsenextrakte, obskure pflanzliche Präparate und ähnliches berichten, um dem Diabetiker »die Diät, das Insulinspritzen und die schädlichen Tabletten« zu ersparen.

Wenn der Diabetiker so etwas liest, sollte er äußerst vorsichtig sein. Er soll sich immer von dem Gedanken leiten lassen, daß sein behandelnder Arzt ihm sicherlich dieses »wunderbare« neue Medikament oder die »einzigartige« Behandlungsmethode nicht vorenthalten würde, wenn damit der Diabetes auf so einfache Weise zu beeinflussen oder sogar zu »heilen« wäre. Warum sollte sich der Arzt mit einer Diätberatung oder mit einem Schulungskurs für das Insulinspritzen Mühe machen, wenn es doch ein Pflanzenwässerchen oder eine den Diabetes angeblich heilende Spezialkost gibt, die die ganzen Probleme mit einem Schlag lösen?

fortgeschrittenen Nierenschwäche, die sonst einer regelmäßigen »Blutwäsche« (medizinisch nennt man das Dialyse) unterzogen werden müßten. In diesem Fall wird man auch in Kauf nehmen, daß die schon erwähnten Medikamente verabreicht werden müssen, welche die Abstoßung der verpflanzten Organe verhindern. Viele der erfolgreich behandelten Diabetiker können dann wieder ein weitgehend normales Leben führen – und das ohne Insulinspritze! Nur in extrem seltenen Fällen hat man sich bisher zu einer alleinigen Verpflanzung der Bauchspeicheldrüse entschließen können, mit allen Belastungen, die eine solche Operation mit sich bringt.

Hoffnungen auf neue Möglichkeiten der Behandlung

Kann das Immunsystem beeinflußt werden?

Angesichts der Tatsache, daß es sich beim Typ-1-Diabetes um eine Autoimmunkrankheit handelt, verwundert es heute niemanden mehr, daß das Immunsystem unterdrückende Medikamente, allen voran das Ciclosporin A, den Typ-1-Diabetes auch bei Ausbruch noch abschwächen können. Leider sind solche Erfolge nur kurzlebig und vorübergehend, und die Anwendung von das Immunsystem unterdrückenden Medikamenten mit ihren potentiellen Nebenwirkungen ist natürlich keine Lösung. Die Verfügbarkeit der Diabetes-Antikörper-Tests und die darauf basierende Vorhersagbarkeit eines Typ-1-Diabetes bei besonders gefährdeten Menschen hat aber zu experimentellen Strategien geführt, das endgültige Ausbrechen des Diabetes im Stadium des Prädiabetes (d.h. einer Vorstufe des Diabetes) zu verhindern.

Zwei Wege wurden vor allem beschritten:

- die versuchsweise Behandlung mit dem Vitaminabkömmling Nikotinamid
- die frühe (und vorübergehende) Anwendung von Insulin.

Leider mußte die großangelegte deutsche Nikotinamidstudie (DENIS) wegen erwiesener Unwirksamkeit abgebrochen werden, eine europäische Studie läuft noch. Wirkungsvoller scheinen die verschiedenen Versuche einer vorübergehenden Insulintherapie zur Desensibilisierung und Ruhigstellung der insulinproduzierenden B-Zellen in der Bauchspeicheldrüse zu sein, die damit weniger angreifbar durch das fehlgesteuerte Immunsystem werden sollen. Hier wurden generell positive Effekte gesehen, das Auftreten eines Typ-1-Diabetes wurde aber nicht in jedem Fall verhindert. In Amerika versucht DPT 1 (Projekt zur Prävention des Typ-1-Diabetes) unter Einbeziehung von mehreren hundert Prä-Typ-1-Diabetikern die Frage der Wirksamkeit einer frühen Anwendung von Insulin (z.T. auch als Nasenspray) weiter abzuklären. Konzeptionell gehen die Hoffnungen aber noch weiter in Richtung einer Art Impfung mit Insulin. Wird das der ultimative Weg werden?

Hypoglykämie: Wenn der Zucker zu tief absinkt

Jeder Diabetiker, der mit Insulin oder mit Sulfonylharnstoff-Tabletten behandelt wird, kann eine Unterzuckerung bekommen. Der Arzt soll den Diabetiker zwar mit wenig Fremdwörtern belasten, aber neben dem Wort »Diabetes« sollte der Patient auch den Begriff der Hypoglykämie, der Unterzuckerung, kennen. Viele Diabetiker sprechen ja geradezu von ihren »Hypos«, wenn sie Reaktionen dieser Art nach Insulininjektion meinen.

Die häufigsten Ursachen für eine Unterzuckerung sind auf der nächsten Seite zusammengefaßt. Auch an anderen Stellen dieses Buches wird immer wieder auf Hypoglykämien eingegangen. Lassen Sie sich aber durch gelegentliche, leichte Unterzuckerungen nicht von einer guten Diabeteseinstellung abhalten! Leichte Hypoglykämien gehören speziell bei insulinspritzenden Patienten zum Diabetesalltag dazu. Schwere Hypoglykämien mit Bewußtlosigkeit sollten jedoch möglichst vermieden werden. Einer Hypoglykämie vorzubeugen, ist also eine wichtige Aufgabe der guten Diabetesbehandlung.

Häufige Ursachen für eine Unterzuckerung

- Auslassen einer Mahlzeit oder zu geringe oder verspätete Kohlenhydrat-(BE-)Zufuhr
- außergewöhnliche körperliche Bewegung (die Hypoglykämie kann auch erst hinterher auftreten)
- aus Versehen zuviel Insulin gespritzt
- Überdosis an blutzuckersenkenden Tabletten
- gesunkener Insulinbedarf des Körpers (z.B. bei Gewichtsabnahme oder bei »Remission« eines Typ-1-Diabetes zu Beginn der Erkrankung)
- Alkohol (kann sich unter Umständen erst am nächsten Morgen bemerkbar machen)
- Erbrechen oder Durchfall

■ Hypoglykämie: Wenn der Zucker zu tief absinkt ■■■■■■■■■■■

Blutzucker unter 50 mg%: Hypoglykämie

Wenn der Blutzucker unter 50 mg% absinkt, spricht man von einer Hypoglykämie. Dabei müssen noch keine Beschwerden auftreten; sie werden in der Regel erst bei Werten unterhalb 40 mg% beobachtet. Die Erscheinungen bei einem hypoglykämischen Schock sind vielschichtig, sie laufen bei jedem Patienten etwas unterschiedlich und meist nach einem persönlichen Muster ab. Die Auswirkungen von hormonellen Gegenreaktionen, psychischen Veränderungen und nervlichen Ausfallerscheinungen entwickeln sich oft nebeneinander. Die Zeichen einer leichten bzw. einer schweren Unterzuckerung zeigen die Erste-Hilfe-Seiten 180 und 181. Jeder Diabetiker hat etwas andere Anzeichen und diese können sich auch im Laufe der Zeit, bei neuer Therapie oder je nach Ursache ändern.

● **Zeichen einer leichten Unterzuckerung**
Leichte Zeichen einer Unterzuckerung sind teilweise hervorgerufen durch die Hormone der Gegenregulation und durch Zuckermangel im Gehirn.

hormonelle Gegenregulation	Zuckermangel im Gehirn
Blässe	Kribbeln
Schwitzen	Pelzigkeitsgefühl um den Mund
Zittrigkeit	Kopfschmerzen
Herzklopfen	Heißhunger
Angst und Druckgefühl	Nervosität
	»komische Gedanken«
	weiche Knie

● **Zeichen einer schweren Unterzuckerung**
Sie werden durch zu wenig Zucker im Gehirn hervorgerufen:
Konzentrationsstörungen
Sprachstörungen
Sehstörungen (Doppelbilder)
Schwindelzustände (als ob man betrunken wäre)
Aggressivität oder clownartiges Verhalten
Bewußtseinstrübung
Bewußtlosigkeit
Krampfanfall
»Schlaganfall«

»Anspringen« der Gegenregulation

Bei Unterzuckerungen leichteren Grades überwiegen die Zeichen der hormonellen Gegenreaktion. Das Nebennierenhormon Adrenalin ist in der Lage, den Reservezucker in der Leber zu mobilisieren und auf diese Weise den Blutzucker wieder zu erhöhen. Die Ausschüttung von Adrenalin und einer Reihe anderer Hormone (z.B. Glukagon, Wachstumshormon und Kortisol) während einer Hypoglykämie gewährleistet, daß der Körper im allgemeinen von selbst – wenn auch erst nach einiger Zeit – aus einer Unterzuckerung »herausfindet«. Die Zufuhr von Glukagon mittels Spritze (s. Abb. S. 178) wird ja auch zur Notfallbehandlung bei schweren Hypoglykämien mit Bewußtseinsverlust eingesetzt. Besser ist natürlich die frühzeitige und sofortige Zufuhr von Kohlenhydraten (s. weiter unten).

Verwechslung mit einem Betrunkenen

Bei stärker ausgeprägten Hypoglykämien stehen nervliche Ausfallerscheinungen und psychische Veränderungen im Vordergrund, wobei die selbstkritische Erkennung des eigenen Zustands fortschreitend abnimmt. Die Skala der Verhaltensstörungen reicht von Clownerie bis zu Aggressivität; oftmals werden solche Patienten von unwissenden Mitmenschen mit einem Betrunkenen verwechselt. Die herabgesetzte Hirntätigkeit äußert sich in Lässigkeit, mangelndem Antrieb und häufigem Gähnen sowie im Unvermögen, einfache Rechnungen durchzuführen oder kurze Zahlenreihen zu wiederholen.

Der schwere hypoglykämische Anfall kann bis zur Bewußtlosigkeit, teilweise mit Krampfanfällen, fortschreiten. Solche Hypoglykämien sind glücklicherweise selten, sie erfordern jedoch immer die sofortige Hinzuziehung eines Arztes.

Auch tablettenbehandelte Patienten können gefährdet sein

Im Kapitel über die Behandlung mit Tabletten ab Seite 82 wurde bereits erwähnt, daß Unterzuckererscheinungen auch nach der Einnahme von Tabletten vom Typ der Sulfonylharnstoffe beobachtet werden. Hier hat etwas völlig anderes zu gelten als bei den Hypoglykämien insulinspritzender Patienten: Wenn tablettenbehandelte Diabetiker solche Erscheinungen wie Zittrigkeit, Kopfschmerz, Hungergefühl, Blässe, Bewußtseinstrübung oder sogar Bewußtlosigkeit aufweisen, muß dem behan-

Hypoglykämie: Wenn der Zucker zu tief absinkt

delnden Arzt davon unter allen Umständen sofort Mitteilung gemacht, und die Tablettenbehandlung abgesetzt oder geändert werden. Eine Änderung bedeutet eine Verminderung der Tablettenmenge oder den Wechsel auf ein anderes Präparat.

An sich müßte es bei Diabetikern, die mit Tabletten behandelt werden, häufig im Laufe der Zeit zu solchen Erscheinungen kommen, wenn sie ihre Ernährung korrekt einhalten würden. Viele übergewichtige Patienten erhalten ja auch Tabletten verordnet, wenn sie nicht oder noch nicht ausreichend an Gewicht abgenommen haben. Wenn sie aber ihre Ernährung endlich doch umstellen und allmählich an Gewicht verlieren, muß zwangsläufig der Zeitpunkt kommen, zu dem sie die Tablettenbehandlung nicht mehr benötigen.

Nicht selten passiert es übrigens, daß die beim Arzt bestimmten Blutzuckerwerte normal oder leicht erhöht sind, während sich gerade zu Hause Unterzuckerungserscheinungen häufen. Wenn der Patient den Arzt nicht davon unterrichtet, bleibt dieser Zustand unentdeckt. Dies gilt um so mehr, wenn zu Hause nur Harnzuckermessungen durchgeführt werden, weil daraus ein Unterzucker nicht abgelesen werden kann (s.a. Kapitel »Die regelmäßige Selbstkontrolle«, Stichwort Blutzuckermessungen, S. 119).

Bei Unterzucker: BE essen und Blutzucker messen

Zur Sicherheit und, um die Verläßlichkeit der eigenen Warnzeichen zu überprüfen, sollten Sie einen Blutzuckerschnelltest durchführen. Natürlich darf Sie das nicht vom Wichtigsten abhalten: von der umgehenden Zufuhr von Kohlenhydraten.

Bei einer Unterzuckerung essen Sie sofort 20 g Traubenzucker (das sind 4 Plättchen Dextro-Energen) oder die doppelte Menge an Rohrzucker (z.B. 8 Stück Würfelzucker) oder trinken 200 ml Fruchtsaft oder Cola (»Not-BE«) und setzen oder legen sich hin und warten, bis die Hypoglykämie in einigen Minuten abgeklungen ist. Körperliche Aktivität muß unterbrochen werden, weil sie eine Unterzuckerung verstärkt.

Grundsätzlich führen in Flüssigkeit gelöste Kohlenhydrate zu einem rascheren Blutzuckeranstieg als feste Nahrungsmittel. Eventuell kann Obst oder Brot im Anschluß zur Stabilisierung des Blutzuckers zugeführt werden, speziell von Typ-2-Diabetikern. Leider ist Schokolade zur Behandlung von Hypoglykämien ungeeignet. Sie wirkt zu langsam.

Hypoglykämie – wie beugt man vor?

- Einhalten der vorgeschriebenen Mahlzeiten, insbesondere der Kohlenhydratmengen (BE).
- Achten auf die richtige Insulinmenge. Achten auf den vorgeschriebenen Spritz-Eß-Abstand; Injektionen zur gleichen Uhrzeit beibehalten.
- Anpassen der Insulindosis (Verminderung) bei Sport und vermehrter körperlicher Bewegung (s. auch Kapitel über Dosisanpassung des Insulins, S. 186 ff.) sowie Bereithalten von zusätzlichen BE.
- Messen des Blutzuckers!
- Reduzieren der Insulindosis, wenn die Blutzuckerwerte insgesamt sehr niedrig liegen (s. Kapitel über Dosisanpassung und Insulin S. 131 ff.).
- Nie ohne Traubenzucker oder »Not-BE« aus dem Haus gehen.
- Stets Diabetiker-Ausweis bei sich tragen. (Für »Pumpen-Patienten« empfiehlt sich ein entsprechender Hinweis im Diabetiker-Ausweis.

Nach jedem Unterzucker gilt:
Nachdenken, was die Ursache der Unterzuckerung war (s. S. 173 ff.)!
Zur Vorbeugung einer weiteren »Hypo« sollten Sie die genannten Regeln beachten!

Halten Sie Not-BE stets griffbereit

Traubenzucker in fester Form, z.B. Dextro-Energen, kann problemlos in jeder Tasche mitgeführt werden. Neuerdings gibt es auch ein Traubenzucker-Gel (Hypogluc), das rascher geschluckt werden kann.

Jeder – und gemeint ist wirklich jeder – mit Insulin behandelte Diabetiker, aber auch die Typ-2-Diabetiker mit Tablettenbehandlung, müssen Tag und Nacht Traubenzucker bei sich griffbereit haben, also auch im Nachtkästchen.

Besonderheit für Patienten, die Arcabose einnehmen
Acarbosebehandelte Diabetiker sollten zur Behandlung von Hypoglykämien nur Traubenzucker einsetzen, keinen Rohrzucker. Durch Acarbose kann man zwar keinen Unterzucker bekommen, sondern nur durch eine gleichzeitige Behandlung mit einem Sulfonylharnstoff oder mit Insulin, aber Acarbose hemmt auch die Spaltung von Rohrzucker im Darm und damit die Aufnahme von Traubenzucker ins Blut.

■ **Hypoglykämie: Wenn der Zucker zu tief absinkt** ■

So handeln Sie als Angehöriger richtig

Wie aber kann man dem hypoglykämischen bewußtlosen Diabetiker helfen? Am besten sollten Sie Ihre Angehörigen schon vorher einmal über diese Notfallsituation aufgeklärt haben, damit sie dann richtig handeln können:

Sofort den Arzt verständigen und nicht versuchen, dem bewußtlosen Patienten, der nicht schlucken kann, zuckerhaltige Getränke einzuflößen. Vielmehr Luft- und Atemwege freimachen, evtl. Mund von Speiseresten säubern, Gebiß herausnehmen, den Bewußtlosen in eine stabile Seitenlage legen. Wenn Glukagon zur Verfügung ist – wobei man sich bereits vorher einmal mit der Bereitung der Glukagonspritze beschäftigt haben sollte –, soll Glukagon (1 mg) gespritzt werden (s. unten).

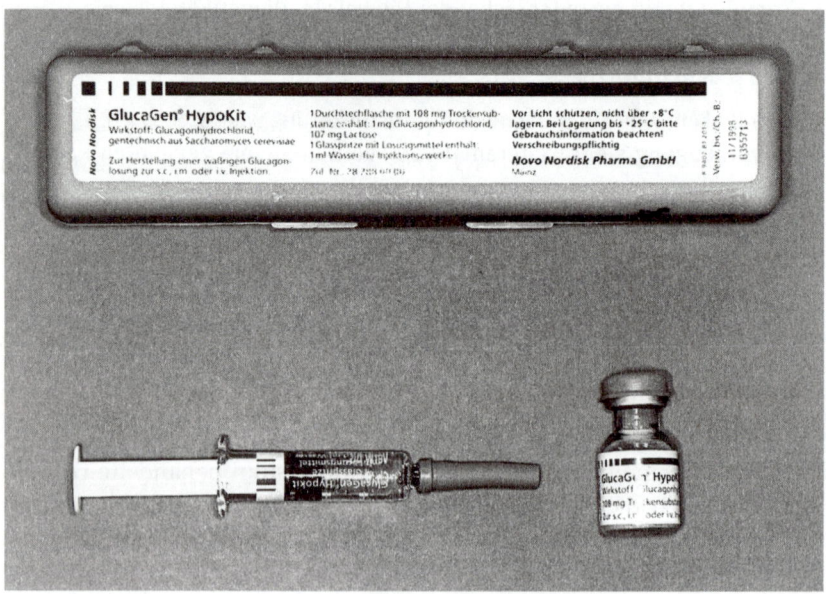

Glukagonspritze

So spritzen Sie Glukagon richtig

Mit der Glukagonspritze kann eine Hypoglykämie mit Bewußtlosigkeit in der Regel innerhalb weniger Minuten und lange vor Eintreffen des Notarztes behoben werden.

Hypoglykämie: Wenn der Zucker zu tief absinkt

Glukagon ist ein Hormon, das genauso wie Insulin in den Inselzellen der Bauchspeicheldrüse gebildet wird (s. Abb. S. 33). Es führt zu einer Freisetzung von Zucker aus der Leber.

Die Glukagonspritze kann vom Arzt verordnet werden und ist im Kühlschrank zu lagern. Die Packung enthält ein Fläschchen und eine Spritze mit eingeschweißter Nadel. Im Fläschchen mit dem weißlichen, puderähnlichen Inhalt ist das Glukagon. Es muß mit dem Lösungsmittel aus der Spritze zunächst gelöst werden.

Dazu nimmt man die Spritze, entfernt die Schutzkappe und spritzt das Lösungsmittel in das mit Glukagon gefüllte Fläschchen. Der Inhalt wird so lange geschüttelt, bis das Glukagon gelöst ist. Danach wird die fertige Glukagonlösung in die Spritze aufgezogen.

Glukagon wird in das Fettgewebe (wie Insulin) oder in den Muskel (z.B. in den dicken Oberschenkelmuskel, etwas seitlich) gespritzt. Beide Formen der Einspritzung führen zu einem ähnlich raschen Anstieg der Blutzuckerspiegel. Nach dem Erwachen müssen dem Patienten sofort Kohlenhydrate (am besten in flüssiger Form) zugeführt werden, um die Zuckervorräte des Körpers wieder zu ergänzen. Andernfalls kann nach einer kurzen beschwerdefreien Zeit ein Rückfall in die Hypoglykämie auftreten.

Insgesamt ist die Glukagonspritze so hilfreich, daß es wünschenswert wäre, wenn jedem insulinspritzenden Diabetiker bei einer Unterzuckerung mit Bewußtlosigkeit diese Hilfe durch Angehörige zuteil werden könnte. Dazu muß man sich aber auch rechtzeitig um eine entsprechende Information kümmern bzw. an einer Schulung teilnehmen.

Die Zuckerspritze durch den Notarzt

Bei einem bewußtlosen, hypoglykämischen Diabetiker wird der Notarzt sofort Traubenzucker in die Vene spritzen und damit den Blutzucker wieder erhöhen. Diese Möglichkeit der Behandlung muß wohl stets dem Arzt vorbehalten bleiben. Dieser wird den Patienten in der Regel damit rasch zum Aufwachen bringen oder, bei besonders tiefgreifender Bewußtseinsstörung und bei den langwierigeren Unterzuckerungen durch Sulfonharnstofftabletten, eine ein- bis mehrtägige klinische Behandlung mit Zuckerinfusion veranlassen.

Erste Hilfe

Richtig handeln bei einer Unterzuckerung (»Hypo«)

- **Warnzeichen einer leichten Unterzuckerung**

  Blässe
  Schwitzen
  Zittrigkeit
  Herzklopfen
  Angst, Druckgefühl, Nervosität
  Kribbeln
  Pelzigkeitsgefühl um den Mund
  Kopfschmerzen
  Heißhunger
  weiche Knie

- **Warnzeichen einer schweren Unterzuckerung**

  Zusätzlich treten auf:

  Konzentrationsstörungen
  Sprachstörungen (Doppelbilder)
  Schwindel (als ob man betrunken wäre)
  Aggressives oder »clownartiges« Verhalten
  Bewußtseinsstörungen
  Bewußtlosigkeit
  Krampfanfälle
  »Schlaganfall«

Sofort handeln!

1 Kohlenhydrate aufnehmen

- 4 Plättchen Dextro-Energen, oder
- 8 Stück Würfelzucker, oder
- 1 großes Glas Fruchtsaft oder Cola

2 Hinlegen oder -setzen

3 Blutzuckerschnelltest durchführen

Testen Sie Ihren Blutzucker mit Ihren Blutzuckermeßgerät (s. S. 120)

⚠ Achtung Acarbose-Patienten: nur Traubenzucker einnehmen, keinen Haushaltszucker!

Erste Hilfe

Bei Bewußtlosigkeit – Sofortmaßnahmen für Außenstehende

1 Notruf

Notruf-Nummer: 112 bzw. 1922

- Hier ist ...
- Ein Diabetiker ist bewußtlos geworden
- Schicken Sie bitte einen Rettungswagen
- Meine Adresse und Telefonnummer ist ...

2 Keine Notfall-BE geben – Erstickungsgefahr bei Bewußtlosigkeit

3 Gebiß herausnehmen

4 Mund von Speiseresten säubern

5 Stabile Seitenlage

6 Glukagon spritzen

Bei Bewußtlosigkeit: Glukagon richtig spritzen

Notarzt verständigen (siehe oben); in der Zwischenzeit Glukagon spritzen.

1 Schutzkappe der Glukagonspritze entfernen

2 Lösungsmittel in das mit Glukagon gefüllte Fläschchen spritzen

3 Fläschchen schütteln, bis sich Glukagon gelöst hat

4 Glukagonlösung in die Spritze aufziehen

5 Spritzstelle suchen: Seite des Oberschenkels

6 Einstechen und spritzen

Sportlich aktiv und fit

Wer unbeschwert, aktiv und fit sein will, betreibt natürlich Sport. Für Typ-2-Diabetiker stellt körperliche Aktivität eine wirklich ursächliche Behandlungsmöglichkeit ihrer Krankheit dar; bei Typ-1-Diabetikern geht es vor allem darum, daß die blutzuckersenkende Wirkung muskulärer Betätigung sachgerecht in den Tagesablauf eingebaut wird.

Die Begriffe Muskelarbeit oder körperliche Betätigung bedürfen einer Erläuterung. In erster Linie ist in diesem Zusammenhang eine wirkliche Leistung gemeint, die von der Muskulatur erbracht wird. Auf Tätigkeiten wie Spazierengehen, leichte Gartenarbeit, Gymnastik oder auch normale Hausfrauenarbeit trifft dies erst ab einem gewissen Ausmaß zu, so wichtig sie auch sind, den Bewegungsapparat und den Blutkreislauf nicht »einrosten« zu lassen. Der Energieverbrauch bei dieser Art von Aktivität wird jedoch bei weitem überschätzt.

Sport hat Auswirkungen auf die Behandlung

Allen Diabeteskennern und auch allen insulinbedürftigen Diabetikern ist geläufig, daß durch zusätzliche körperliche Betätigung die Insulindosis verringert werden kann, ja verringert werden muß, wenn man Unterzuckerreaktionen vermeiden will (s. S. 177). Der Altmeister der Diabetologie, Dr. Joslin, betonte stets, daß Ernährung, Insulin und Muskelarbeit die drei entscheidenden Säulen der Diabetesbehandlung sind. Heute sieht man das bezogen auf die verschiedenen Typen von Diabetes differenzierter, unverändert aber haben Sport und körperliche Aktivität Auswirkungen auf den Blutzucker und die Diabetesbehandlung. Eines jedoch gleich vorweg: Muskelarbeit kann fehlendes Insulin nicht ersetzen.

Muskelarbeit senkt den Blutzucker

Vereinfachend kann man sagen: Aktive Betätigung der Muskulatur wirkt wie zusätzlich gespritztes Insulin oder auch wie zusätzlich eingenommene Sulfonylharnstoff-Tabletten. Während in Ruhe für die Einschleusung von Zucker aus der Blutbahn in den Muskel und den Aufbau von Muskelstärke – weiter vorne haben wir über diesen Reservezucker im Muskel gesprochen – eine verhältnismäßig große Insulinmenge notwendig ist, genügen für die arbeitende Muskulatur schon recht geringe Insulinkonzentrationen, damit der Treibstoff Traubenzucker sozusagen als Nachschub in die aktiven Muskelzellen übertritt.

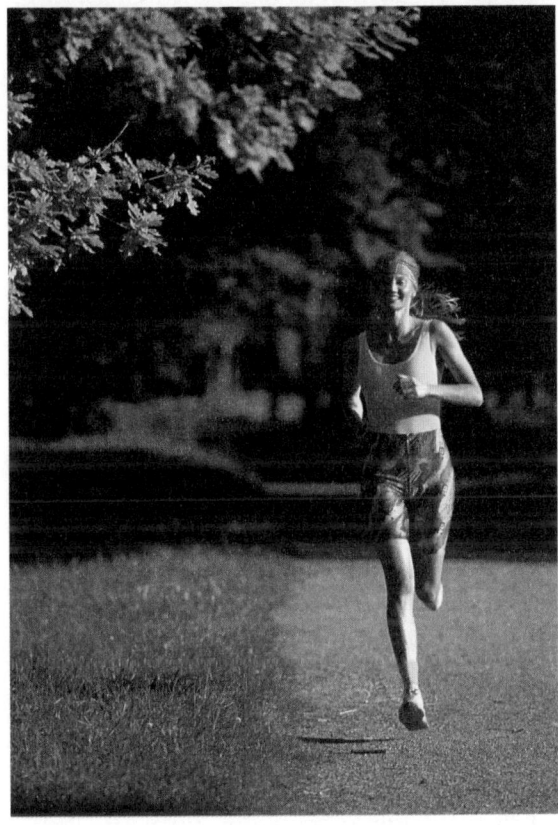

Sportlich aktiv und fit mit Diabetes.

Diesen Vorgang schätzt man erst richtig ein, wenn man weiß, daß die Muskulatur das größte Organ im menschlichen Körper ist. Ein 70 Kilogramm schwerer Mann besitzt eine Muskelmasse von etwas über 20 Kilogramm! Große Mengen von Zucker können daher innerhalb kurzer Zeit aus dem Blutkreislauf verschwinden, wenn viele Muskelgruppen gleichzeitig aktiv eingesetzt werden. Fehlt Insulin jedoch völlig, vermag auch körperliche Betätigung nicht mehr den Zucker zum Abströmen in die Muskulatur zu veranlassen und ein Koma zu verhindern.

Zwei Gesichtspunkte für den Diabetikeralltag

Zuallererst: Bewegung und Sport machen vielen Menschen Spaß. Zwei wichtige Gesichtspunkte sind für den Diabetikeralltag zu beachten:

1. Regelmäßige Muskelarbeit ist ein sehr wirkungsvolles Behandlungsprinzip der Zuckerkrankheit, das obendrein vom Patienten selbst gesteuert werden kann.
2. Man darf nicht ohne Vorbereitung plötzlich mit Sport beginnen oder umgekehrt mit regelmäßiger körperlicher anspruchsvoller Betätigung einfach aufhören.

Starke Veränderungen des Blutzuckers nach unten im ersten Fall bzw. nach oben im zweiten Fall wären die Folgen. Hypoglykämiegefährdet durch Muskelarbeit sind vor allem insulinspritzende Diabetiker und – etwas weniger ausgeprägt – Patienten, die auf blutzuckersenkende Tabletten vom Typ der Sulfonylharnstoffe eingestellt sind. Mit Ernährung allein behandelte Zuckerkranke brauchen sich allerdings kaum Sorgen zu machen. Typ-2-Diabetiker mit ihrer Unterempfindlichkeit gegenüber dem eigenen Insulin profitieren besonders viel von Muskelarbeit. Ihr Blutzuckerprofil verschiebt sich dadurch oft völlig in den Normbereich. Besonders günstig läßt sich körperliche Betätigung mit der Diabeteseinstellung abstimmen, wenn sie täglich im gleichen Ausmaß und zur gleichen Zeit ausgeübt wird.

Welche Sportarten sind geeignet?

Wenden wir uns nun sportlichen Aktivitäten im engeren Sinn zu. Natürlich geht es in erster Linie darum, was einem gefällt. Fast ist es müßig, festzustellen, daß sportliches Training als angenehmer Nebeneffekt auch Durchblutungsstörungen vorbeugt und bei der Behandlung solcher Krankheiten – unter ärztlicher Anleitung – große medizinische Bedeutung besitzt. Geeignet in diesem Sinne sind vor allem Sportarten, die das Herz-Kreislauf-System sowie die Lungen in Anspruch nehmen. Geländelauf ist das Paradebeispiel dafür. »Lauf um Dein Leben« – mit diesem Slogan sollen die bewegungsarmen durchblutungsgefährdeten Zivilisationsmenschen zum Mitmachen angeregt werden. Ebenfalls zu empfehlen sind Schwimmen, Fußball und andere Mannschaftsspiele, Skilaufen und Bergsteigen sowie Radfahren, Rudern oder Gymnastik. Sportarten, die mit Partner betrieben werden, wie beispielsweise Boxen, Ringen, Tennis, Tischtennis oder Federball, erfüllen nur dann den hier beabsichtigten gesundheitlichen Zweck, wenn sie regelmäßig und mit genügender Intensität betrieben werden.

> **Die Pulsregel: Wie stark darf ich mich belasten?**
>
> Welche Leistung soll erbracht werden oder, besser gesagt, wie sehr soll man sich belasten? Nach einer alten Faustregel sollte die Zahl der Pulsschläge während eines Ausdauertrainings ca. 180 weniger dem Lebensalter in Jahren betragen. Dies entspricht in etwa einer Anstrengung von 50 Prozent der maximalen körperlichen Leistungsfähigkeit. Man soll sich also nicht vollständig verausgaben. Außerdem empfiehlt es sich, langsam mit dem Training zu beginnen und dieses in kleinen Stufen zu steigern. Falsch wäre es, wollte man von einem Tag zum anderen die Versäumnisse von Jahren wiedergutmachen.

Auch Hochleistungssport ist möglich

Insulinspritzende Patienten sollten wohl eher keinen extremen Hochleistungssport betreiben, weil hierbei weder die Dauer noch die Stärke der Beanspruchung voraussehbar und damit die Gefahr einer schweren Unterzuckerung zu groß ist. Ausnahmen, wie zuckerkranke Wimbledonsieger im Tennisspielen und Olympiasieger im Hockey, bestätigen nur die Regel. Außergewöhnliche Leistungsspitzen und totale Erschöpfungszustände sollte man besser vermeiden. Patienten mit Gefäßveränderungen dürfen nur nach Anweisung ihres Arztes sportlich aktiv sein. Am besten bespricht man mit seinem Arzt, welcher Sport in welcher Intensität für einen gut ist.

Was ist beim Sport zu beachten?

Wie bei manch anderen Dingen auch sollte man als Diabetiker beim Sport vorher planen und überlegen, welche Vorbereitungen hinsichtlich des Diabetes zu treffen sind.

Stoffwechselmaßnahmen vorher überlegen

Wie soll man den Stoffwechsel anpassen? In jedem Fall ist erst einmal der Blutzucker zu messen, bei Werten von 250 mg/dl und darüber auch der Azetongehalt im Urin. Falls deutlich Azeton ausgeschieden wird, sollte jegliche sportliche Betätigung unterbleiben und die Stoffwechsellage umgehend verbessert werden, ansonsten kann eine schwerwiegende Diabetesentgleisung durch Sport die Folge sein. Signalisiert die Selbstkontrolle dagegen grünes Licht für Sport – was ja die Regel sein sollte – dann kommen zwei Maßnahmen zur Anpassung des Stoffwechsels in Frage: mehr Kohlenhydrate zuführen und weniger Insulin spritzen (s. unten)! Tablettenbehandelte Diabetiker können evtl. auch weniger Tabletten vom Typ der Sulfonamide einnehmen. Welcher Weg vorrangig beschritten werden soll, hängt u.a. maßgeblich vom Körpergewicht ab. Oft wird man beides zugleich tun müssen, also Erhöhung der Nahrungszufuhr und Verringerung der Medikamente. Übergewichtige Patienten, bei denen eine Gewichtsabnahme erwünscht ist, sollten bevorzugt versuchen, durch eine Verminderung der Insulin- oder Tablettendosis zum Ziel zu gelangen.

> ◆ **Wichtiger Hinweis für Typ-2-Diabetiker:**
> Vor Neubeginn mit Sport den Arzt unbedingt fragen, ob das von seiten evtl. bestehender Durchblutungsstörungen unbedenklich ist.

Ausgleich durch Extra-BE

Pro Stunde sportlicher Leistung sollten 1 bis 2 BE zusätzlich zur normalen Ernährung gegessen werden. Liegt der Blutzucker bereits vor dem Sport über 200 mg/dl, sollten zunächst keine extra BE zugeführt werden. Bei Werten zwischen 100 bis 200 mg/dl sind 1 bis 2 Extra-BE (in flüssiger bzw. leicht verdaulicher Form) angezeigt, bei Werten unter 100 mg/dl 2 bis 3. Ein eventueller Unterzucker muß natürlich erst behandelt werden. Bei wirklich intensiver Ausdauerleistung sollte nach jeder halben Stunde eine weitere BE »nachgeschoben« werden, ggfs. auch alle 20 Minuten. Fruchtsäfte (bei stärkerem Flüssigkeitsverlust 1:1 mit Mineralwasser gemischt), isotonische Sportdrinks, die Zucker und Mineralstoffe enthalten, Bananen oder Orangen erweisen sich oft als besonders empfehlenswert und belasten den Magen während des Sports nur wenig. Auf genaues Einhalten der vorgesehenen Essenszeiten ist unbedingt zu achten.

Meist muß man auch nach dem Sport – wegen des sogenannten Muskelauffülleffekts – noch für zusätzliche BE sorgen. Vorsicht mit Alkohol und der damit verbundenen Gefahr einer Hypoglykämie!

Verringerung der Insulindosis

Wie sieht es mit der Verringerung der Insulindosis aus? Wenn man noch keine einschlägigen Erfahrungen besitzt, sollte man anfänglich probeweise die Insulindosis vor der sportlichen Betätigung um 30 bis 50% kürzen, natürlich am besten vorher den Arzt befragen und sich allmählich dem tatsächlichen Bedarf annähern. Eine längere Ausdauerleistung ist nur nach vorheriger Kürzung der Insulindosis möglich. Viele Diabetiker berichten, daß sie beispielsweise während ihres Skiurlaubs nur die Hälfte bis zwei Drittel ihrer sonst üblichen Tages-Insulindosis benötigen!

Man kann daraus sofort ersehen, daß es unumgänglich notwendig ist, alle getroffenen Maßnahmen, Ausgleich durch Extra-BE und Verminderung der Insulin- oder Tablettendosis, anhand der Blutzuckerselbstkontrolle auf ihre Richtigkeit hin zu überprüfen. Auch im Urlaub. Wie man das macht, wurde ausführlich in den Kapiteln »Selbstkontrolle« und »Anpassung des Insulins« besprochen. Außerdem ist es ratsam, die sportliche Leistung nur langsam zu steigern. Allzu abruptes Umschalten auf sportliche Aktivität verhindert eine rechtzeitige Anpassung an die tatsächlichen Erfordernisse.

Sport am Nachmittag läßt sich oft besonders gut einbauen. Die anschließende Abendinsulinspritze, zumindest deren Altinsulinanteil, ist dann etwas geringer zu wählen. Für Feierabendsportler empfiehlt sich die Herabsetzung sowohl der Abend- als auch nicht selten der darauffolgenden Morgen-Insulindosis.

Es folgen zwei Beispiele für ganztägige dauernde körperliche Belastung sowie für ein zweistündiges Tennistraining:

Fallbeispiele

Herr F. plant eine Radtour:

Herr F. möchte mit seiner Familie am Sonntag eine ganztägige Radtour unternehmen und hat am Samstag alle Vorbereitungen für diesen Ausflug getroffen. Da die Radtour durch sehr hügelige Gegenden führt und darum mit starker körperlicher Belastung einhergeht, hat er sich ausreichend Proviant sowie schnell verdauliche KH eingepackt. Die Blutzuckerteststreifen dürfen selbstverständlich ebenfalls nicht fehlen. Herr F. führt eine intensivierte Insulintherapie durch und spritzt ohne große körperliche Bewegung bei einer guten Blutzuckereinstellung morgens 14 E Normalinsulin und 8 E Verzögerungsinsulin, mittags 6 E Normalinsulin, abends 7 E Normalinsulin und spät 12 E Verzögerungsinsulin.

Am Sonntag morgen mißt er vor dem Frühstück seinen Blutzucker, der bei 130 mg/dl liegt. Angesichts der ganztägigen Radtour entschließt er sich, seine Insulindosis zu reduzieren. Aber um wieviel?

Aus Erfahrung weiß er, daß eine Reduzierung von 2 bis 3 Einheiten wenig dazu beiträgt, einer Unterzuckerung vorzubeugen, und eine Verminderung der Insulindosis um ca. 50 Prozent sinnvoller wäre. Er spritzt deshalb an diesem Morgen 7 E Normalinsulin und 4 E Verzögerungsinsulin.

Dat.	Insulin: Normalinsulin / Verzögerungsinsulin					Blutzucker:				Bemerkungen: z.B. Unterzucker, Ketonurie, Körpergewicht
	morgens		mittags	abends		morgens	mittags	abends	spät	
Sa	14	8	6	7	12	120	140	110	140	
So	7	4	3	5	9	130	110	100		Radtour ganzen Tag 10.00 120, 12.00 +2 BE

Bei einem Zwischenstopp und einem gemessenen Blutzucker von 120 mg/dl nimmt er sein zweites Frühstück ein.

Für ca. 12.30 Uhr ist das Mittagessen vorgesehen, und die Familie kehrt in ein Gasthaus ein. Herr F. mißt seinen Blutzucker, der Wert beträgt 110 mg/dl. Da sich nach dem ersten Teilstück der Route ein großer Hunger eingestellt hat, will er das mittägliche Insulin nicht ganz weglassen, und er spritzt 3 E Normalinsulin.

Gegen abend kommt die Familie glücklich wieder nach Hause. Herr F. vermindert bei einem Blutzucker von 100 mg/dl vor dem Abendessen seine Normalinsulindosis auf 5 E und spät sein Verzögerungsinsulin auf 9 E. Warum tut er dies?

Er weiß aus Erfahrung, daß auch nach der Beendigung der Muskelarbeit, in diesem Falle der Radtour, die Muskeln verstärkt Traubenzucker aufnehmen und er durch die nachträgliche Reduzierung der Dosis einer nächtlichen Unterzuckerung vorbeugen wird.

Frau S. spielt Tennis:

Am nächsten Wochenende will Frau S. an einem Tennisturnier teilnehmen. Kurzfristig hat sie heute für die Zeit nach dem Mittagessen Trainerstunden bekommen, um für den anstehenden Wettkampf zu trainieren. Sie hat morgens 12 E Normalinsulin und 8 E Verzögerungsinsulin gespritzt. Für das Mittagessen benötigt sie normalerweise bei einem Blutzucker von 120 mg/dl 8 E Normalinsulin.

Dat.	Insulin: Normalinsulin ☐ / Verzögerungsinsulin ▨					Blutzucker:				Bemerkungen: z.B. Unterzucker, Ketonurie, Körpergewicht
	morgens		mittags	abends		morgens	mittags	abends	spät	
Sa	12	8	8	7	10	110	120	140	130	
So	12	8		7	10	120	100	130		13.30 Training, 15.30 90 +1 BE

Sie mißt jetzt vor dem Mittagessen einen Blutzucker von 100 mg/dl und entschließt sich, das Normalinsulin zum Mittag ganz wegzulassen. Die 2 Stunden Training haben sie körperlich geschafft. Der im Anschluß gemessene Blutzucker von 90 mg/dl zeigt ihr, daß es richtig war, die Insulindosis von mittags ganz zu streichen. Zur Sicherung nimmt sie noch mindestens 1 BE zu sich.

Trifft sie sich sonst mit ihren Freundinnen zum einstündigen Tennismatch am Nachmittag, wobei sie nicht immer die Spielstärke ihrer Gegnerinnen einzuschätzen weiß, beugt sie üblicherweise mit Zusatz-BE einer Unterzuckerung vor.

Auch für den Alltag zutreffend

Diese Regeln treffen abgestuft natürlich auch auf alltägliche körperliche Betätigung zu. Beispielsweise werden schon viele Diabetiker festgestellt haben, daß die Stoffwechseleinstellung im Krankenhaus, die ja praktisch unter körperlichen Ruhebedingungen erfolgt, erst an die Verhältnisse im täglichen Leben angeglichen werden muß. Zuckerkranke Menschen, die an Wochenenden körperlich wesentlich aktiver sind als unter der Woche (oder umgekehrt sich dann ausruhen), müssen dies bei ihrer Ernährung bzw. ihrer Insulintherapie berücksichtigen. Die Blutzuckerselbstkontrolle erweist sich auch bei diesen Gelegenheiten als unschätzbarer Ratgeber, wie man sich möglichst »stoffwechselgerecht« verhalten soll.

Was Sie beim Sport immer dabeihaben sollten

Sporttreibende Diabetiker benötigen nicht nur eine gute Sportausrüstung, sie müssen auch für ihren Stoffwechsel gerüstet sein. Dazu gehört, daß man seinen Diabetikerausweis mitführen muß, einschließlich des Vermerks, in welcher Weise andere Menschen dem Diabetiker beim Auftreten einer Hypoglykämie helfen können. Im Ausland soll man eine Übersetzung dieser Anweisung in die Landessprache bei sich haben (s. S. 285 ff.). Für Pumpen-Träger kann der spezielle Hinweis auf die Insulinpumpe wichtig sein (s. S. 287). Wie im Kapitel »Hypoglykämie: Wenn der Zucker zu tief absinkt« ab S. 173 näher erläutert wurde, erwecken hypoglykämische Diabetiker nur allzu leicht den Eindruck von Betrunkenen und bleiben ohne notwendige Hilfe. Traubenzucker zur Beseitigung rasch einsetzender Unterzuckerungen sollte jeder sporttreibende Diabetiker griffbereit bei sich haben. Proviant in abgewogenen Portionen erleichtert die Berechnung der notwendigen Nahrung. Eine Glukagonspritze, in deren Handhabung ein Sportkamerad oder der Trainer eingewiesen ist, kann ebenfalls hilfreich sein. Die kleine Taschenapotheke soll ferner farbloses Merfen (zum Desinfizieren von Hautwunden) und Verbandspäckchen enthalten. Bei ausgedehnteren sportlichen Exkursionen können ein Ersatzfläschchen Insulin oder auch Ersatz-Pens sehr hilfreich sein.

Diabetiker ersparen sich manche Verlegenheit, wenn sie Sport nur in Begleitung von Kameraden ausüben, die über die Zuckerkrankheit und mögliche Unterzuckerungszustände aufgeklärt sind. Man sollte keinesfalls aus falscher Scham verheimlichen, daß man zuckerkrank ist.

Informiert sein und richtiges Verhalten wird von zuckerkranken Menschen in vielen Situationen gefordert. Dies sollte nicht als Fessel und Gängelei aufgefaßt werden. Vielmehr gibt das Verständnis um die Zusammenhänge die Freiheit zurück, das zu tun, was andere Menschen auch tun, nämlich sportlich aktiv und fit zu sein.

Folgeschäden: vermeiden und rechtzeitig behandeln

Man muß offen darüber reden: Gefäßkrankheiten bestimmen heute in weiten Kreisen unserer Bevölkerung die Lebenserwartung. Nicht nur beim Diabetiker. Tatsache aber ist, daß zuckerkranke Menschen noch häufiger, als es dem Durchschnitt entspricht, Gefäßstörungen entwickeln. Die chronische Stoffwechselkrankheit Diabetes bereitet den Boden dazu. Man hat dies – wie bereits erwähnt – auch mit dem Schlagwort »das zweite Gesicht der Zuckerkrankheit« belegt. Auch Störungen an den Nerven gehören dazu.

Ziel dieses Kapitels soll es nicht sein, Ängste zu erzeugen, sondern vielmehr Wege aufzuzeigen, wie man sich möglichst vor Gefäßkomplikationen schützt oder sie zumindest so früh erkennen kann, daß die zum Teil sehr wirksamen Behandlungsmöglichkeiten voll ausgeschöpft werden können.

Makro- und Mikroangiopathie: Gefäßschäden mit Folgen

Zwei große Gruppen von Gefäßkrankheiten – von Angiopathien, wie man in der Fachsprache sagt – sind voneinander zu unterscheiden: die Makroangiopathie (von makros = groß), die sich an den großen und mittleren Arterien abspielt und die Diabetiker wie Nichtdiabetiker befallen kann, und die Mikroangiopathie (von mikros = klein), die nur bei Diabetikern die kleinsten Gefäße, die Kapillaren, befällt.

Die Makroangiopathie entspricht dem Bild der Arteriosklerose, im Volksmung auch als »Arterienverkalkung« bezeichnet, die praktisch jeder Mensch im Alter erlebt. Allerdings erkranken Diabetiker öfter, früher und stärker, Frauen genauso wie Männer. Die Art des Diabetes spielt dabei *keine* ausschlaggebende Rolle. Gerade Patienten mit dem oft so verharmlosend bezeichneten »leichten Zucker« erweisen sich in der Praxis als besonders anfällig.

■■■■■■■■ **Makro- und Mikroangiopathie: Gefäßschäden mit Folgen** ■

Sind die Herzkranzgefäße betroffen, droht ein Herzinfarkt. Die Beschwerden, die einem solchen Ereignis in der Regel vorangehen, wie Enge- oder Druckgefühl oder Brennen hinter dem Brustbein, ausgelöst durch körperliche Belastung, z.B. durch Treppensteigen, sind beim Diabetiker oftmals nur gering ausgeprägt. Im Gehirn können die Störungen an den Gefäßen zu einem Schlaganfall führen. Schließlich können die größeren und mittleren Blutgefäße der Beine eingeengt oder sogar verschlossen sein. Die dadurch gestörte Blutzirkulation mag in Ruhe noch ausreichend sein, unter Belastung aber treten oft typische Beschwerden in Form von Schmerzen in der Wade oder auch im Oberschenkel auf. Der Betreffende muß stehen bleiben, was oft durch einen Blick in das nächste Schaufenster getarnt wird und deshalb zu dem Namen »Schaufensterkrankheit« geführt hat. Nicht selten ist jedoch bei Zuckerkranken gleichzeitig die Schmerzempfindlichkeit in den Beinen gestört, so daß die drohende Gefahr nicht sofort bemerkt wird. Mit Fortschreiten der Erkrankung können die Zehen oder der Fuß brandig werden; eine Gangrän entwickelt sich, wie der Arzt sich ausdrückt.

Schalten Sie Ihre Risikofaktoren aus

In der Medizin ist heute eine ganze Reihe von Risikofaktoren bekannt, die der Makroangiopathie Vorschub leisten. Dazu zählen Zigarettenrauchen, Übergewicht, hoher Blutdruck, erhöhte Blutfettwerte und die Zuckerkrankheit. Also nicht nur die Zuckerkrankheit ist ein Risikofaktor! Daher ist es auch verständlich, daß nicht allein Diabetiker an Gefäßstörungen erkranken. Die Kombination von mehreren Risikofaktoren vervielfacht die Gefahr, daß die Blutgefäße sich arteriosklerotisch verändern – das haben großangelegte Untersuchungsreihen bewiesen. Darüber hinaus scheinen Rauchen und hoher Blutdruck auch die diabetische Mikroangiopathie an Auge und Niere (s. unten) ungünstig zu beeinflussen.

Beispiele	
Risiken für die großen Blutgefäße sind	**Risiken für die kleinen Blutgefäße sind**
• Bluthochdruck • erhöhte Blutfette • Rauchen • erhöhter Blutzucker	• erhöhter Blutzucker • Bluthochdruck • Rauchen • erhöhte Blutfette

■ **Folgeschäden: vermeiden und rechtzeitig behandeln**

Es lohnt sich, und dies gilt ganz besonders für Diabetiker, jeden einzelnen Risikofaktor anzugehen und auszuschalten. Daß man das Rauchen einstellen oder an Gewicht abnehmen kann, braucht nicht diskutiert zu werden, selbst wenn es in der täglichen Praxis oft die größten Schwierigkeiten bereitet. Auch einen Bluthochdruck kann man meist gut und dauerhaft behandeln, ebenso die erhöhten Blutfette. Über die gute Diabeteskontrolle und ihren Nutzen haben wir ja in diesem Buch schon zur Genüge gesprochen. Alle aufgeführten Risikofaktoren sind also wirksam zu bekämpfen. Gibt das nicht ein bißchen Zuversicht?

Bluthochdruck: Heute sehr gut zu behandeln

Fast 90 Prozent aller Typ-2-Diabetiker und etwa ein Drittel aller Typ-1-Diabetiker haben gleichzeitig einen Bluthochdruck. Angesichts dieser Häufigkeiten und der enormen Bedeutung für die Entstehung der Gefäßschäden an den großen und kleinen Blutgefäßen, werden an vielen Diabetes-Zentren auch strukturierte Hypertonie-Schulungskurse angeboten. Wenn Sie betroffen sind, sollten Sie unbedingt diese Chance nutzen!

Schätzen Sie Ihren Blutdruck ein

Niedriger Blutdruck	< 110/60 mm Hg
Normaler Blutdruck	110–130/60–85 mm Hg
Hoher Blutdruck	≥ 140/90 mm Hg

Bluthochdruck – medizinisch: Hypertonie – ist eine Kreislauferkrankung, bei der in den Blutgefäßen ein erhöhter Druck herrscht. Sehr oft bemerkt man lange Zeit gar nichts vom Bluthochdruck. (Das ist im übrigen ganz ähnlich wie beim Typ-2-Diabetes, mit dem im Rahmen des metabolischen Syndroms offensichtlich eine gemeinsame erbliche Veranlagung besteht.) Häufig läßt sich schon bei 30- und 40jährigen eine Hypertonie nachweisen, gerade bei Diabetikern (Typ I und Typ II) oder Menschen, die dann später Diabetes entwickeln. Bleibt eine Hypertonie über Jahre unbehandelt, kommt es zu den oben beschriebenen Schäden am Herzen und an den Blutgefäßen.

Bei einem Erwachsenen liegt der systolische Blutdruck (d.h. der obere Wert) in Ruhe normalerweise unter 140 mm Hg, der diastolische (untere Wert) unter 90 mm Hg (mm Hg bedeutet »Millimeter Quecksilbersäule«

und ist ein Maß für den Druck). Eine Hypertonie liegt dann vor, wenn bei mehreren Blutdruckmessungen an verschiedenen Tagen die Blutdruckwerte in Ruhe erhöht sind. Es genügt, wenn einer der beiden Werte erhöht ist. Besonderen Stellenwert sowohl für die Diagnose als auch die Therapie der Hypertonie hat die ambulante 24-Stunden-Blutdruckmessung erhalten, weil damit tageszeitliche Schwankungen erfaßt werden und die Werte tatsächlich der alltäglichen Belastung entsprechen. Es gelten etwas andere (niedrigere) Grenzwerte.

Für die Behandlung sollten immer auch die nichtmedikamentösen Möglichkeiten wie Gewichtsabnahme, körperliche Aktivierung und Einstellen des Rauchens (aktiv und fit!) bedacht werden. Erst auf dieser Grundlage kommen dann gegebenenfalls zusätzlich blutdrucksenkende Medikamente zum Einsatz.

Medikamente gegen den Bluthochdruck

Die fünf wichtigsten Gruppen von Tabletten (»Basis-Medikamente«) sind nachfolgend kurz charakterisiert.
- Betablocker (»Streßschützer«) verringern die Herzarbeit, indem der Puls (Herzschlag) sinkt, und vermindern so den Blutdruck.
- Diuretika sind Entwässerungsmedikamente, welche die Natrium- und Harnausscheidung steigern. Dadurch sinkt die Blutmenge in den Gefäßen, und der Blutdruck fällt.
- Kalzium-Antagonisten entspannen bzw. erweitern die Blutgefäße. Der Blutdruck sinkt.
- ACE-Hemmer beeinflussen das Hormonsystem von Renin und Angiotensin, das den Blutdruck hochhält. Dadurch nimmt der Blutdruck ab. In die gleiche Richtung wirken AT1-Rezeptor-Antagonisten, welche die Bindung von Angiotensin (AT) an eine seiner Bindungsstellen hemmen.
- Alpha-1-Blocker dämpfen in Gehirnzentren das System, das den Blutdruck hochhält. Die Blutgefäße erweitern sich, und der Blutdruck fällt.

Praktisch jede Form von Hypertonie läßt sich heute sehr gut behandeln. Oft ist dazu allerdings eine Kombinationstherapie mit mehreren Medikamenten notwendig. Entscheidend für eine erfolgreiche Therapie ist auch hier eine gute Selbstkontrolle durch den Patienten – genau wie beim Diabetes. Abschließend sind daher einige gängige Blutdruckmeßgeräte zur Selbstmessung genannt.

> **Blutdruckmeßgeräte zur Selbstmessung**
> - Blutdruckmeßgeräte mit Stethoskop
>   z.B. boso-ergotest (Bosch + Sohn), Hestia HS 50 (Hestia)
> - Elektronische Geräte
>   z.B. Blutdruck-Computer »medicus« (Bosch + Sohn), Visomat compact (Hestia)
> - Blutdruckmeßgeräte für das Handgelenk (erfordert sorgfältige Handhabung)
>   z.B. visomat handy (Hestia), Blutdruck-Uhren (Nais)

Hypertonie ist nicht heilbar, sondern eine lebenslange Krankheit. Wenn man bei den Blutdruck-Selbstmessungen unter der Behandlung gute Blutdruckwerte von unter 140/90 mm Hg erzielt, sollte man daher nicht den Fehler machen, die Medikamente abzusetzen, sondern vielmehr sich freuen, daß das Therapieziel erreichbar ist, und – die Medikamente regelmäßig weiternehmen. Auch blutdrucksenkende Mittel können natürlich nur wirken, wenn sie eingenommen werden.

Aspirin stoppt die Makroangiopathie

Sollten sich bei Ihnen tatsächlich Schäden an den großen Blutgefäßen eingestellt haben, sollten Sie gemeinsam mit Ihrem Arzt überlegen, ob nicht die regelmäßige Einnahme von Azetylsalizylsäure = ASS, der Wirkstoff von Aspirin, empfehlenswert ist. Es hat sich nämlich gezeigt, daß eine tägliche Zufuhr von 100 bis 300 mg Aspirin das weitere Fortschreiten dieser Gefäßschäden verhindern bzw. verlangsamen kann, speziell auch bei Diabetikern.

Betablocker und Fettsenker nach Herzinfarkt

Für die Behandlung von Menschen im Anschluß an einen Herzinfarkt hat sich eine Reihe von positiven Erkenntnissen ergeben. So werden die Lebensaussichten über die nächsten Jahre durch die konsequente Einnahme von Betablockern sowie von Fettsenkern aus der Gruppe der sog. Statine ganz beträchtlich verbessert. Diabetiker profitieren davon genauso wie Nichtdiabetiker. LDL-Cholesterinwerte im Blut von zumindest unter 125, besser unter 100 mg/dl sollten in dieser Situation angestrebt werden. Mit den Statinen, welche die Cholesterin-Produktion in der Leber hemmen, ist das auch erreichbar, z.T. in Kombination mit weiteren Medikamenten. Nicht genug kann in diesem Zusammenhang auch die Bedeutung einer guten Diabeteseinstellung betont werden (unter Umständen muß auch auf Insulin umgestellt werden), aber das ist für die Leser dieses Buches wohl schon selbstverständlich.

Diabetische Netzhauterkrankung – wie wird behandelt?

Bei der Mikroangiopathie können besonders zwei Organe in Mitleidenschaft gezogen werden: Auge und Niere. Die diabetische Netzhauterkrankung, auch Retinopathie genannt, kann vom Arzt in einem recht frühen Stadium erkannt werden, da die Gefäße des Augenhintergrundes einer direkten Untersuchung mit dem Augenspiegel zugänglich sind. Wie der Augenhintergrund normalerweise aussieht, zeigt die folgende Abbildung.

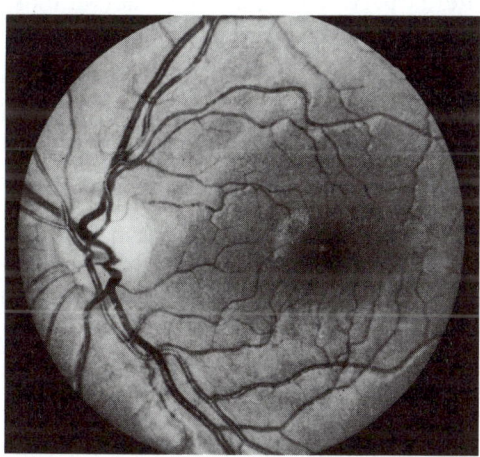

Fotografie eines normalen Augenhintergrundes. Die helle Scheibe links ist der Sehnerv, die dunkle Zone rechts die Stelle des schärfsten Sehens (»Makula«). Die Blutgefäße überziehen den Augenhintergrund wie Straßen eine Landkarte.

Bei der diabetischen Retinopathie sieht man zunächst an den Kapillaren der Netzhaut kleine Aussackungen, die sog. Mikroaneurysmen. Später können noch fettartige Ablagerungen sowie kleinste Blutungen in der Netzhaut hinzukommen (sog. »nicht proliferative Retinopathie«). Patienten mit diesen Veränderungen leiden glücklicherweise nur selten unter Sehstörungen.

Zu einem kleinen Prozentsatz verläuft die Retinopathie wesentlich schwerwiegender: Es bilden sich neue Blutgefäßchen, die Blut in das

Augeninnere austreten lassen (sog. »proliferative Retinopathie«). Bei solchen Zuckerkranken ist das Augenlicht gefährdet. Retinopathie ist also nicht gleich Retinopathie.

Behandlung mit Lichtstrahlen

Es gibt bis heute keine Medikamente, welche die Retinopathie eindeutig und wirksam eindämmen können. Aber es steht seit einigen Jahren die sog. Lichtkoagulation als erfolgversprechende Maßnahme zur Verfügung. Es wird dabei versucht, mit Lichtstrahlen – in der Regel mit Laserstrahlen – veränderte Kapillaren am Augenhintergrund zu veröden und damit Blutungen vorzubeugen. Es besteht kein Zweifel mehr, daß dieser den Patienten wenig belastende Eingriff gute Erfolgsaussichten eröffnet. Die Durchführung ist einfach. Sie erfolgt z.T. in lokaler Betäubung und kann in der Regel ambulant vorgenommen werden.

Wichtig ist die regelmäßige weitere Überwachung des Netzhautbefunds, so daß bei Bedarf die Behandlung fortgesetzt werden kann. Wenn der Augenarzt Ihnen zu einer Lichtkoagulation rät, sollten Sie nicht zögern.

Entfernung des Glaskörpers

Schließlich kann bei dauerhaft blutig getrübtem Glaskörper des Auges dessen operative Entfernung (»Vitrektomie«) in Frage kommen, ein Verfahren, das in den letzten Jahren an verschiedenen Universitätskliniken entwickelt wurde und in einem recht großen Prozentsatz der Fälle das Augenlicht wieder verbessert.

Auf Sehstörungen, die auf andere diabetesbedingte Ursachen zurückzuführen sind, kommen wir noch im übernächsten Kapitel zu sprechen.

Diabetische Nierenerkrankungen: Eiweiß im Harn

Ebenfalls sehr ernst zu nehmen sind die Folgen der diabetischen Mikroangiopathie an der Niere, der Nephropathie, wie man in der Fachsprache sagt.

■■■■■■■■■ **Makro- und Mikroangiopathie: Gefäßschäden mit Folgen** ■■

Mikroalbuminurie wegweisend

Man hat herausgefunden, daß viele Jahre, z.B. ein Jahrzehnt, bevor schwerwiegende Störungen an den Nieren auftreten, bei gefährdeten Diabetikern bereits geringe Mengen von Eiweiß im Urin (eine sog. Mikroalbuminurie) auf das kommende Risiko hinweisen. Allerdings erfordert der Nachweis spezielle Testmethoden, die normalen Teststreifen zum Nachweis von Eiweiß genügen nicht. Es gilt daher, diese Patienten durch entsprechende Untersuchungen frühzeitig zu erkennen; man kann nämlich durch eine möglichst vollkommene Normalisierung des Blutdrucks – neben einer möglichst guten Diabeteseinstellung – eine ernsthafte Verschlechterung der Nierenfunktion zumindest um Jahre hinausschieben, wenn nicht überhaupt noch aufhalten. Eine Mikroalbuminurie kann auch auf generelle Veränderungen an den großen Blutgefäßen hinweisen. Patienten mit Mikroalbuminurie müssen also besonders sorgfältig auf »Herz und Nieren« (und Gefäße) untersucht und ein Bluthochdruck »aggressiv« behandelt werden.

Eiweißverlust, Ansammlung von Gewebswasser und erhöhter Blutdruck kennzeichnen häufig die diabetische Nierenerkrankung, die in ein chronisches Nierenversagen einmünden kann. Auf die dann oft lebensrettenden und in den letzten Jahren wesentlich verbesserten Maßnahmen der Blutwäsche (Dialyse) und der Nierenverpflanzung wurde bereits hingewiesen.

Insgesamt bleibt festzustellen, daß besonders die Mikroangiopathie meist erst nach einer Reihe von Diabetesjahren, also nach 10 bis 15 Jahren, auftritt. Niemand darf sich daher in falscher Sicherheit wiegen, wenn bei einem schlecht eingestellten Diabetes bislang keine Störungen an der Niere aufgetreten sind.

Vorbeugen ist wichtiger als Heilen

Man sollte bei vorbeugenden Untersuchungen nach einer Art Vorsorgeplan (s. Merkblatt nächste Seite) verfahren, da die Frühdiagnose von Risikofaktoren ebenso wie von bereits bestehenden Gefäßveränderungen die besten Behandlungsergebnisse gewährleistet. Die Deutsche Diabetes-Gesellschaft hat dazu eigens den Gesundheitspaß Diabetes entwickelt. Vorsorgeuntersuchungen werden heute schon auf vielen medizinischen Gebieten durchgeführt, zum Teil sogar vom Gesetzgeber garantiert. Manche Patienten müssen dabei erst eine psychologische Schranke überwinden,

Folgeschäden: vermeiden und rechtzeitig behandeln

sie leben nach der Devise: »Solange keine Spätschäden ausdrücklich festgestellt worden sind, werden schon keine vorhanden sein.« Das ist ein Irrtum. Wertvolle Zeit für die Behandlung kann verstreichen.

Halbjährlich bis jährlich sollten – falls keine komplizierenden Umstände zu öfteren Kontrollen zwingen – die Blutfette Cholesterin und Triglyzeride gemessen, der Augenhintergrund gespiegelt und die Zusammensetzung des Harns (Harnstatus einschließlich der Suche nach einer evtl. Mikroalbuminurie) sowie Harnstoff bzw. Kreatinin im Blut (als Maß für die Nierenleistung) überprüft werden. Gleiches gilt für das Kontrollieren (Inspektion) der Füße durch den Arzt. Nach 10 Diabetesjahren sollte man beim Augenspiegeln in jedem Fall auf einen halbjährlichen Rhythmus übergehen. Ebenso sind häufigere Kontrollen bei beginnender Retinopathie angebracht. Der Harnstatus ist nicht zu verwechseln mit den Harnzuckerkontrollen; der Harnstatus zeigt an, ob z.B. eine Harnwegsentzündung vorliegt oder ob – wie bereits erwähnt – Eiweiß durch die Nieren ausgeschieden wird.

Ebenfalls jährlich sollte – vor allem bei über 35 Jahre alten Patienten – ein »Gefäßstatus« erhoben werden, einschließlich EKG, Abhören der Brustorgane und Blutdruckmessung, Aufsuchen der Pulse an den Beinen und am Hals sowie eine Untersuchung des Nervensystems (Reflexe, Vibration, Mikrofilament) erfolgen. Darüber hinaus sind bei jedem Arztbesuch Blutdruckmessungen erforderlich.

> **Merkblatt**
>
> ## Untersuchungen schützen vor Folgekrankheiten
>
> Lassen Sie folgende Untersuchungen regelmäßig durchführen, um Folgekrankheiten zu vermeiden oder frühzeitig zu erkennen. Tragen Sie die bei den Untersuchungen gemessenen Werte und die vom Arzt festgelegten Therapieziele in Ihren Diabetes-Gesundheits-Paß ein.
>
> | | |
> |---|---|
> | Bei jedem Arztbesuch: | Gewicht, Blutdruck, Blutzucker |
> | Viertel- bis halbjährlich: | Blutzucker, HbA_{1c}-Wert, Mikroalbuminurie |
> | | Fußinspektion |
> | | Auch die Frage nach dem Risikofaktor Rauchen gehört zur Überwachung des möglichen Risikos von Spätfolgen. |
> | | Halbjährliche Augenspiegelungen, wenn der Diabetes schon länger als 10 Jahre besteht. |
> | Jährlich: | Augenärztliche Kontrolle, also Spiegelung des Augenhintergrundes |
> | | Nierenfunktionstest; dabei wird der Blutdruck, die Ausscheidung von Eiweiß im Harn (Mikroalbuminurie) und das Kreatinin gemessen und ein Urinstatus durchgeführt. |
> | | Untersuchung des peripheren Nervensystems, also der Nerven in Armen und Beinen inklusive eines Stimmgabeltests. |
> | | Untersuchung der Gefäße (Gefäßstatus) einschließlich einer Doppler-Untersuchung (eine Form des Ultraschalls) |
> | | Ruhe-EKG, ggfs. Belastungs-EKG und Herz-Echo |
> | | Blutfette (Lipidstatus): Cholesterin (HDL und LDL) und Triglyceride; die Zielwerte werden je nach individuellem Therapieziel festgelegt. |

■ Folgeschäden: vermeiden und rechtzeitig behandeln ■

Nervenstörungen und sonstige Begleiterscheinungen

»Sonstige« klingt nach zweitrangig, wenig bedeutungsvoll. Dies ist aber im vorliegenden Fall durchaus nicht zutreffend. Eine Reihe von wichtigen Anmerkungen für den Diabetikeralltag und für manche Sondersituationen verbirgt sich hinter der Überschrift »Nervenstörungen und sonstige Begleiterkrankungen«.

Bereits seit mehr als 200 Jahren ist in der Medizin bekannt, daß bei Zuckerkrankheit neben Schädigungen der Blutgefäße auch Störungen der Nervenfunktion auftreten. In der Fachsprache bezeichnet man diese als diabetische Neuropathie (Neuro = Nerven, pathie = Krankheit). Anfangs führte die enge Verknüpfung von Nervenstörungen mit der Zuckerkrankheit sogar zu der Annahme, daß die Zuckerkrankheit von einer Schädigung des Nervensystems ausgeht. Heute besteht natürlich kein Zweifel mehr, daß die diabetische Neuropathie die Folge einer ungenügenden Einstellung des Diabetes ist.

Wie unangenehm sich die Neuropathie mit Ameisenlaufen, Kribbeln, Brennen, extremer Berührungsempfindlichkeit, aber auch Gefühlsverlust an den Füßen und Unterschenkeln bemerkbar machen kann, wird im Kapitel über den diabetischen Fuß ab S. 207 noch eingehend erörtert. Prinzipiell aber können alle Teile des Nervensystems betroffen sein. Vereinzelt auftretende Lähmungen von Muskeln, die z.B. plötzliches Schielen bedingen, können ebenso auf die diabetische Neuropathie zurückzuführen sein wie Ausfälle des unbewußten Nervensystems, die sich in Veränderungen des normalen Herzrhythmusverhaltens, in Magenentleerungsstörungen, Blasenlähmung oder Impotenz äußern können. Auf all diese Störungen wollen wir weiter hinten eingehen, aber erst noch einen kurzen Blick auf die Behandlungsmöglichkeiten werfen.

Verbesserte Behandlung durch gute Diabeteseinstellung

Insgesamt haben sich die Behandlungserfolge bei diabetischer Neuropathie wesentlich verbessert. Größte Bedeutung kommt einer möglichst optimalen Stoffwechseleinstellung zu. Es war eine der ersten Erfahrungen mit den Insulinpumpen, daß sich die Nervenstörungen nach Normalisierung der Blutzuckerwerte zurückbilden können. Immer ist zu überlegen, ob nicht eine Insulinbehandlung eingeleitet oder verbessert werden muß. Auch sollte unbedingt auf Alkohol und Rauchen verzichtet werden, da Alkohol und Nikotin Nervengifte sind.

Nervenstörungen und sonstige Begleiterscheinungen

Bisher stehen zur medikamentösen Behandlung vor allem Abkömmlinge von Vitaminen, insbesondere Thioctsäure (Thioctacid) zur Verfügung. Ihre Anwendung bringt in erster Linie als Infusionsbehandlung über 2 Wochen Erfolge, die im Einzelfall eindrucksvoll, allgemein aber eher begrenzt sind. Ansonsten kommen Schmerzen dämpfende Mittel wie Carbamazepin (Tegretal), allgemein beruhigende oder echte Schmerzmittel in Frage. Weitere Medikamente sind in Erprobung. Eine Marktreife ist bisher nicht abzusehen. Manche Entwicklungen, wie z.B. die Aldose-Reduktase-Hemmer, haben aber nicht zum Ziel geführt.

Nun zu einigen der vielen Gesichter der diabetischen Nervenerkrankung im besonderen.

Verlangsamte Magenentleerung

Die diabetische Neuropathie befällt gelegentlich auch die Eingeweide. Der Magen kann unbeweglich werden, die Speisen werden nur verlangsamt transportiert. Die Diagnose wird meist zufällig gestellt; es können aber auch Beschwerden, beispielsweise Erbrechen, auftreten. Manchmal kann diese Störung sogar für einen labilen Diabetes mitverantwortlich sein, wenn die Speisen zu lange im Magen verweilen und nur verzögert durch den Darm aufgenommen werden. Für die Magenentleerungsstörung kann Cisaprid (Propulsin) sehr hilfreich sein.

Durchfälle können sich im Gefolge der sehr seltenen Neuropathie des Darms entwickeln. Erst wenn der Arzt die üblichen Ursachen für das Krankheitssymptom »Durchfall« ausgeschlossen hat – wie z.B. eine Darminfektion – darf man die Diagnose »diabetesbedingte Durchfälle« ernsthaft erwägen. Interessanterweise lassen sich diese Darmstörungen mit Antibiotika (Tetracyclin) oft sehr gut behandeln, obwohl ihnen ursprünglich keine Infektion zugrunde liegt.

Diabetische Blasenlähmung

Auch der Harnwegs- und Geschlechtstrakt kann auf verschiedene Weise neuropathisch verändert sein. Bei der diabetischen Blasenlähmung ist das hervorstechende Merkmal die anfängliche Beschwerdearmut, ehe sich das vollständige Krankheitsbild ausgeprägt hat. Die Abstände zwischen dem Wasserlassen vergrößern sich, der Harnfluß wird schwächer, es kommt zum Harnträufeln und zu dem Gefühl einer unvollständigen Blasenentleerung. Schließlich kann eine Harnsperre eintreten. Natürlich müssen andere Krankheitsursachen für diese Erscheinungen ausgeschlossen werden. Solche Patienten kommen meist gut zurecht, wenn sie die Anweisung befolgen, vierstündlich Urin zu lassen – sozusagen nach der Uhr – und durch Druck mit der Hand von außen die Blase vollständig zu entleeren.

Erektionsstörungen

Häufig treten auch Störungen der Sexualfunktion bei zuckerkranken Männern auf. Fast jeder zweite Diabetiker erlebt im Verlauf seiner Krankheit derartige Schwierigkeiten. Meist wird aus falsch verstandenem Schamgefühl der Arzt nicht zu Rate gezogen, und der Betreffende quält sich mit Komplexen und Partnerproblemen. Dabei können Erektionsstörungen oft erfolgversprechend behandelt werden. Die gute Diabeteskontrolle bildet auch hier eine unabdingbare Voraussetzung. Recht positive Erfahrungen hat man gemacht mit verschiedenen Vakuumpumpen als Erektionshilfe und mit Einspritzungen in den Schwellkörper des männlichen Gliedes, die der Patient selbst einfach erlernen und durchführen kann. Bezüglich einer detaillierten Information und genauen Dosierung der Injektionslösung, z.B. eines »Prostaglandins« (Prostavasin), wendet man sich am besten an einen darin versierten Urologen. Mit einer Art kleinen Pipette kann Prostavasin auch in die Harnröhre, d.h. ohne Spritze, zur Auslösung einer Erektion zugeführt werden. Operative Verfahren zur Behebung der Impotenz sind jedenfalls kaum mehr nötig!

Vorübergehende Muskellähmungen

Manchmal kann die Neuropathie auch vorübergehende Lähmungen, z.B. der Gesichtsnerven, besonders der Augenmuskelnerven, sowie am Fuß den sog. Fallfuß, verursachen. Diese Störungen bilden sich meist innerhalb kurzer Zeit spontan wieder zurück. Insgesamt, das sei wiederholt, sind alle Neuropathieformen, mit Ausnahme der Mißempfindungen und dem fehlenden Schmerzgefühl an den Beinen, recht selten.

Häufige Gallensteine

Übergewichtige Diabetiker neigen, wie alle übergewichtigen Menschen, vermehrt zur Entwicklung von Gallensteinen. Diese lassen sich heute meist sehr einfach mit der überhaupt nicht belastenden Ultraschall-Diagnostik (»Sonographie«) feststellen. Allerdings bringt die akute Gallen-

Nervenstörungen und sonstige Begleiterscheinungen

kolik bei Zuckerkranken häufig ernstere Probleme mit sich als bei Nichtdiabetikern; so ist beispielsweise die Komplikationsrate der Notfalloperationen wegen solcher Krankheiten viermal so hoch wie gewöhnlich. Je nach Beschwerden und Gesundheitszustand des Patienten muß daher rechtzeitig überlegt werden, was bei Gallensteinen zu tun ist, z.B. die Beseitigung durch ambulante mikrochirurgische Eingriffe (sog. minimal invasive Verfahren).

Mastfettleber verschwindet durch Gewichtsabnahme

Oft hört man Meinungen wie »Meine Leber ist durch den Diabetes angegriffen worden«. Das stimmt nur sehr bedingt, beispielsweise bei Patienten mit einer vorübergehenden Leberverfettung infolge ungenügender Stoffwechselführung. Meist verhält sich die Sache umgekehrt. Fettleber und Zuckerkrankheit sind Ausdruck der gleichen Ursache: des Übergewichts des Patienten. Deshalb leiden so viele erwachsenen Diabetiker an einer Fettleber. Hinter der früher so gebräuchlichen, schicksalhaft klingenden Bezeichnung »diabetische Fettleber« verbirgt sich nichts anderes als eine Mastfettleber. Die Gegenprobe zeigt die Richtigkeit dieser Feststellung: Magert ein übergewichtiger Diabetiker zum Normalgewicht ab, verschwindet auch die Fettleber. Daß übermäßiger Alkoholgenuß zur Leberverfettung führt, sei nachdrücklich miterwähnt.

Wie steht es aber mit der Schrumpfleber des Diabetikers und der chronischen Leberentzündung? Man weiß heute mit ziemlicher Sicherheit, daß diese Krankheiten nicht als Folge der Zuckerstoffwechselstörung aufzufassen sind, sondern umgekehrt, sie begünstigen den Ausbruch eines erblich vorgegebenen Diabetes im Sinne eines Manifestationsfaktors, wie bereits besprochen wurde.

Anfällig für Hautinfektionen und Juckreiz

Auch die Haut, in der der Diabetiker steckt, kann Probleme bereiten. Meist handelt es sich um Infektionen wie Furunkulose oder Pilzkrankheiten, deren Entwicklung durch eine schlechte Stoffwechseleinstellung mit Austrocknung der Haut gefördert wird. Es kann aber auch aufgrund der gleichen Ursache zu einem quälenden Juckreiz kommen, bei Frauen vor allem an der Scheide. An dieser Erscheinung leiden fast 50 Prozent aller Frauen bei der Entdeckung ihres Diabetes. Bei der Behandlung muß neben guter Diabeteskontrolle und den vom Arzt zu verordnenden Heilmaßnahmen eine fast übertriebene Sauberkeit im Vordergrund stehen. Noch ein Wort zu den Infektionen ganz allgemein: Bei guter Diabeteseinstellung sind zuckerkranke Menschen nicht infektionsanfälliger als andere.

Eine seltene Hautveränderung bei Diabetikern ist die sog. Necrobiosis lipoidica. Die Necrobiosis ist weder ansteckend noch besonders gefährlich. Meist im Bereich der Schienbeine, aber auch an anderen Körperstellen, verdickt sich zunächst ein Hautbezirk fleischfarben und etwas höckrig. Im weiteren Verlauf wird die Hautstelle dünn und gelblich durchscheinend, umgeben von einem roten Rand kleinster Blutgefäßchen. Man sollte solche Bezirke vor Verletzungen schützen, weil Wunden in diesem Bereich nur sehr zögernd abheilen.

Gestörte Sehkraft

Vorweg – es geht jetzt nicht um diabetische Veränderungen des Augenhintergrunds. Aber hat sich nicht schon einmal Ihr Blick vorübergehend getrübt? Bedingt durch eine Stoffwechselentgleisung können Verschiebungen im Wasser- und Salzgehalt der Augenlinse auftreten, bei erhöhten Blutzuckerwerten kann man kurzsichtiger werden. Nach erfolgter Einregulierung des Diabetes geht diese Erscheinung langsam zurück, die Patienten werden nicht selten anschließend weitsichtig. Keinesfalls sollte man sich jetzt eine neue Brille verordnen lassen! Sie würde schon nach kurzer Zeit nicht mehr passen. Zu einer vorübergehenden Weitsichtigkeit kann es auch bei Unterzuckerung kommen. Außerdem können Sehstörungen bei Hypoglykämie dadurch verursacht werden, daß das Sehen als Leistung des Gehirns vom Nachschub mit Zucker abhängig ist, der während einer Unterzuckerung nur spärlich fließt. Über all diesen Ausführungen darf man natürlich nicht übersehen, daß Diabetiker, wie jedermann, auch andere Augenkrankheiten entwickeln können. Das sollte ein Grund mehr sein, die im Vorsorgeplan (s. S. 201) vorgeschlagenen augenärztlichen Kontrollen regelmäßig wahrzunehmen.

Informiert sein baut Ängste ab

Warum haben wir die Komplikationen und Begleitkrankheiten des Diabetes mellitus so ausführlich und mit dieser Deutlichkeit dargestellt? Ganz abgesehen von dem Recht des Patienten, auch über unangenehme Dinge informiert zu werden, glauben wir, daß Sie die Anweisungen Ihres Arztes nur dann überzeugt und mit besonderer Aufmerksamkeit befolgen können, wenn Sie um die geschilderten Zusammenhänge wissen.

Die richtige Pflege diabetischer Füße

»Was hat denn die Fußpflege mit meinem Diabetes zu tun?« oder »Wollen Sie mir vielleicht auch noch vorschreiben, wann ich mir meine Füße waschen soll?« – Nicht selten werden solche oder ähnliche Antworten auf die Frage gegeben: »Haben Sie schon einmal von der richtigen Fußpflege bei Diabetes gehört?« Keine Angst, lieber Leser – wir möchten Ihnen auf keinen Fall Vorschriften machen, sondern Ihnen lediglich einige wichtige Informationen und Ratschläge zur Fußpflege erteilen. Andererseits ist gerade dieses Kapitel für wirklich alle Diabetiker wichtig, gleichgültig ob man an einem Typ-1- oder Typ-2-Diabetes leidet. So alt kann man als Diabetiker gar nicht werden, daß es nicht mehr von großer Bedeutung wäre, Schädigungen an den Füßen vorzubeugen. Langwieriges und unangenehmes Kranksein kann sonst die Folge sein: Die Füße des Diabetikers neigen, besonders nach längerer Diabetesdauer und vor allem bei hohen Blutzuckerwerten, zu Durchblutungs- und Nervenstörungen.

Wie sich Durchblutungs- und Nervenstörungen äußern

- **Durchblutungsstörungen** werden durch Schmerzen beim Gehen, z.B. in den Waden, Oberschenkeln oder in den Füßen, bemerkt. Diese Beschwerden bessern sich meist nach Stehenbleiben innerhalb von 1 bis 2 Minuten. Man spricht auch von der sogenannten Schaufensterkrankheit (s. S. 193).
- **Nerven- oder Gefühlsstörungen** äußern sich durch Mißempfindungen in den Beinen und Zehen. Besonders nachts und in der Wärme belästigen einen taubes Gefühl, »Ameisenlaufen«, Brennen oder stechende Schmerzen.

Gleichzeitig, und das ist wahrscheinlich weniger bekannt, geht bei den diabetischen Nervenstörungen das Gefühl für Wärme, Kälte, Schmerz und Druck verloren. Dies hat zur Folge, daß Verletzungen am Fuß oft wochenlang nicht ernst genommen werden. »Es tut doch nicht weh, also kann es auch nicht schlimm sein«, so denken leider viele Patienten. Geradezu verhängnisvoll wirkt sich das aus, wenn gleichzeitig noch die Durchblutung eingeschränkt ist.

> **Diabetischer Fuß – Anzeichen für Nerven- und Durchblutungsstörungen**
>
> | Nervenstörungen | Durchblutungsstörungen |
> |---|---|
> | Kältegefühl | kalte Füße |
> | Kribbeln | Wadenschmerzen beim Gehen |
> | Taubheitsgefühl | Besserung durch Stehenbleiben |
> | Ameisenlaufen | blasse oder bläuliche Haut |
> | Schmerzen in Ruhe, speziell nachts | dünne, trockene, pergamentartige Haut |
> | Wadenkrämpfe in Ruhe | |
> | Besserung durch Gehen | schmerzhafte Zehenrötung |
> | trockene rissige Haut | schmerzhafte Wunden |
> | Hornhautschwielen | fehlende Fußpulse |
> | abgeschwächtes Temperatur- und Schmerzempfinden | |
> | Schwellung | |
> | schmerzlose Wunden | |
> | von Arzt gut tastbare Fußpulse | |

Schauen Sie sich einmal täglich Ihre Füße an!

Bei vielen Leuten führen die Füße, im Gegensatz zu den übrigen Körperteilen, nicht selten ein bedauerliches »Stiefkinddasein« bezüglich der Pflegemaßnahmen. Nun wird sich der eine oder andere denken, so etwas kann mir nicht passieren! An Hand einiger Beispiele kann man aber unschwer sehen, wie schnell es manchmal zu Problemen kommen kann.

Wanderer oder Bergsteiger werden sicher zustimmen, daß es gerade bei ausgedehnten Spaziergängen oder Bergtouren mit ungeeignetem oder schlecht passendem Schuhwerk schnell zu Blasen an den Füßen kommen kann. Diabetiker mit Gefühlsstörungen an den Füßen bemerken diese Verletzungen evtl. erst am Abend beim Schuhe- bzw. Strümpfeausziehen – durch Zufall –, es hat ja nichts weh getan! Das gleiche kann bei einem Besuch im Theater oder einer Tanzveranstaltung passieren – welche Frau verzichtet schon gerne auf elegantes, wenn auch nicht immer bequemes oder modernes Schuhwerk? Sportler, z.B. Fußball- oder Tennisspieler, Skifahren, Jogger etc., sollten nach ihren »Aktivitäten« immer die Füße auf Verletzungen (Risse oder Blasen) untersuchen, um spätere Komplikationen zu vermeiden.

Sollten Sie zu dem Personenkreis gehören, der berufsbedingt zum Tragen von speziellem Schuhwerk, z.B. Gummistiefel, Gummischuhen, festen

Die richtige Pflege diabetischer Füße

Lederschuhen (»Knobelbecher«), verpflichtet ist, gehört die Inspektion der Füße durch den Arzt zu den regelmäßig erforderlichen Untersuchungen.
Darüberhinaus ist für jeden Diabetiker wichtig, einmal täglich seine Füße sorgfältig zu betrachten!

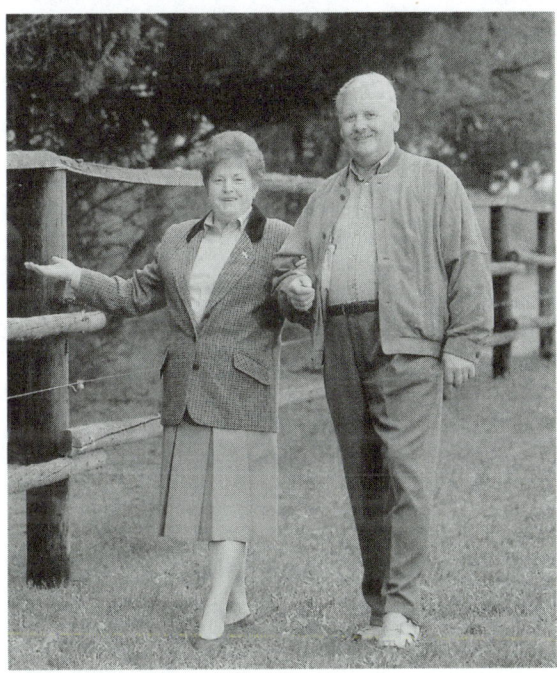

Kontrollieren Sie nach jedem Spaziergang, ob Sie sich Blasen gelaufen haben.

Wie kann man Fußverletzungen vorbeugen?

- Wechseln Sie täglich Ihre Socken oder Strümpfe. Achten Sie auf deren hohen Naturfasergehalt (z.B. Baumwolle), außerdem sollten sie zur Desinfektion bei mindestens 60 Grad gewaschen werden.

- Beim Schuhkauf sollten Sie auf breite, nicht zu flache, aber auch nicht zu hohe Schuhe achten. Ihr »Schuhwerk« soll bequem und nicht zu eng sein. Am besten kaufen Sie Schuhe nachmittags, wenn die Füße etwas angeschwollen sind. Neue Schuhe sollten zunächst nur stundenweise getragen werden, damit sie sich allmählich anpassen können.

Die richtige Pflege diabetischer Füße

- Das Material sollte vorwiegend aus Leder und stabil sein (Sohlen möglichst fußgepolstert). Gummi- und Turnschuhe steigern die Neigung zu Fußschweiß. Wander-, Berg- und Skischuhe stets zu Hause zur Probe tragen. Allen Sportlern sei ganz besondere Sorgfalt beim Schuhkauf empfohlen.

- Bei sportlicher Betätigung werden die Füße stärker belastet. Nehmen Sie sich also genügend Zeit, die richtigen Schuhe zu finden, denn die Freizeitgestaltung sollte zum Vergnügen und nicht zur Qual werden! Abgetragene Schuhe gehören auf den Müll! Auch sollten Sie Ihre Schuhe stets innen mit der Hand auf Unebenheiten überprüfen, um Verletzungen zu vermeiden (Nägel, Steinchen, loses Futter usw.).

- Bei Fußdeformierungen (wie Hammerzehen, Überbein etc.) evtl. orthopädische Schuhe, bei Spreizfuß und Plattfuß frühzeitig angepaßte Einlagen tragen.

- Nicht barfuß laufen, insbesondere nicht in Hallenbädern und Hotelzimmern; es besteht die Gefahr einer Fußpilzinfektion. Am Strand besteht durch herumliegende Glasscherben, Seeigel, zerbrochene Muschelteile, spitze Steine etc. Verletzungsgefahr mit nachfolgender Infektion. Patienten mit bereits nachgewiesenen Nerven- oder Durchblutungsstörungen sollten diesen Punkt zu 100 Prozent befolgen.

- Tägliche Fußgymnastik und regelmäßige Bewegung fördern die Durchblutung, z.B. Zehenstände, Zehengreifübungen, Fußkreisen, Trockenradfahren im Liegen usw. Eine Anleitung zur Fußgymnastik finden Sie ab Seite 213.

- Bei Behandlung durch die Fußpflegerin unbedingt auf den Diabetes hinweisen.

> Praxisteil

Fußpflege – so machen Sie es richtig

Sie sollten – wie bereits erwähnt – täglich die Füße auf jegliche Veränderung hin ansehen, insbesondere die Zehenzwischenräume und die Fußsohlen betrachten. Benützen Sie notfalls dazu einen Spiegel! Oder bitten Sie einen Angehörigen. Bei der täglichen bzw. wöchentlichen Fußpflege gehen Sie in folgenden Schritten vor:

- Waschen Sie die Füße täglich mit lauwarmem (ca. 37°) Seifenwasser, aber höchstens 3 Minuten, damit die Haut nicht zu sehr aufweicht. Prüfen Sie vor dem Fußbad die Wassertemperatur bei Gefühlsstörung an den Füßen mit dem Ellenbogen oder einem Thermometer.

- Die Füße gut trocknen, besonders zwischen den Zehen. Verwenden Sie am besten ein weiches Handtuch, damit die Haut durch das Trockenreiben nicht verletzt wird.

- Die Hornhaut kann durch Abreiben mit Bimsstein oder mit einem batteriebetriebenen Hornhautrubbel (z.B. Pedibelle oder Hestia pedial) entfernt werden.

- Hornhautpartien (Ferse und Sohle) mit sehr fetthaltiger Creme oder Salbe einreiben, um Risse zu vermeiden. Diese Salben aber nicht zwischen die Zehen oder auf wunde Stellen bringen.

- Die Fußnägel gerade abzwicken und mit einer stumpfen Nagelfeile gerade abfeilen und nur soweit kürzen, daß sie mit dem Zehenrand abschließen. Ein Einwachsen der Fußnägel läßt sich so vermeiden.

Bei allen Veränderungen wie Blasen- oder Hühneraugenbildung, Geschwüren – ob schmerzhaft oder nicht –, Rötungen, Schwellungen, Einrissen, Hautabschilferungen – besonders zwischen den Zehen (Pilzinfektion) – sofort zum Arzt gehen. Nehmen Sie alle Veränderungen an Ihren Füßen sehr ernst!

Die richtige Pflege diabetischer Füße

Was Sie Ihren Füßen nicht zumuten sollten

Um Verletzungen und Infektionen zu vermeiden, sollten Sie auf folgende Punkte möglichst verzichten:

- Die Benutzung von Gegenständen, mit denen man sich leicht verletzen kann. Dazu gehören: spitze Scheren, Nagelhautscheren, Hornhauthobel und Rasierklingen.
- Zu heiße Fußbäder, Wärmflaschen und Heizkissen. Wechselbäder nur nach Rücksprache mit dem Arzt anwenden.
- Einengende Socken, Strumpfbänder und stramme Verbände – sie stören die Durchblutung.
- Intensive Sonnenbäder, die zu Sonnenbrand führen.
- Hühneraugenpflaster und andere Pflasterverbände. Sie können sich zu einem Infektionsherd entwickeln.
- Feuchte Umschläge und Salbenverbände bei Wunden, sofern sie nicht vom Arzt verordnet wurden.
- Verletzungen, gleichgültig welcher Art, die nicht ernst genommen und nicht von einem Arzt behandelt werden.

Was kann Ihr Arzt vorbeugend untersuchen?

- Er kann durch Tasten der Fußpulse die Durchblutung prüfen.
- Er kann mit der Stimmgabel, dem Mikrofilament und dem Reflexhammer die Fußnerven prüfen.
- Er sollte regelmäßig Ihre Füße auf Veränderungen kontrollieren.

Auch Gefäße können trainiert werden

Diabetiker, die an Durchblutungsstörungen leiden, sollten durch entsprechende Übungen den Blutkreislauf in den Beinen trainieren. Solche Patienten kann man oft schon aufgrund ihrer typischen Beschwerden erkennen: Sie müssen beim Spaziergang alle 300 oder 400 Meter stehenbleiben und betrachten dann – bis der Schmerz schwindet – ein Schaufenster (»Schaufensterkrankheit«, s. a. S. 193). Nicht durchgeführt werden dürfen die Übungen in unserem kleinen Fußgymnastikprogramm ab Seite 213, wenn bereits eine Gangrän oder schon in Ruhe durchblutungsbedingte Schmerzen in der Wade oder im Oberschenkel bestehen. Sofort unterbrochen werden müssen sie, falls dabei Schmerzen auftreten.

Exkurs

Kleine Fußgymnastik für Diabetiker – turnen Sie Ihre Füße fit

Planen Sie jeden Abend etwa 15 Minuten für Ihre Fußgymnastik ein. Sollten Schmerzen auftreten, unterbrechen Sie sofort die Übungen und konsultieren Sie Ihren Arzt.

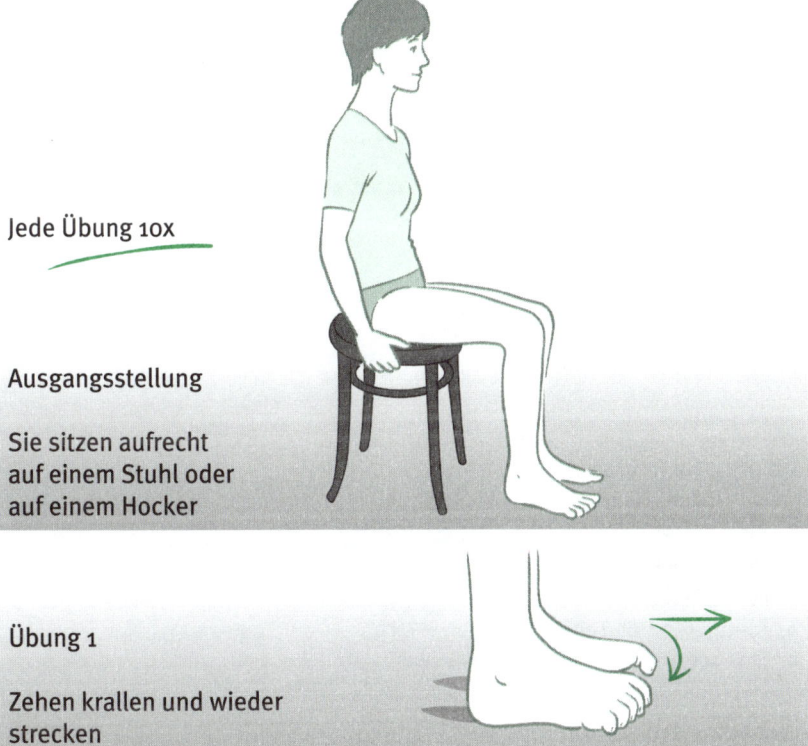

Jede Übung 10x

Ausgangsstellung

Sie sitzen aufrecht auf einem Stuhl oder auf einem Hocker

Übung 1

Zehen krallen und wieder strecken

Die Übungen sind dem Buch »Wie behandle ich meinen Diabetes – für Diabetiker, die nicht Insulin spritzen« der Autoren V. Jörgens, P. Kronsbein und M. Berger, Verlag Kirchheim, Mainz, 1984, entnommen.

> **Exkurs**

Übung 2

Abwechselnd Vorfuß und Ferse anheben

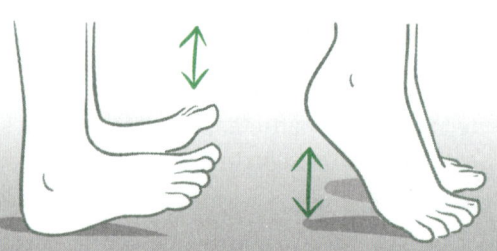

Übung 3

1. Füße anheben
2. Vorfüße nach außen kreisen lassen

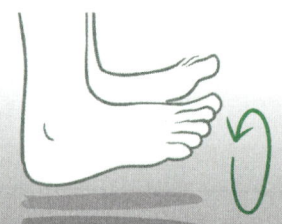

Übung 4

Fersen nach außen kreisen lassen

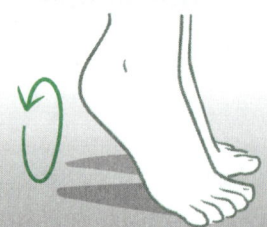

Übung 5 (je Bein 10x)

1. Knie anheben
2. Bein strecken
3. Fuß strecken
4. Kniegelenk beugen
5. Fuß wieder aufsetzen

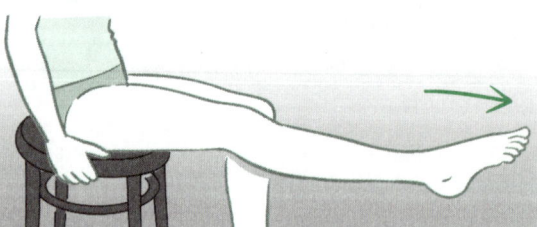

Übung 6 (je Bein 10x)

1. Bein gestreckt heben
2. Fußspitze zur Nase zeigen lassen
3. Ferse auf den Boden

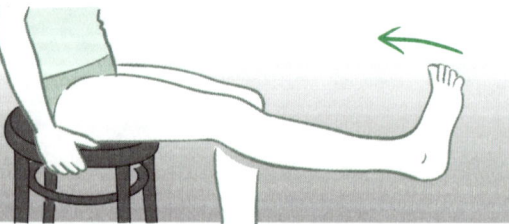

> **Exkurs**

Übung 7

wie Übung 6, aber mit beiden Beinen

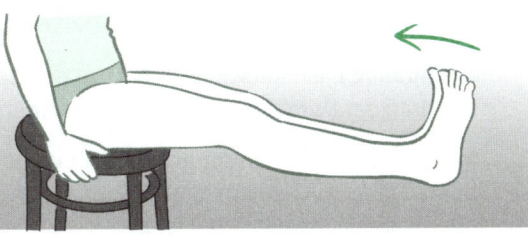

Übung 8

1. Beide Beine gestreckt in der Luft halten
2. Füße im Sprunggelenk strecken und beugen

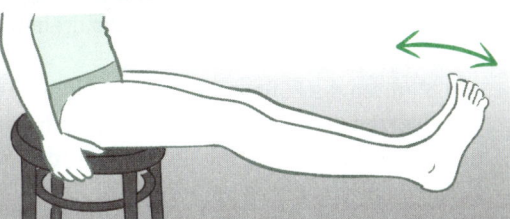

Übung 9 (je Bein 10x)

1. Bein gestreckt anheben
2. Fuß im Sprunggelenk kreisen lassen
   (10x linksherum,
   10x rechtsherum)

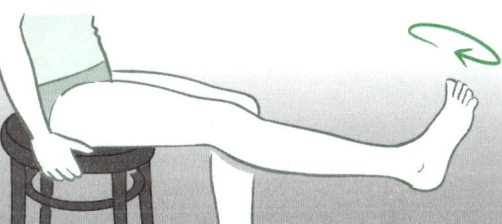

Übung 10 (1x)

1. Mit beiden Beinen eine Zeitungsseite zerknüllen, wieder glattstreichen, dann zerreißen
2. Schnipsel mit den Füßen auf eine zweite Zeitungsseite legen
3. Alles mit den Füßen zu einem Ball zusammenpacken

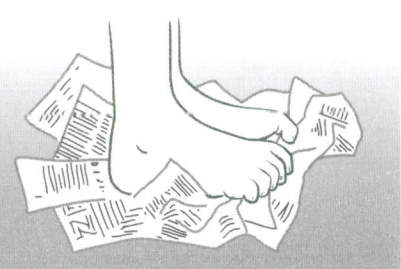

Gehübungen

Gehübungen können bei Patienten mit einer »Schaufensterkrankheit« sehr wirksam sein. Zunächst wird die schmerzfreie Wegstrecke unter Standardbedingungen, d.h. ein Doppelschritt pro Sekunde, ausgemessen. Zum Training werden dann zwei Drittel dieser Strecke unter gleichen Bedingungen mehrmals hintereinander sowie einige Male täglich zurückgelegt. Oft läßt sich schon nach 8tägigem Training eine deutliche Verlängerung der schmerzfreien Wegstrecke feststellen; die Trainingsstrecke wird dann entsprechend angepaßt.

> **Exkurs**

Rollübungen nach Ratschow

Die Rollübung nach Ratschow gehört zu den bekanntesten Übungen zur Steigerung der Durchblutung der Füße und der Beine.

1. Im Bett oder auf einer Übungsmatte auf den Rücken legen.
2. Beine mit möglichst durchgedrückten Knien senkrecht hochstrecken – die Hände halten die Beine fest.
3. Füße aus den Fußgelenken heraus drehen (rollen); Geschwindigkeit: 1 Umdrehung in 2 Sekunden.
4. 2 Minuten die Füße rollen.
5. Aufsetzen und die Füße für 2 Minuten herabhängen lassen.
6. Übungsablauf wiederholen, 20 Minuten am Stück üben.
7. Abschließend etwas umhergehen.
8. Im Tagesverlauf die Übungssequenzen wiederholen.

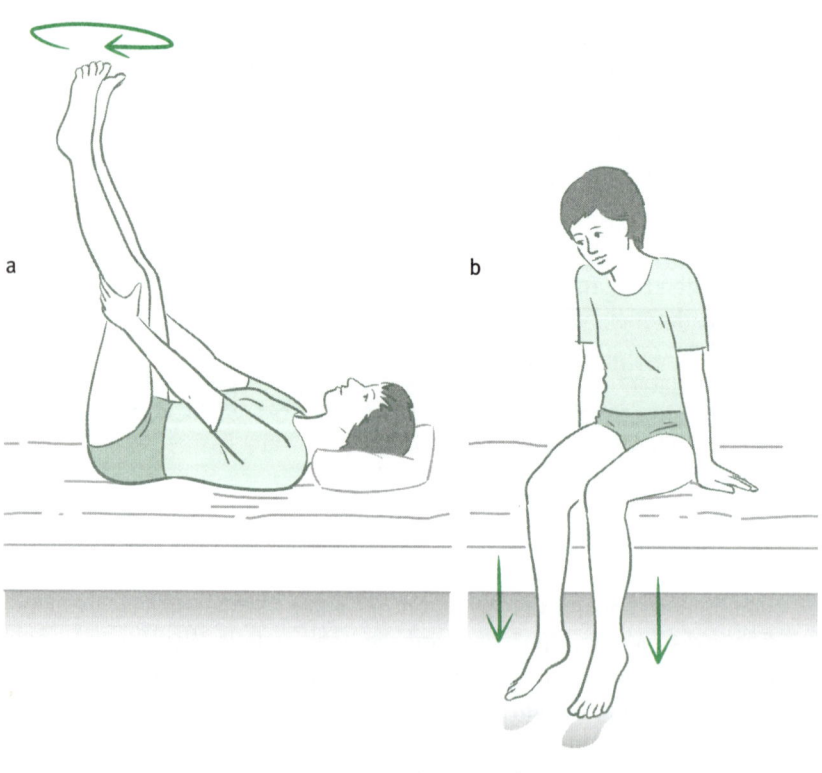

Der kranke Diabetiker

»Bedingt gesund« – so bezeichnet man gemeinhin den Zustand, in dem Diabetiker leben. Was aber ist mit dem Diabetes, wenn Diabetiker, wie alle Menschen irgendwann einmal, eine andere Krankheit bekommen? Wie sollen sie sich z.B. mit dem Insulinspritzen verhalten, wenn sie infolge einer Halsentzündung oder einer Magen-Darm-Verstimmung nur wenig essen können? Haben die verordneten Medikamente einen Einfluß auf den Diabetes oder auf die Harnzuckerkontrollen? Was ist zu beachten, wenn man ins Krankenhaus muß? Auf solche Fragen soll dieses Kapitel Antwort geben.

Insulin niemals weglassen – Dosis bei Krankheit anpassen

In jedem Fall ist es verkehrt, die Insulinspritze oder die blutzuckersenkenden Tabletten in der Annahme wegzulassen, man brauche diese Medikamente nicht, da man ja fast nichts esse. Auch der hungernde Organismus benötigt eine gewisse Menge an Insulin, sonst entsteht ein diabetisches Koma (s. S. 157 ff.). Ebenso ist es nicht ratsam, die gleiche Insulin- oder Tablettendosis wie bisher zu sich zu nehmen, ohne vorher den Stoffwechsel zu überprüfen. Die Dosis kann zu groß (s. Beispiele auf den nächsten Seiten, Fall 1), zu gering (Fall 2) oder sogar richtig (Fall 3) sein. Jetzt zeigt sich, ob der zuckerkranke Patient gelernt hat, die richtigen Folgerungen aus den häuslichen Harnzucker- bzw. Blutzuckerselbstkontrollen zu ziehen. Als Typ-1-Diabetiker mit intensivierter Insulintherapie gehen Sie am besten nach dem auf S. 160 abgedruckten Schema vor.

Für Patienten ohne intensivierte Insulintherapie seien die nachfolgenden 3 beispielhaften Situationen geschildert.

> **Beispiele**
>
> **Fall 1: Nachspritzen bei höheren Blutzuckerwerten**
> Der Patient leidet unter Übelkeit und Erbrechen, womöglich zusammen mit Durchfällen, oder an einer Halsentzündung oder allgemeiner ausgedrückt, an einem fieberhaften Infekt. Die Urinproben für Zucker und Azeton fallen stark positiv aus, durchgeführte Blutzuckermessungen zeigen Werte über 300 mg%. In dieser Situation muß die gleiche Insulindosis zuzüglich 10 Prozent der Insulintagesdosis (also bei z.B. 40 E Tagesdosis 4 E extra) gespritzt bzw. die gleiche Tablettenmenge eingenommen werden wie an anderen Tagen auch, obwohl man nur wenig Nahrung zuführt. Anschließend müssen die Harnuntersuchungen auf Zucker und Azeton jedesmal durchgeführt werden, wenn der Patient Wasser läßt, am besten komplettiert durch dreistündliche Blutzuckermessungen. Der Arzt ist unbedingt zu verständigen. Nur wer keinen Arzt oder kein Krankenhaus zu erreichen vermag, darf bzw. muß selbständig handeln, wenn nach 3 Stunden noch keine Besserung der Ergebnisse bei den Stoffwechselkontrollen eingetreten ist. Es werden jetzt 4 bis 6 E Normal- bzw. Altinsulin (ca. 10 bis 15 Prozent der Insulingesamttagesdosis), also schnell wirksames Insulin, nachgespritzt. Das ist auch für Patienten gültig, die normalerweise mit Diät und blutzuckersenkenden Tabletten eingestellt sind, falls sofort eine Möglichkeit zur Insulininjektion besteht. Hat sich nach weiteren 2 Stunden nichts an den Befunden geändert, spritzt man nochmals die gleiche Insulinmenge. Danach wartet man 3 Stunden und injiziert, falls auch dann keine Besserung eingetreten ist, weitere 8 bis 12 E Normalinsulin. Gegebenenfalls wird diese Maßnahme nach weiteren 3 Stunden wiederholt. Sinkt dagegen der Blutzucker auf Werte von 180 mg% und darunter, bzw. der Harnzucker wird deutlich weniger oder negativ und das Harnazeton verschwindet, darf kein Normalinsulin mehr gegeben werden. Jetzt sollten 2 BE gegessen werden, am besten 1 Banane.
>
> In jedem Fall ist es vorteilhaft, in kleineren Portionen Wasser oder Tee zu trinken, pro Stunde mindestens einen halben Liter. Wenn es der Magen erlaubt, sollte Haferschleim oder Haferbrei gegessen werden. Auch wenn damit die akute Notfallsituation behoben ist, darf man nicht vergessen, die üblichen Insulinmengen zu spritzen. Ähnlich verhält es sich mit der Tabletteneinnahme.
>
> Solche Regeln können natürlich nur Anhaltspunkte liefern; die ärztliche Hilfe können und wollen sie keinesfalls ersetzen. Versuchen Sie daher

Der kranke Diabetiker

rechtzeitig, ärztliche Hilfe zu erhalten. Bedenken Sie auch, daß Übelkeit und Erbrechen ein diabetisches Koma ankündigen können. Vergewissern Sie sich also nochmals über die einschlägigen Erscheinungen dieser schweren Komplikation im Kapitel : »Wann wird es gefährlich« bzw. in den Innenseiten des Buchumschlages.

Fall 2: Kein Zucker im Urin und normale bis niedrige Blutzuckerwerte

Der Patient leidet an ähnlichen Krankheitserscheinungen wie in Fall 1: Aber, und das ist der entscheidende Unterschied, im Urin ist kein Zucker nachweisbar, gemessene Blutzuckerwerte liegen um 100 mg% oder deutlich darunter. Daher sollte die Insulin- oder Tablettendosis auf drei Viertel bis zwei Drittel der sonst üblichen Menge verringert werden. Die Nahrung, vor allem die Kohlenhydrate, sollte in kleinen Mengen als Tee mit Zwieback oder als Haferschleim eingenommen werden. Stellt sich trotzdem eine Unterzuckerung ein, darf Tee mit Traubenzucker getrunken werden. Auch in diesem Fall müssen die Zuckerausscheidung im Urin bzw. die Blutzuckerwerte häufig kontrolliert werden, damit man sieht, ob man die Medikamentendosis nicht zu weit herabgesetzt hat und deshalb zum nächsten fälligen Zeitpunkt die Menge ein wenig erhöhen muß.

Fall 3: Wenig Zucker im Urin

Die Situation ist dem Fall 2 sehr ähnlich. Allerdings besteht eine geringfügige Harnzuckerausscheidung, gemessene Blutzuckerwerte liegen bei 150 bis 200 mg%. Man ändert daher die gewöhnliche Insulin- oder Tablettendosis nicht. Ansonsten verfährt man wie in Fall 2.

Welche anderen Medikamente beeinflussen den Blutzucker?

Wenn zusätzlich zur Diabetesbehandlung weitere Medikamente eingenommen werden müssen, lohnt es sich, zu überlegen, ob damit nicht die Blutzuckerwerte auf irgendeine Weise beeinträchtigt werden. Daß vor allem Kortison und seine Abkömmlinge, aber auch manche harntreibende bzw. blutdrucksenkende Mittel sowie die Antibabypille den Zuckerstoffwechsel belasten, wurde bereits erwähnt. Die Diabeteseinstellung ist deshalb an die veränderten Gegebenheiten anzupassen. Ähnliches kann unter Umständen auch für Patienten gelten, die mit einem Nikotinsäure-

■ Der kranke Diabetiker ■

präparat oder mit Indometacin, einem Mittel gegen rheumatische Gelenkschmerzen, behandelt werden. Die örtliche Anwendung von Kortison, z.B. als Salbe, beeinflußt – wie schon früher erwähnt – die Güte der Stoffwechseleinstellung nicht. Dagegen können so harmlos erscheinende Medikamente wie Stärkungs- und Kräftigungsmittel oder Hustensäfte reinen Zucker enthalten, der natürlich auch in dieser Form für den Diabetiker nicht zuträglich ist.

Einige Medikamente steigern die Wirkung der blutzuckersenkenden Tabletten vom Typ der Sulfonylharnstoffe, indem sie deren Ausscheidung durch die Niere verzögern oder im übrigen Körper mit diesen in eine Wechselbeziehung treten. Auf diese Weise können Hypoglykämien (s. Kapitel:»Hypoglykämie: Wenn der Zucker zu tief absinkt«, ab S. 173) entstehen. Zu dieser Gruppe von Medikamenten zählen blutverdünnende Substanzen wie Marcumar, ferner verschiedene Rheuma-Medikamente, Sulfonamide, Salizylate (in vielen Schmerz- und Fiebertabletten enthalten) sowie Pyrazolone (ebenfalls oft in fiebersenkenden Tabletten zu finden).

Verfälschte Harnzuckerergebnisse durch Medikamente
Alle Bestimmungsmethoden für Zucker im Urin können durch Medikamente gestört werden, die zur Behandlung der akuten Krankheit verabreicht werden. So können z.B. Teststreifen und Teststäbchen ein falschnegatives Resultat anzeigen, wenn Vitamin C eingenommen wird und dessen Gehalt im Urin sehr hoch ist.

Wenn man ins Krankenhaus muß

Was aber soll alles beachtet werden, wenn ein Diabetiker ins Krankenhaus muß? Meist geht es dabei nicht ohne Aufregungen ab. Man ist gar nicht vorbereitet auf alles, was einen bei der Einlieferung erwartet. Man vergißt, dem Arzt im Krankenhaus Dinge mitzuteilen, die dieser eigentlich erfahren sollte. Der Diabetikerausweis mit den regelmäßig eingetragenen ärztlichen Befunden, der Gesundheitspaß Diabetes sowie die Aufzeichnungen über die eigenen häuslichen Selbstkontrollen sind deswegen unbedingt mitzubringen. Es empfiehlt sich, auch am Morgen der Krankenhausaufnahme die übliche Menge Insulin zu spritzen oder die übliche Zahl Tabletten einzunehmen und zu frühstücken, es sei denn, es wäre mit den Ärzten im Krankenhaus ausdrücklich etwas anderes vereinbart worden. Außerdem: Blutzuckermeßgerät, Teststreifen, Insulinpens etc. mitnehmen!

Zu einigen Fragen, die mit Sicherheit im Krankenhaus gestellt werden, sollte man sich bereits zu Hause Notizen machen. Dazu gehören:

- Wie lange besteht die Zuckerkrankheit?
- Wie wurde sie bisher behandelt? Diät? Insulin- oder Tablettendosis?
- Andere Medikamente? Wofür?
- Frühere Krankenhausaufenthalte? Weshalb? Liegen darüber evtl. Arztberichte vor?
- Grund für die jetzige Krankenhauseinweisung?
- Seit wann bestehen die jetzigen Beschwerden? Wie wurden sie bisher behandelt?
- Ferner sind alle Hinweise wichtig, die Rückschlüsse auf womöglich bereits vorhandene Diabeteskomplikationen ziehen lassen, also z.B. das Ergebnis der letzten augenärztlichen Untersuchung oder des EKGs. Wie hoch ist der Blutdruck? Präzise Angaben zu diesen Fragen können das Anlaufen der richtigen Behandlung wesentlich beschleunigen und sogar den Krankenhausaufenthalt verkürzen.

Gut eingestellter Diabetes – kein Hindernis für eine Operation

»Ob ich denn als Diabetiker überhaupt operiert werden kann?« haben sich schon manche Patienten gefragt. Keine Angst! Gut vorbereitete Diabetiker können genauso operiert werden wie Nichtdiabetiker in der gleichen Situation!

Allerdings sollten die Ärzte Erfahrung haben im Umgang mit Problemen der Stoffwechselführung. In der Regel sollte ein Internist als Konsiliararzt, also als beratender Arzt, die Diabetesüberwachung übernehmen. Diese Voraussetzungen sind vor allem in größeren Krankenhäusern gegeben. Und natürlich sollten Sie selbst Ihr Wissen bei der Stoffwechselführung Ihres Diabetes miteinbringen, Blutzuckerkontrollen durchführen, mit dem Narkosearzt die Insulintherapie im Zusammenhang mit der Operation durchsprechen etc.

> Exkurs: Schulung für Typ-2-Diabetiker

Wissenswertes und Praktisches in Kurzform

Dieses Kapitel faßt für Typ-2-Diabetiker in 4 bzw. 5 Lerneinheiten das Wichtigste in Frage und Antwort zusammen. Das beginnt bei den notwendigen Selbstkontrollen, setzt sich fort mit der richtigen Durchführung der Ernährung und der sachgemäßen Vorsorge für die Füße und hört auch bei der sinnvollen Verwendung der blutzuckersenkenden Tabletten noch nicht auf. Für Typ-2-Diabetiker mit Insulinbehandlung ist ein spezieller Insulin-Abschnitt angefügt. Natürlich sollte das Ganze dann in den entsprechenden Kapiteln dieses Buches – evtl. zusammen mit den Angehörigen – vertieft werden.

1. Schulungseinheit

Wichtige Fragen zu Diabetes, Insulin, Blutzucker und Nierenschwelle:
Was ist Diabetes mellitus?
Warum habe ich Typ-2-Diabetes?
Was ist Insulin?
Wie wirkt Insulin?
Was ist ein erhöhter Blutzucker?
Welche Beschwerden macht ein zu hoher Blutzucker?
Warum muß ein zu hoher Blutzucker gesenkt werden?
Wie kann man zu hohen Blutzucker selbst kontrollieren?
Was ist die Nierenschwelle bzw. wie hängen Blutzucker und Harnzucker zusammen?
Wie wird die Nierenschwelle bestimmt?

❓ Was ist Diabetes mellitus?
Diabetes wird verursacht durch einen Mangel an (körpereigenem) Insulin bzw. eine mangelnde Wirkung des vorhandenen Insulins. Dadurch kommt es zu einer Störung des Stoffwechsels mit einer Erhöhung des Blutzuckers.

❓ Warum habe ich Typ-2-Diabetes?
Diese Form des Diabetes tritt meist erst bei Erwachsenen über 40 Jahren auf. Dabei produziert die Bauchspeicheldrüse zwar noch Insulin, aber es

> **Exkurs: Schulung für Typ-2-Diabetiker**

wird nur verzögert abgegeben und kommt zudem nicht richtig zur Wirkung. Mit steigendem Körpergewicht erschöpfen sich die insulinbildenden Zellen vorzeitig, bei stark übergewichtigen Patienten sogar besonders schnell. Übergewicht begünstigt also das Auftreten von Typ-2-Diabetes.

❓ Was ist Insulin?
Insulin ist ein Hormon, das in der Bauchspeicheldrüse gebildet wird. Es wird in die Blutbahn abgegeben, wenn der Blutzucker ansteigt. Insulin fehlt beim Diabetiker bzw. es kommt nicht richtig zur Wirkung.

❓ Wie wirkt Insulin?
- Insulin senkt den Blutzucker.
- Insulin ist entscheidend für den Aufbau von Körpersubstanz.
- Wenn Insulin fehlt bzw. wenn es nicht richtig zur Wirkung kommt – wie beim Diabetiker –, kommt es zu einer Überhöhung des Blutzuckers.

❓ Was ist ein erhöhter Blutzucker?
Jeder Mensch hat Blutzucker. Normalerweise beträgt er im Nüchternzustand zwischen 60 und 100 mg% (d.h. 100 mg in 100 ml Blut) und steigt nach dem Essen nicht über 140 mg% an. Beim unbehandelten Diabetiker liegen die Werte deutlich höher: meist über 200, nicht selten bei 300 bis 400 mg%. Die überhöhten Blutzuckerwerte nennt man Hyperglykämie.

❓ Welche Beschwerden macht ein zu hoher Blutzucker?
Man muß nicht sofort Beschwerden haben, wenn der Blutzucker zu hoch ist. Längerfristig werden dadurch die Blutgefäße und die Nervenbahnen, speziell die Gefühlsnerven an den Beinen, geschädigt. Außerdem werden Infekte begünstigt, vor allem an der Haut und an den äußeren Geschlechtsorganen; unangenehmer Juckreiz kann sich einstellen.

Zu den mehr akuten Beschwerden gehören

- Müdigkeit und Schlappheit
- häufiges Wasserlassen
- Durst, Austrocknung
- Gewichtsabnahme
- Sehstörungen.

> **Exkurs: Schulung für Typ-2-Diabetiker**

Das diabetische Koma ist die extremste – unter Umständen sogar lebensbedrohliche – Komplikation bei zu hohem Blutzucker. Anzeichen dafür sind (neben den vorher geschilderten Beschwerden):

- Übelkeit
- Erbrechen
- Bauchschmerzen
- vertiefte, zwanghafte Atmung
- Bewußtseinstrübung bis zum Bewußtseinsverlust.

Oft riecht man dabei nach Azeton (wie Nagellackentferner oder faule Äpfel) und scheidet Azeton im Urin aus.

▶ **Wichtig:** Bei einem diabetischen Koma muß man unbedingt sofort im Krankenhaus behandelt werden!

❓ Warum muß ein zu hoher Blutzucker gesenkt werden?
Dies ist notwendig, wenn man die akuten und längerfristigen Beschwerden und Komplikationen wirksam bekämpfen will. Aber auch wenn man (noch!) keine Beschwerden bemerkt, muß man den Blutzucker senken, damit akute Beschwerden sowie Schäden an den Blutgefäßen und Nervenbahnen gar nicht erst auftreten. Dies gilt ganz besonders für die Schäden an Herz, Gehirn, Beinen, Augen und Nieren.

❓ Wie kann man zu hohen Zucker selbst kontrollieren?
Hierfür stehen heute Teststreifen zur Verfügung, mit denen man sehr einfach die Blutzuckerwerte und vor allem den Zucker im Urin messen kann. Für viele Patienten genügt es, wenn sie zwei- bis dreimal pro Woche ihren Urin 1 bis 2 Stunden nach dem Frühstück mit »Diabur-Test 5000« oder »Diastix« auf Zucker kontrollieren. In der Regel sollte der Urin zuckerfrei sein. Solange Sie noch nicht harnzuckerfrei eingestellt sind, sollten Sie täglich testen. Ebenso sollten Sie bei akuten Krankheiten häufiger testen. Patienten, die möglichst ganz normale Blutzuckerwerte erreichen sollen, sind auch als Typ-2-Diabetiker auf Blutzucker-Selbstkontrollen (1 bis 2 Stunden nach dem Frühstück bzw. nach dem Essen) angewiesen.

> **Exkurs: Schulung für Typ-2-Diabetiker**

❓ Was ist die Nierenschwelle bzw. wie hängen Blutzucker und Harnzucker zusammen?

Steigt der Zuckergehalt im Blut über einen bestimmten Bereich an (meist bei 180 mg%), kann die Niere den Zucker nicht mehr zurückhalten. Er erscheint im Urin. Diese Grenze bezeichnet man als »Nierenschwelle«. Die Harnzuckerausscheidung ist also ein Spiegelbild des Blutzuckers. Hohe Harnzuckerausscheidung bedeutet hohe Blutzuckerwerte. Umgekehrt weiß man bei Harnzuckerfreiheit, daß der Blutzucker unterhalb der Nierenschwelle liegt, also normalerweise unter 180 mg%.

❓ Wie wird die Nierenschwelle bestimmt?

Man kann die Nierenschwelle annähernd bestimmen, indem man den Blutzucker und den Urinzucker in frischen Proben einige Male gleichzeitig mißt und vergleicht: Parallel zu den Blutzucker-Meßzeiten (z.B. beim Tagesprofil durch den Hausarzt) testet man jeweils einen frischen Urin. Dazu sollte man kurz vor der Blutzuckermessung seine Blase entleeren, etwas trinken und etwa 10 bis 15 Minuten später (also nach der Blutzuckermessung) erneut Urin lassen und diesen neugebildeten Urin testen.

Beispiel:

Harnzucker	Blutzucker (Labor)
2 %	239 mg%
0 %	75 mg%
1 %	206 mg%
0,1 %	185 mg%

Die Blutzuckerwerte, bei denen eine beginnende Harnzuckerausscheidung auftritt, entsprechen der Nierenschwelle (im Beispiel handelt es sich um den Wert 180).

▶ **Merke:**
Alle Meßergebnisse sollten in einem kleinen Protokollheft (dafür gibt es spezielle Diabetikertagebücher) notiert und zu jedem Arztbesuch mitgebracht werden. Dann können Sie mit Ihrem Arzt als »Partner« Ihre Einstellung besprechen. Bei hohen Meßergebnissen sollten Sie möglichst rasch mit Ihrem Arzt Kontakt aufnehmen.

> Exkurs: Schulung für Typ-2-Diabetiker

2. Schulungseinheit

Wichtige Fragen zur Ernährung:
Wodurch kann der Blutzucker ansteigen?
Womit kann man den Blutzucker senken?
Was bewirkt eine Gewichtsabnahme?
Was muß man bei der richtigen Ernährung beachten?
Warum muß man Zucker vermeiden?
Warum muß man viele kleine Mahlzeiten beachten?
Wie berechnet man Kohlenhydrate?
Wie berechnet man Fett?
Welche nichtakoholischen Getränke kann man trinken?
Was muß man über Alkohol wissen?
Sind besondere Diabetiker-Nahrungsmittel erforderlich?
Wie wirken blutzuckersenkende Tabletten?
Wie wirkt körperliche Bewegung?
Wann muß man Insulin spritzen?
Was ist ein Unterzucker?
Was muß man bei einer Unterzuckerung tun?

❓ Wodurch kann der Blutzucker ansteigen?
Ursachen können sein:
- Fehler bei der Ernährung;
- Probleme oder Fehler bei der Einnahme der blutzuckersenkenden Tabletten (oder auch beim Insulin spritzen);
- zu wenig Bewegung;
- Infekte, Fieber und andere Krankheiten (ganz wichtig bei Grippe, Zahneiterung, Bronchitis, Harnwegsinfekten usw.);
- Fortschreiten des vorhandenen Insulinmangels in der Bauchspeicheldrüse;
- Medikamente, z.B. Kortison;
- Änderung der Lebensumstände, Aufregung und Streß (werden in ihrer Bedeutung meist überschätzt).

Der gut eingestellte Diabetiker sollte Blutzuckerwerte wie ein Gesunder aufweisen. Mindestens aber sollte der Blutzucker Tag und Nacht unter 200, besser noch unter 180 mg% liegen.

> **Exkurs: Schulung für Typ-2-Diabetiker**

❓ Womit kann man den Blutzucker senken?
Die wichtigsten Maßnahmen sind:
- richtige Ernährung
- regelmäßige Einnahme von blutzuckersenkenden Tabletten und Anwendung von Insulin
- regelmäßige körperliche Bewegung.

❓ Was bewirkt eine Gewichtsabnahme?
Eine Gewichtsabnahme ist bei vielen übergewichtigen Typ-2-Diabetikern die wichtigste Maßnahme zur Senkung des Blutzuckers überhaupt.

Durch Verringerung des Fettgewebes wird der Körper wieder wesentlich empfindlicher gegenüber dem noch vorhandenen Insulin, so daß dann praktisch normale Blutzuckerwerte erreicht werden können. Auf diese Weise läßt sich Diabetes mehr oder weniger zum »Verschwinden« bringen. Blutzuckersenkende Tabletten können das nicht! Allerdings kann sich bei einer erneuten Gewichtszunahme der Diabetes – genauso regelhaft – wieder verschlimmern.

❓ Was muß man bei der richtigen Ernährung beachten?
Beim Diabetiker ist vor allem der Kohlenhydrat-Stoffwechsel gestört. Kohlenhydrate sind enthalten in allen zucker- und stärkehaltigen Nahrungsmitteln. Alle Kohlenhydrate werden im Körper mehr oder weniger rasch zu (Trauben-)Zucker umgewandelt. Je mehr und je schneller sie in die Blutbahn kommen, desto höher kann der Blutzucker ansteigen.

Zuckerhaltige Nahrungsmittel schmecken häufig süß und sind allgemein bekannt:

- alle Obstsorten, Südfrüchte, Fruchtsäfte (Fruchtzucker);
- Weintrauben (Traubenzucker);
- alle Süßigkeiten sowie Marmeladen und Limonaden (Haushalts-, Rohr- und Rübenzucker);
- Milch, Buttermilch, Joghurt und Kefir (Milchzucker);
- Biere – auch alkoholfreies Bier und Malzbier (Malzzucker).

Stärkehaltige Nahrungsmittel sind: alle Getreideprodukte wie Brot, Teigwaren, auch Grieß und Haferflocken sowie Kartoffeln, Reis und Hülsenfrüchte. Weitere Nährstoffe sind Fett und Eiweiß.

Übrigens: Diabeteskost ist eine ideale Ernährung für jeden Menschen, ob Diabetiker oder nicht!

> **Exkurs: Schulung für Typ-2-Diabetiker**

❓ Warum muß man Zucker vermeiden?
Traubenzucker, Haushaltszucker und Malzzucker erhöhen »überfallartig« den Blutzucker. Mit Zucker oder Honig gesüßte Getränke sind daher zu meiden (z.B. Limonaden). Ungünstig und deshalb nur ab und zu in kleinen Mengen erlaubt sind Süßigkeiten wie Kuchen, Kekse und Schokolade. Zum Süßen sollte vorwiegend Süßstoff verwendet werden.

Kohlenhydrathaltige Nahrungsmittel, die gleichzeitig Ballaststoffe enthalten, sind zu bevorzugen (Vollkornprodukte, Obst, Gemüse, Salate). In bestimmten Portionen ebenfalls erlaubt sind: alle Brotsorten, Nudeln, Reis, Kartoffeln, Milch und flüssige Milchprodukte.

❓ Warum muß man viele kleine Mahlzeiten beachten?
Der Diabetiker benötigt alle 2 bis 3 Stunden eine kleine Mahlzeit. Dann steigt der Blutzucker weder überschießend hoch an noch fällt er zwischendurch zu tief ab (»Unterzucker«). Dies ist besonders wichtig, wenn blutzuckersenkende Medikamente wie Insulin oder Tabletten verwendet werden.

❓ Wie berechnet man Kohlenhydrate?
Kohlenhydrate können in Gramm oder in Portionen berechnet werden. Eine Portion entspricht 10 bis 12 g Kohlenhydrate (= eine Schätzeinheit von 1 Broteinheit, abgekürzt BE). Mit Hilfe dieser Recheneinheit können Nahrungsmittel gegeneinander ausgetauscht werden. Zum Beispiel entsprechen eine Portion: 30 g Vollkornbrot, 80 g Kartoffeln, 15 g Reis (trocken), ¼ l Milch oder 190 g Erdbeeren. Am besten verwendet man zum Abschätzen Küchenmaße (s. S. 59).

❓ Wie berechnet man Fett?
Fett berechnet man in Gramm. In der vorgesehenen Fettmenge muß das Fett als Brotaufstrich, aber auch das Fett zum Kochen, Braten usw. und das versteckte Fett in Fleisch, Wurst, Milch usw. angerechnet werden. Günstige Zubereitungsarten für Diabetiker sind Dünsten, Grillen, Garen im Tontopf, in Folie oder in Spezialgeschirr. Fett ist besonders energiereich und macht dick!

> Exkurs: Schulung für Typ-2-Diabetiker

❓ Welche nichtalkoholischen Getränke kann man trinken?
- **Getränke ohne Anrechnung sind:**
  Tee, Kaffee, Mineralwasser, Süßstofflimonaden, Zitronensaft (ohne Zuckerzusatz).
- **Getränke mit Anrechnung sind:**
  Obstsäfte (naturrein), Diabetikerfruchtsäfte, Milch, Buttermilch, Molke, Kefir, Joghurt, Dickmilch, Karottensaft.
- **Zu meiden sind:**
  Limonaden, Cola-Getränke, Süßmoste, Fruchtsaftgetränke, Kakao-Fertiggetränke, fertige Milchmixgetränke.

❓ Was muß man über Alkohol wissen?
Alkohol ist ähnlich energiereich wie Fett und macht ebenfalls dick. In Absprache mit dem behandelnden Arzt sind bestimmte alkoholische Getränke für den Diabetiker möglich, aber immer in Verbindung mit einer kohlenhydrathaltigen Mahlzeit: wie 1 Flasche Diätbier, $\frac{1}{4}$ l bis $\frac{1}{2}$ l trockener, naturreiner Wein oder auch ein Gläschen Cognac, Whisky bzw. klarer Schnaps. Weniger günstig sind alle normalen Biere einschließlich Weißbier, Pils, ungünstig sind Südweine, Auslesen, Spätlesen, Liköre und normaler Sekt.

❓ Sind besondere Diabetiker-Nahrungsmittel erforderlich?
- **Nützlich sind:** Süßstoff, süßstoffgesüßte Light-Getränke, Diabetikermarmelade (möglichst kalorienreduziert), Diabetiker-(Dunst-)Obstkonserven.
- **Unter Vorbehalt zu verwenden sind:** Diabetikerkuchen, Diabetikerpralinen und Diabetikerschokolade. Dabei müssen der Kohlenhydrat- und Fettgehalt in der Ernährung berücksichtigt werden. Diese Produkte enthalten oft besonders viel Fett und sind daher nicht günstig.
- **Unnötig sind:** Diabetikermehl, Diabetikernudeln, Diabetikerbrot, Diabetikerpudding (BE-Gehalt verringert, aber anzurechnen. Kaloriengehalt gleich, da Eiweiß erhöht).

> Exkurs: Schulung für Typ-2-Diabetiker

❓ Wie wirken blutzuckersenkende Tabletten?

Drei Gruppen von Medikamenten stehen zur Einzel- und Kombinationsbehandlung zur Verfügung:

Gruppe	wichtigste Vertreter
• Alpha-Glucosidasehemmer	Glucobay
• Biguanide	Glucophage
• Sulfonylharnstoffe	Amaryl

Diese Medikamente haben unterschiedliche Wirkmechanismen, die sich zum Erreichen einer möglichst guten Diabeteseinstellung sinnvoll kombinieren lassen.

- **Alpha-Glucosidasehemmer** verzögern die Aufnahme von Kohlenhydraten aus dem Darm ins Blut, senken so die Blutzuckerspiegel nach dem Essen und wirken damit insulinsparend bzw. entlasten die Bauchspeicheldrüse bei der Insulinabgabe ins Blut. Die Tabletten werden mit Beginn der Mahlzeit eingenommen (nicht vorher!).
- **Biguanide** bremsen die Zuckerabgabe der Leber und verbessern außerdem die Zuckerverwertung in der Muskulatur. Sie senken den Blutzucker sowohl nüchtern als auch nach dem Essen und wirken insulinsparend. Sie sind mit dem Essen bzw. unmittelbar danach einzunehmen.
- **Sulfonylharnstoffe** steigern die Insulinabgabe aus der Bauchspeicheldrüse ins Blut (enthalten aber selbst kein Insulin). Mit dem Mehr an Insulin werden die Blutzucker nüchtern und nach dem Essen gesenkt. Das Standardpräparat Amaryl wird mit Beginn des Frühstücks eingenommen.

Der Arzt kann sehr individuell das richtige Medikament für Sie auswählen und dabei das Für und Wider abwägen. Zu Beginn der Behandlung mit blutzuckersenkenden Tabletten wird man bevorzugt Medikamente einsetzen, die insulinsparend wirken.

❓ Wie wirkt körperliche Bewegung?

Regelmäßige körperliche Bewegung senkt den Blutzucker und macht den Körper des Diabetikers wieder empfindlicher gegenüber seinem noch vorhandenen Insulin in der Bauchspeicheldrüse.

Exkurs: Schulung für Typ-2-Diabetiker

❓ Wann muß man Insulin spritzen?

Insulin muß dann gespritzt werden, wenn die Bauchspeicheldrüse nicht mehr in der Lage ist, genügend Insulin zur Verfügung zu stellen, und der Diabetes deshalb mit Diät oder auch mit blutzuckersenkenden Tabletten nicht mehr ausreichend eingestellt werden kann.

Für Typ-2-Diabetiker kommt unter Umständen auch eine Kombinations-Behandlung mit Insulin und blutzuckersenkenden Tabletten in Frage. Diese Behandlung sieht eine Fortführung der Tabletteneinnahme vor; zusätzlich werden kleine Mengen Insulin (beginnend mit 4 bis 6 E) z.B. vor dem Frühstück gespritzt.

❓ Was ist ein Unterzucker?

Von Unterzucker (Hypoglykämie) spricht man, wenn die Blutzuckerwerte unter 50 mg% absinken. Dies geschieht besonders, wenn Kohlenhydrate weggelassen werden oder man sich körperlich besonders anstrengt.

Warnzeichen können sein: Blässe, Schweißausbruch, Herzklopfen, Heißhunger, Kribbeln, Pelzigkeitsgefühl um den Mund, weiche Knie, Zittrigkeit, Nervosität, Angstgefühl, Kopfschmerzen.

Schwere Zeichen einer Unterzuckerung sind z.B. Sprach-, Seh- und Konzentrationsstörungen, Verwirrtheit (wie betrunken oder aggressiv), Bewußtseinstrübung, Bewußtlosigkeit, Krämpfe, Lähmung.

Von Patient zu Patient sind diese Warnzeichen verschieden, auch treten sie nicht alle gleichzeitig auf.

❓ Was muß man bei einer Unterzuckerung tun?

In jedem Fall müssen umgehend Kohlenhydrate zugeführt werden. Bei leichter Unterzuckerung 2 BE, vorzugsweise als Fruchtsaft (200 ml), bei schwerer Unterzuckerung 20 g Traubenzucker, 8 Stück Würfelzucker oder ein großes Glas mit Zucker gesüßter Limonade oder eines Cola-Getränks. Hinsetzen oder hinlegen! Zur Stabilisierung des Blutzuckers kann die Zufuhr von weiteren 1 bis 2 BE Obst oder Brot in Frage kommen.

Bei bewußtlosen Patienten ist der Notarzt zu verständigen!

Sulfonylharnstoffbehandelte Diabetiker mit einer schweren Unterzuckerung müssen in jedem Fall für einige Tage im Krankenhaus behandelt wer-

> **Exkurs: Schulung für Typ-2-Diabetiker**

den. Eine solche Unterzuckerung kann über Stunden und Tage immer wieder auftreten.

Aber: Gelegentliche, leichte Unterzuckerungen dürfen nicht von der guten Diabeteseinstellung abhalten! Wichtig ist auch, daß jeder Diabetiker immer eine »Not-BE« greifbar hat. Ohne Traubenzucker sollte man das Haus nicht verlassen!

Übrigens: Bei Einnahme von Glucobay sollte nur Traubenzucker zur Bekämpfung von Unterzuckerungen verwendet werden!

> Exkurs: Schulung für Typ-2-Diabetiker

3. Schulungseinheit

Wichtige Fragen zur Fußpflege
Warum ist die Fußpflege für den Diabetiker so wichtig?
Wie kann man Komplikationen an den Füßen vorbeugen?
Wie wird sachgemäße Fußpflege praktisch durchgeführt?
Worauf muß man bei den Füßen zusätzlich achten?
Was muß man tun, wenn am Fuß eine Verletzung aufgetreten ist?

? Warum ist die Fußpflege für den Diabetiker so wichtig?
Die Füße eines Diabetikers sind besonders gefährdet; dort können sowohl Gefühlsstörungen als auch Veränderungen an den großen und kleinen Blutgefäßen sowie an den Knochen auftreten.

Die Gefühls- oder Nervenstörungen äußern sich zum Teil als unangenehmes Brennen oder Kribbeln, besonders in Ruhe und in der Wärme (z.B. unter der Bettdecke), aber auch als Gefühl- und Empfindungslosigkeit. Die Gefühllosigkeit ist besonders gefährlich, weil man nicht gewarnt wird, wenn der Fuß geschädigt wird, z.B. durch kochendheißes Wasser, durch Reißnagel im Schuh oder durch zu enges Schuhwerk.

Durchblutungsstörungen können sich als (muskelkaterähnliche) Schmerzen beim Gehen im Fuß, häufiger in der Wade, aber auch im Oberschenkel und Gesäß bemerkbar machen. Typischerweise verschwinden diese Schmerzen nach ein- bis zweiminütigem Stehenbleiben, treten nach der gleichen Wegstrecke wieder auf. Man nennt dies auch »Schaufensterkrankheit«.

? Wie kann man Komplikationen an den Füßen vorbeugen?
Die beste Vorbeugungsmaßnahme ist eine dauerhaft gute Diabeteseinstellung. Außerdem sollte man als Diabetiker seine Füße täglich auf Veränderungen hin betrachten, vor allem auch die Zehenzwischenräume und die Fußsohle. Gegebenenfalls sollte man einen Spiegel zu Hilfe nehmen. Jegliche Verletzungen, Risse, Rötungen, Fußpilz, Hühneraugen, Hornhautschwielen, eingewachsene Zehennägel sind dem Arzt zu zeigen.

Der Arzt kann mit einfachsten Maßnahmen alle 1 bis 2 Jahre die Durchblutung und das Empfindungsvermögen der Füße, z.B. mit der Stimmgabel, kontrollieren und entsprechende Verhaltensmaßnahmen empfehlen. Der Patient selbst muß regelmäßig seine Füße sachgemäß pflegen.

Exkurs: Schulung für Typ-2-Diabetiker

❓ Wie wird sachgemäße Fußpflege praktisch durchgeführt?
- Tägliches Waschen mit lauwarmem (35°) Seifenwasser, nicht länger als 3 bis 5 Minuten, damit die Haut nicht aufweicht. Die Temperatur des Badewassers mit dem Ellbogen oder einem Thermometer kontrollieren.
- Füße gut abtrocknen, vor allem die Zehen und Zehenzwischenräume.
- Hornhautschwielen täglich vorsichtig mit Bimsstein behandeln oder mit einem batteriebetriebenen »Hornhautrubbel« (z.B. Pedibelle).
- Hautpartien an der Ferse oder Fußsohle mit fetthaltiger Creme oder Salbe einreiben, um Risse zu vermeiden, nicht aber die Zehenzwischenräume oder gar etwa wunde Stellen.
- Zehennägel gerade abzwicken und mit Nagelfeile begradigen.
- Nichts zu suchen haben bei der Fußpflege Scheren, Hornhauthobel oder -raspel, Messer, Rasierklingen, Stricknadeln und ähnliche scharfe oder spitze Gegenstände!

❓ Worauf muß man bei den Füßen zusätzlich achten?
- Täglich Socken oder Strümpfe (aus Baumwolle oder Wolle) wechseln.
- Bequemes, aber haltgebendes Schuhwerk aus Leder tragen, keine zu hohen Absätze, Sandalen nur mit Fußbett. Alle Schuhe, auch Wander- oder Skischuhe, langsam »einlaufen«. Schuhe innen von Hand auf mögliche Gefahren kontrollieren, z.B. auf drückende Nahtstellen oder herausstehende Nägel. Nur ganze Einlegesohlen verwenden.
- Bei Fußdeformierungen, wie Hammerzehen und Überbeinen, genügend geräumige Schuhe, evtl. orthopädische Schuhe, tragen; bei Spreiz- oder Plattfuß entsprechende Einlagen verwenden.
- Wegen der Verbrennungsgefahr keine Wärmflaschen oder Heizdecken an den Füßen verwenden. Bei kalten Füßen Wollsocken tragen.
- Nicht barfuß laufen, insbesondere nicht am Strand oder im Garten.
- Für regelmäßiges (tägliches) Training der Durchblutung sorgen: schnelleres Gehen, Zehenstandsübungen (30x morgens und abends), Fußkreisen oder Trockenradfahren im Liegen (täglich für 2 Minuten) u.ä.; Unterbrechen, wenn Schmerzen auftreten (Anleitungen für die Fußgymnastik finden Sie ab S. 213).
- Beim Fußpfleger auf den Diabetes hinweisen.

❓ Was muß man tun, wenn am Fuß eine Verletzung aufgetreten ist?
Alle Verletzungen und sonstige Veränderungen an den Füßen sollte man sehr ernst nehmen und vom Arzt behandeln lassen. Wenn Verletzungen aufgetreten sind, ist es unbedingt erforderlich, den Fuß ruhigzustellen.

> Exkurs: Schulung für Typ-2-Diabetiker

4. Schulungseinheit

Wichtige Fragen zu Spätschäden, Vorsorge und Sport:
Welche Risiken für Spätschäden gibt es?
Welche speziellen Vorsorgeuntersuchungen sollten bei Diabetikern regelmäßig durchgeführt werden?
Wie sieht ein vernünftiges Bewegungsprogramm aus?
Was muß man bei körperlicher Bewegung und Sport beachten?

❓ Welche Risiken für Spätschäden gibt es?
Nicht nur zu hoher Blutzucker ist für die Blutgefäße schädlich. Das Erkennen und Ausschalten von weiteren Risiken ist für das längerfristige Wohlergehen entscheidend wichtig. Dies gilt sowohl für Veränderungen an den großen Blutgefäßen (Herz, Hirn, Beine) als auch für Störungen an den kleinen Gefäßen (Auge, Niere, Füße, Herz).

Risiken für die großen Blutgefäße sind:
- Bluthochdruck
- erhöhte Blutfette
- Rauchen
- erhöhter Blutzucker

Risiken für die kleinen Blutgefäße sind:
- erhöhter Blutzucker
- Bluthochdruck
- Rauchen

❓ Welche speziellen Vorsorgeuntersuchungen sollten bei Diabetikern regelmäßig durchgeführt werden?
Eine solche Liste könnte wie folgt aussehen:
Halbjährlich bis jährlich:
- Bestimmung der Blutfette (Cholesterin und Triglyzeride)
- augenärztliche Untersuchung einschl. der Blutgefäße an der Netzhaut
- Untersuchung des Urins auf einen Harnwegsinfekt sowie auf Eiweißausscheidung (»Mikroalbuminurie«). Bestimmung der »harnpflichtigen Substanz« Kreatinin im Blut
- Inspektion der Füße

> **Exkurs: Schulung für Typ-2-Diabetiker**

Jährlich:
- Untersuchung der großen Blutgefäße mit EKG und Blutdruckmessung sowie Tasten und (mit dem »Hörrohr«) Abhören der Blutgefäße an den Beinen und am Hals (gehirnversorgende Gefäße);
- Untersuchung des Gefühlsempfindens an den Beinen.

Mit solchen Vorsorgeuntersuchungen werden z.B. Augenhintergrundveränderungen so rechtzeitig festgestellt, daß man mit einer »Laserbehandlung« einer Sehverschlechterung entgegenwirken kann. Dies gilt in ähnlicher Weise auch für das Erkennen und Behandeln von Nieren- und Herzerkrankungen und des Bluthochdrucks!

❓ Wie sieht ein vernünftiges Bewegungsprogramm aus?

Es soll Herz und Kreislauf trainieren, ohne daß es dabei zur Überforderung kommt. Außerdem soll es die Diabeteseinstellung verbessern helfen. Das wird am besten erreicht, wenn regelmäßig und in genügendem Umfang und Ausmaß geübt wird. Körperliche Bewegung wirkt wie zusätzliches Insulin: Durch regelmäßige körperliche Bewegung sind demnach Insulin und Tabletten einzusparen. Ohne blutzuckersenkende Medikamente behandelte Diabetiker können aber nicht durch körperliche Aktivität in einen Unterzucker geraten.

Geeignete Sportarten sind:
- schnelleres Spazierengehen und Wandern
- Radfahren
- Schwimmen
- Gartenarbeit
- Gymnastik
- Tennis
- andere Ballspiele
- evtl. langsameres Laufen (»Joggen«)
- Tanzen

Dagegen sind Kraftsportarten, Motorsport, Surfen oder auch Kegeln weniger geeignet.

> **Exkurs: Schulung für Typ-2-Diabetiker**

❓ Was muß man bei körperlicher Bewegung und Sport beachten?
Mit dem Arzt soll vorher besprochen werden, wie die medikamentöse Behandlung bei Sport angepaßt werden soll. Unliebsame Unterzuckerungen können sonst die Folge sein. In Frage kommen kann z.B. die Verminderung der vorhergehenden Insulindosis um 2 bis 4 Einheiten. Extra Broteinheiten kommen erst in zweiter Linie in Betracht oder bei einer nahen Unterzuckerung (1 bis 2 BE Obst, Brot, Fruchtsaft).

Natürlich ist auf das Einhalten der sonst üblichen Mahlzeiten zu achten. Wichtig ist ferner, auch die Harn- bzw. Blutzuckerkontrollen entsprechend durchzuführen und ins Protokollheft mit den dazugehörigen Vermerken einzutragen.

> Exkurs: Schulung für Typ-2-Diabetiker

5. Schulungseinheit
(nur für insulinspritzende Patienten)

Wichtige Fragen zum Insulinspritzen:
Wann muß man Insulin spritzen?
Welche Insulinarten gibt es?
Wie ist Insulin aufzubewahren?
Was müssen Diabetiker beachten, die Insulin spritzen?
Was braucht man zum Insulinspritzen?
Wohin spritzt man Insulin?

❓ Wann muß man Insulin spritzen?

Insulin muß dann gespritzt werden, wenn die Bauchspeicheldrüse nicht mehr in der Lage ist, genügend Insulin zur Verfügung zu stellen, und der Diabetiker deshalb mit Diät und blutzuckersenkenden Tabletten nicht mehr ausreichend eingestellt werden kann. Nicht selten kann auch eine Kombinationsbehandlung mit Tabletten vom Typ des Amaryl und mit Insulin nützlich sein.

❓ Welche Insulinarten gibt es?

Wir unterscheiden
- schnell- und kurzwirkende Alt- oder Normalinsuline (stärkere Wirkung nach 2 Stunden, Wirkdauer etwa 4–6 Stunden),
- mittellang wirkende NPH-Verzögerungsinsuline (Wirkdauer zwischen 8 und 12 Stunden),
- NPH-Mischinsuline aus Alt- und Verzögerungsinsulinen.

Außerdem kann man klare und trübe Insuline voneinander unterscheiden, ferner Insuline, deren chemischer Aufbau entweder dem Insulin von Schwein oder Rind oder Mensch entspricht. Menscheninsulin (Humaninsulin) wird nicht aus menschlichem Gewebe, sondern aus Schweineinsulin hergestellt oder aus besonders gezüchteten Bakterien oder Hefepilzen. Außerdem gibt es das besonders schnell und kurz wirkende Analog-Insulin Humalog.

Prägen Sie sich den Namen Ihres Insulins gut ein!

Exkurs: Schulung für Typ-2-Diabetiker

❓ Wie ist Insulin aufzubewahren?

Ihren Insulinvorrat sollten Sie nach Möglichkeit im Kühlschrank (Gemüsefach – keinesfalls im Tiefkühlfach) aufbewahren. Das oder die jeweils in Gebrauch befindlichen Fläschchen können aber ohne weiteres bei Zimmertemperatur z.B. im Küchenschrank, in der Handtasche usw. aufbewahrt werden.

Auf Reisen genügt es, wenn das Insulin vor direkter Sonnenbestrahlung oder Hitzeeinwirkung geschützt wird. Spezielle Kühlvorrichtungen sind nur bei extremen Temperaturen von 40° und mehr notwendig. Verfalldatum beachten!

❓ Was müssen Diabetiker beachten, die Insulin spritzen?

- Es gibt keine Situation, in der der insulinspritzende Diabetiker sein Insulin weglassen darf (z.B. Magenverstimmung)!!! Wenn man nichts essen kann, muß die Insulindosis in Absprache mit dem Arzt und entsprechend der Harnzucker- (bzw. Blutzucker-)Tests festgelegt werden.
- Das Insulin muß exakt dosiert werden (z.B. auch mit Hilfe eines »Pens«).
- Der mit dem Arzt verabredete Spritz-Eß-Abstand muß eingehalten werden. Auch die übrigen Mahlzeiten sind auf die gewählte Insulinbehandlung abgestimmt und deshalb pünktlich einzunehmen.
- Ein Ersatzfläschchen Insulin sollte man immer vorrätig haben. Auf Reisen sollte man sich nie von seinem Insulin trennen. Auch am Wohnort sollte bei längerer Abwesenheit von zu Hause das Insulin mitgenommen werden.

❓ Was braucht man zum Insulinspritzen?

- Das bzw. die entsprechenden Fläschchen mit Insulin,
- Plastikinsulinspritzen mit eingeschweißter Nadel, bei sauberer Behandlungsweise können die Spritzen mehrmals benutzt werden.
- Eine gute Möglichkeit zur einfachen Durchführung der Insulinspritzen stellen auch die Insulin-»Pens« dar. Sie sehen wie eine Art Füllfederhalter aus und funktionieren wie eine Spritze, die gleich das Insulinfläschchen enthält. Dosiert wird nach Vorwahl mit Knopfdruck.

> **Exkurs: Schulung für Typ-2-Diabetiker**

❓ Wohin spritzt man Insulin?

Die Spritzstellen (Außenseiten der Oberschenkel, Gesäß, Bauch) sollen täglich gewechselt werden, aber nicht wahllos, sondern nach Plan. Für eine täglich möglichst gleichbleibende Wirkung empfiehlt es sich, wenn die gleichen Spritzareale zur gleichen Tageszeit benutzt werden, etwa am Morgen das Baucharéal und abends die Oberschenkel. Das Insulin wird dort ins Unterhautfettgewebe gespritzt. Dazu hebt man eine Haut-Fett-Falte ab und sticht senkrecht zum Körper hin ein. Den Kolben der Spritze langsam vollständig herunterdrücken und erst nach einigen Sekunden die Spritze herausziehen. Falls ein »Pen« verwendet wird, gilt ein ähnliches Vorgehen. Zeigen sich Unverträglichkeitserscheinungen an den Spritzstellen, informieren Sie Ihren Arzt.

Das diabetische Kind

Es gibt ungefähr eine Million diabetische Kinder in der Welt. Diese Zahl ist im Vergleich zu den Erwachsenendiabetikern gering. Die Angaben über die Häufigkeit schwanken zwar sehr, aber dennoch darf man damit rechnen, daß in der Bundesrepublik Deutschland zwischen 8 000 und 10 000 Kinder und Jugendliche mit Diabetes leben. Man weiß, daß die Zuckerkrankheit in jedem Alter auftreten kann. Im Säuglingsalter ist sie allerdings äußerst selten. Die Häufigkeit nimmt dann zu und erreicht um das 7. und besonders um das 12. Lebensjahr deutliche Gipfel. Dabei bestehen keine Unterschiede, ob es sich um die Diabeteshäufigkeit von Buben oder Mädchen handelt.

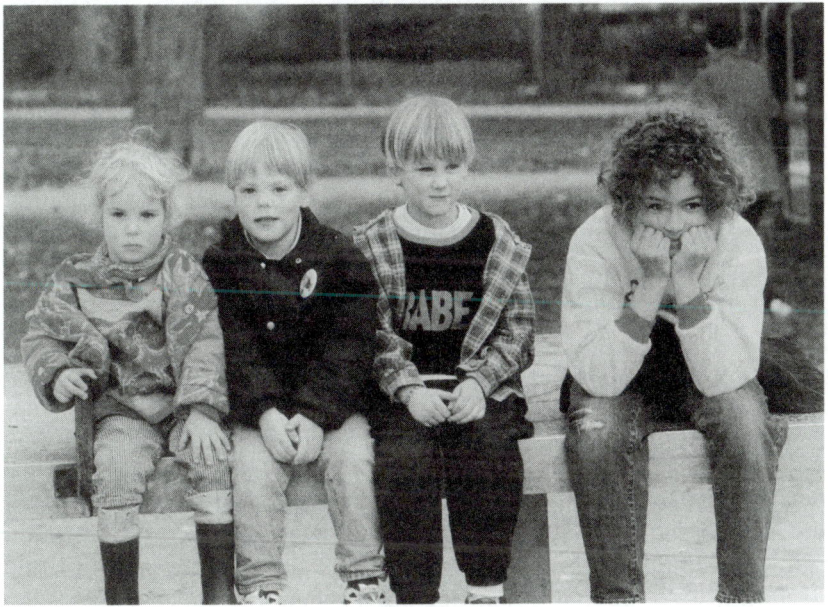

In Deutschland leben etwa 10 000 Kinder mit Diabetes, meistens Typ-1-Diabetes.

■ Das diabetische Kind

Welcher Diabetestyp steht bei Kindern im Vordergrund?

Kinder und Jugendliche haben fast immer den typischen Typ-1-Diabetes mit ausgeprägtem Insulinmangel, der Bereitschaft zu starken Schwankungen der Blutzuckerwerte und eine hochgradige Insulinempfindlichkeit. Die meisten von ihnen sind heute mit einer intensivierten Insulintherapie eingestellt (S. 128 ff.).

Es soll jedoch noch ein anderer Diabetestyp erwähnt werden, der leider auch bei Kindern an Bedeutung gewinnt: Es handelt sich um das übergewichtige Kind, das durch die Unvernunft seiner Eltern und durch den eigenen Appetit allmählich so dick geworden ist, daß die Bauchspeicheldrüse die erforderliche Arbeit – Verwertung der im Übermaß zugeführten Nahrungsmittel – nicht mehr zu leisten vermag. Hier liegt sozusagen ein »Erwachsenendiabetes« im Kindesalter vor; denn wenn ein solches Kind an Gewicht abnimmt, wird es in der Regel – ebenso wie viele ältere Zuckerkranke – keinen nachweisbaren Diabetes mehr haben. Das bedeutet natürlich nicht, daß das Kind nicht gefährdet ist, in Zukunft wieder einen Diabetes mit erhöhten Blut- und Harnzuckerwerten zu bekommen. Im Gegenteil: Die familiäre Belastung und die eigene Bereitschaft, diabetisch zu werden, wurden ja durch die extreme Beanspruchung des Körpers (infolge erheblicher Gewichtszunahme) und durch die nachfolgende Blutzuckererhöhung und Harnzuckerausscheidung erkannt und sollten als Warnzeichen für die Zukunft gelten. Fast immer benötigen solche Kinder kein Insulin und verlieren durch eine Gewichtsabnahme alle Beschwerden. Auf die Sonderform des MODY-Diabetes bei Kindern wurde bereits auf S. 23 eingegangen.

Ersteinstellung und Schulung in der Klinik

Zumeist beginnt der typische Typ-1-Diabetes bei normalgewichtigen Kindern mit einer enormen Gewichtsabnahme, mit Mattigkeit, Abgeschlagenheit und Durst sowie mit verstärktem Wasserlassen. Der Arzt stellt die Diagnose anhand der erhöhten Blutzuckerwerte und wird das Kind sofort in die Klinik einweisen. Dort wird es auf Insulin eingestellt und lernt, mit der richtigen Ernährung umzugehen. Die gleichzeitige Schulung der Eltern ist in dieser Phase entscheidend wichtig. Außerdem kann ein Erfahrungsaustausch in den verschiedenen Elterninitiativen oder die Hilfestellung eines Psychologen wertvoll sein.

Keine falschen Hoffnungen in der »Remissionsphase«!

Häufig kann man nach der stets erfolgreichen Insulinbehandlung die Insulinmenge allmählich verringern. Man spricht von einer »Remission«, wenn der Insulinbedarf immer geringer wird und schließlich womöglich überhaupt kein Insulin mehr gespritzt werden muß. Die Remission ist aber meist zeitlich nur sehr begrenzt. Nach wenigen Wochen kommt die absolute Insulinbedürftigkeit wieder zum Vorschein. Über die Vorteile einer Fortführung der Insulinbehandlung in dieser Phase als »Mini-intensivierte-Insulintherapie« wurde bereits im Insulinkapitel dieses Buches gesprochen.

In jedem Fall ist es wichtig, daß auch und gerade in der Remissionsphase die Blutzuckerwerte – am besten durch Selbstkontrolle – regelmäßig überwacht werden. Die Insulinbehandlung kann dann sofort nachziehen. Eine »Heilung« des Diabetes ist nicht zu erwarten!

Die kritische Phase während der Pubertät

Eine weitere unangenehme Phase – die schwierigste überhaupt – wird bei den Kindern und Jugendlichen mit Diäten während der Pubertät, also während der Entwicklungs- und Reifungszeit beobachtet.

Wahrscheinlich bewirkt das in der Hirnanhangsdrüse vermehrt gebildete Wachstumshormon eine besondere Instabilität mit großen Blutzuckerschwankungen. Danach stabilisiert sich dann die Stoffwechselsituation erfreulicherweise wieder. Als Grundregel darf gelten, daß diese Stabilisierung um so ausgeprägter ist, je mehr Mühe und Sorgfalt auf einen Ausgleich der Blutzuckerwerte in der labilen Phase verwendet werden. In dieser Zeit bedarf es sehr viel Einfühlungsvermögen von seiten der Familie und des behandelnden Arztes, da man als junger Mensch in dieser Phase mit so vielen Dingen beschäftigt ist und der Diabetes dabei besonders stört.

Verräterischer Durst als erstes Anzeichen

Ein erster Hinweis, der an eine Zuckerkrankheit beim Kind denken lassen soll, ist, wie erwähnt, ein starker Durst, dem man aber oft auch bei gesunden Kindern begegnet. Der »diabetische« Durst jedoch geht stets mit einer bis dahin nicht vorhandenen enormen Harnflut einher, wobei große Mengen von zumeist wasserklarem Urin ausgeschieden werden. Manche Kinder nässen dann wieder ein, obwohl sie schon längst keine

Das diabetische Kind

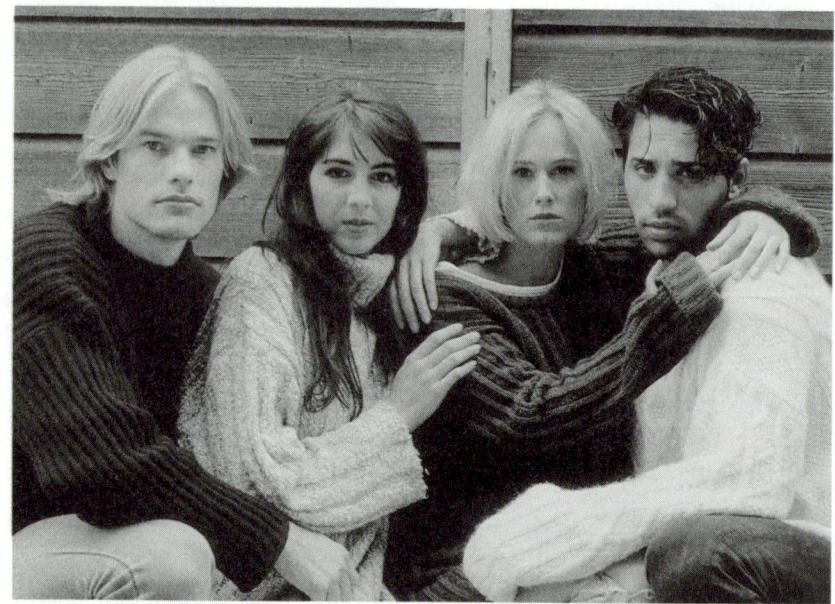

In der Pubertät treten nicht nur Probleme mit der eigenen Identität auf, auch der Blutzucker spielt in dieser Phase oft »verrückt«.

Windeln mehr benötigen. Kennzeichnend sind außerdem die Gewichtsabnahme und die mangelnde Konzentrationsfähigkeit der Kinder.

Unmittelbare Gefahr ist im Verzug, wenn die Kinder erbrechen, Bauchschmerzen haben und nach Azeton riechen (obstartiger oder nagellackartiger Geruch der Ausatemluft). Das können Vorboten des diabetischen Komas sein.

Zwei Aufgaben stehen bei der Behandlung des kindlichen Diabetes im Vordergrund: Einmal geht es darum, die lebensbedrohliche Stoffwechselentgleisung, d.h. also das diabetische Koma, zu vermeiden, und zum anderen muß die Einstellung des Diabetes so beschaffen sein, daß das Kind später als Erwachsener ein langes und beschwerdefreies Leben führen kann. Danach hat sich die Behandlung auszurichten.

Instabiler Stoffwechsel

Die Eltern diabetischer Kinder können oft schwer begreifen, warum trotz richtiger Ernährung und trotz des Versuchs, mit Hilfe einer intensivierten Insulintherapie das Fehlen des körpereigenen Insulins auszugleichen, immer wieder starke Stoffwechselschwankungen auftreten. Man muß daran erinnern, daß zu viele Punkte beim Ausgleich der Blutzuckerwerte von Bedeutung sind, als daß in jedem Falle eine sehr gute Einstellung erzielbar wäre. Neben der Nahrungs- und Insulinzufuhr spielt – besonders im Kindesalter – die körperliche Bewegung eine entscheidende Rolle.

Auch psychische Streßsituationen, z.B. Aufregungen vor Schularbeiten, können den Blutzucker – allerdings nur vorübergehend – erhöhen.

Was und wieviel soll das Kind essen?

Das neben dem Insulinspritzen wichtigste Problem für die diabetischen Kinder und für ihre Eltern ist die Notwendigkeit der geregelten Nahrungszufuhr, also der richtigen Ernährung. Tab. 8 auf der folgenden Seite gibt einen Anhaltspunkt über die benötigte Kalorienmenge bei Mädchen und Jungen. Zwar kann je nach Wunsch die Kohlenhydratmenge innerhalb gewisser Grenzen variiert werden, diese muß jedoch quantifiziert (= abgeschätzt) und mit der zu spritzenden Menge von Mahlzeiteninsulin mit Hilfe des BE-Faktors abgestimmt werden (für Details siehe das Kapitel über die intensivierte Insulintherapie des Typ-1-Diabetikers, S. 128 ff.).

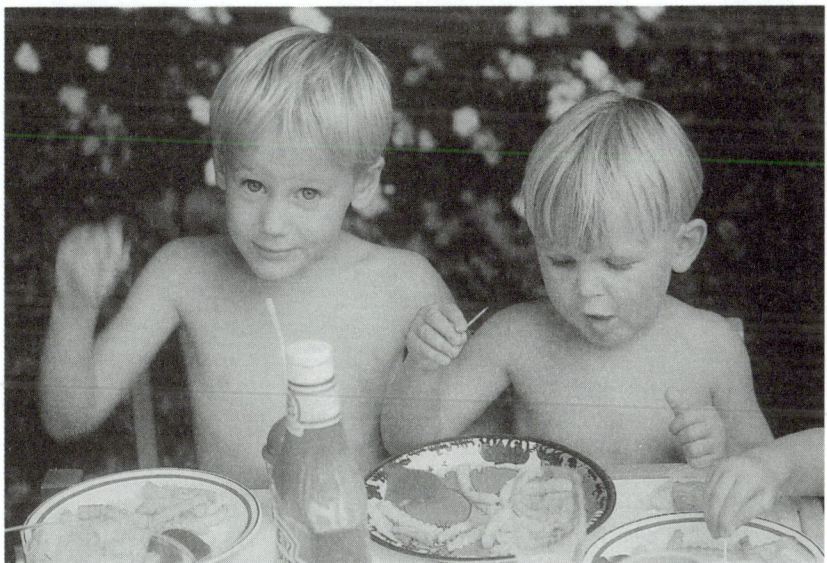

Wenn der Blutzucker gut eingestellt ist und das Kind kein Übergewicht hat, kann auch die Leibspeise »Pommes mit Ketchup« ab und zu auf den Tisch kommen.

Die Zufuhr von Fett und Eiweiß braucht bei Kindern mit Diabetes nicht berechnet werden, immer vorausgesetzt, die körperliche Entwicklung, d.h. die Größen- und Gewichtszunahme, verläuft normal.

● Tab. 8: Anhaltspunkte für die benötigte Menge an Kalorien bei Kindern und Jugendlichen

Die Tabelle zeigt den durchschnittlichen Kalorienbedarf bis zum 18. Lebensjahr. Körpergröße und Körpergewicht sind Mittelwerte.

Größe in cm	Jungen Gewicht in kg	Kalorien	Größe in cm	Mädchen Gewicht in kg	Kalorien
75	10	1000	74	10	1000
88	13	1100	87	12	1000
96	15	1200	96	14	1100
103	17	1300	103	16	1200
110	19	1400	109	18	1300
118	22	1600	116	21	1500
124	25	1600	122	24	1600
130	27	1800	128	26	1700
136	30	1900	133	29	1800
140	33	2000	139	32	1900
144	35	2100	145	36	2100
150	38	2200	152	40	2200
155	42	2300	157	45	2400
163	49	2500	160	49	2400
168	54	2800	161	51	2400
172	59	2800	162	53	2400
174	62	2800	163	54	2400
175	63	2800	163	54	2400
177	64	3000	165	55	2500
180	65	3200	170	59	2700
185	68	3400	175	64	2900
190	72	3600	180	67	3100
195	76	3800	185	70	3300

Bei den Werten der Tabelle muß unbedingt berücksichtigt werden, ob sich das Kind gerade in der Wachstumsphase befindet, da hier der Kalorienbedarf stark ansteigt. Ansonsten gilt: Es sollte das der Körpergröße entsprechende Gewicht angestrebt werden. Je nach Abweichung sollten bei Untergewichtigen 100–500 Kalorien zugelegt, bei Übergewichtigen 100–1000 Kalorien abgezogen werden. Je nach körperlicher Tätigkeit sind mitunter erhebliche Zulagen erforderlich.

Eine geregelte Ernährung ist notwendig

Eine freie Kost, also jeglicher Verzicht auf geregelte Ernährung und damit Abstimmung von Insulin und Kohlenhydratzufuhr, muß abgelehnt werden. Auch die schon mehrfach erwähnte amerikanische DCCT-Studie hat gezeigt, daß nur bei geregelter und mit dem Insulin abgestimmter Kohlenhydratzufuhr die HbA_{1c}-Werte in den wünschenswerten Bereich gebracht werden können. Umgekehrt gilt: Je besser die intensivierte Insulintherapie, desto flexibler kann die Ernährung sein.

Bei ungenügender Diabeteseinstellung werden auch im Kindesalter Folgeschäden an Auge und Niere vorprogrammiert. Diese können bereits im jungen Erwachsenenalter mit ernsthaften Komplikationen zum Vorschein kommen. Unmittelbar jedoch kann sich eine ungenügende Diabeteseinstellung durch Wachstumsstillstand und dadurch hervorgerufene spätere Kleinwüchsigkeit bemerkbar machen. Größe und Gewicht sollten daher neben der Diabeteskontrolle ebenfalls regelmäßig überwacht werden. Auch im Kindesalter ist die häusliche Blutzuckerselbstkontrolle die Methode der Wahl (S. 118 ff.). Einzelheiten sind mit dem Kinderdiabetologen zu besprechen.

Bei Ausbruch des Diabetes ist durch die vorangehende Gewichtsabnahme häufig ein deutliches Untergewicht entstanden. Daraus resultiert ein mehr oder weniger großer Nachholbedarf bei der Ernährung, der jedoch bei guter Diabeteseinstellung binnen weniger Monate ausgeglichen werden kann.

Intensivierte Insulintherapie bei Kindern

Eine intensivierte Insulinbehandlung erlaubt – wie bereits mehrfach angesprochen – ebenfalls im Kindes- und Jugendlichenalter größtmögliche Flexibilität. Allerdings werden hier die Eltern häufig über Jahre die Insulininjektion vornehmen müssen. Dennoch gibt es diabetische Kinder, die bereits vom 5. Lebensjahr an exakt ihr Insulin selbst injizieren.

Was tun bei einer Hypoglykämie?

- Die Behandlung einer Hypoglykämie im Kindesalter unterscheidet sich nur wenig von der im Erwachsenenalter (s. S. 173 ff.). Wenn das Kind bewußtlos ist, muß der Arzt gerufen werden, um Zucker intravenös einzuspritzen. Immerhin können auch bereits die Eltern in den Muskel oder in das Fettgewebe Glukagon noch vor Eintreffen des Arztes ein-

Merkblatt

● **Unterzuckerreaktionen – was tun?**

Fast alle diabetischen Kinder und Jugendliche müssen täglich mehrfach Insulin spritzen. Eine der Insulininjektionen erfolgt morgens zu Hause vor dem ersten Frühstück. Die Hauptwirkung des Insulins, die Senkung des Blutzuckers, macht sich zumeist im Laufe des Vormittags, also während der Unterrichtszeit bemerkbar. Gelegentlich kommt es dabei zu sog. Unterzuckerreaktionen, die das Kind fast immer rechtzeitig bemerkt und bekämpfen kann.

Anzeichen der Unterzuckerung	Gegenmaßnahmen
Blässe, Schwitzen, Zittern, Sprachstörungen, Unkonzentriertheit, Kopfschmerzen, Benommenheit, Schläfrigkeit, Verwirrtheit, Merkschwäche, Sehstörungen, Herzklopfen, unkontrollierte Reaktionen, Bewußtlosigkeit (selten)	Rasche Zufuhr von Kohlenhydraten auch während des Unterrichts: 4 Plättchen Traubenzucker oder 8 bis 10 Drops Traubenzucker oder 200 ml Fruchtsaft oder normale Cola

Nach einer Unterzuckerreaktion soll das Kind lückenlos beaufsichtigt bleiben. Das gilt insbesondere für den Weg von der Schule nach Hause.

Häufige Unterzuckerreaktion:
Benachrichtung der Eltern; ärztliche bzw. klinische Überprüfung der verordneten Insulindosis ist angezeigt.

Vorbeugende Maßnahmen gegen Unterzuckerung:
regelmäßige Nahrungszufuhr, z.B. auch während einer längeren Prüfungsarbeit. Dem diabetischen Schüler ist durch Vorgespräche die Scheu vor dem Essen im Unterricht zu nehmen.
Die Mitschüler sind über diesen besonderen Umstand aufzuklären.

● **Psychologische Führung des diabetischen Kindes**

Die Zusammenarbeit zwischen Lehrern und Eltern ist im Falle des diabetischen Kindes und Jugendlichen von besonderer Bedeutung. Der Diabetes kann und soll nicht als Ausrede für schlechte Leistungen in der Schule dienen. Wenn aber durch eine kritische Entwicklung der Erkrankung Schulversäumnisse entstehen, muß versucht werden, dem Kind über diese Situation hinwegzuhelfen: Es muß ein Mittelweg zwischen Überbewertung und Bagatellisierung der Erkrankung gefunden werden. Die Erfüllung dieser Aufgabe durch Eltern, Ärzte und Lehrer ist eine wichtige Voraussetzung für die psychologische und körperliche Entwicklung des diabetischen Kindes und Jugendlichen.

Behandeln Sie Ihr Kind, als wäre es gesund

Dank der heutigen Behandlungsmöglichkeiten kann das diabetische Kind als »bedingt gesund« angesehen werden. Diabetische Kinder sind normal begabt und den Anforderungen der Schule ebenso gewachsen wie ihre Altersgenossen. Es ist für die Entwicklung nachteilig, wenn Eltern oder Erzieher glauben, die Kinder müßten besonders nachsichtig beurteilt oder geschont werden. Das Kind soll nicht in eine Art Sonderstellung hineinmanövriert werden. Vielmehr ist eine möglichst umfassende Schulbildung dieser Kinder von besonderer Bedeutung für ihr späteres Leben.

Kinder, die bereits im Vorschulalter an Diabetes erkrankt sind, haben im allgemeinen später weniger Schulschwierigkeiten, da sie sich an die veränderte Lebenssituation bei Schulbeginn angepaßt haben. Die Neuerkrankung eines Schulkindes bedingt aber zumeist eine seelische Belastung und natürlich ein Unterrichtsversäumnis, wodurch oft die Leistungen abfallen. Gerade hier muß es ein verständnisvolles Verhalten von Eltern und Erziehern dem Kind erleichtern, sich den veränderten Verhältnissen anzupassen.

Diabetische Mädchen und Jungen sehen im allgemeinen ihre Krankheit als etwas »Normales« an. Erfreulicherweise empfinden sie die Tatsache, daß sie an einer ernstzunehmenden, lebenslang dauernden Erkrankung leiden, nicht als etwas besonders Schlimmes. Ohne daß man die Probleme des Diabetes bagatellisieren sollte, sind die Kinder in dieser Anschauung zu bestärken. Falsches Mitleid ist hier ebenso schädlich wie das Übersehen der Probleme, die der Diabetes mit sich bringt. Der Umgang der Eltern und insbesondere der Mutter mit dem Diabetes ihres Kindes beeinflußt – wie entsprechende Untersuchungen zeigen – ganz maßgeblich auch die Einstellung des Kindes gegenüber den Behandlungsmaßnahmen.

Sommerferienlager speziell für diabetische Kinder

Das diabetische Kind benötigt den familiären Rückhalt in noch stärkerem Maße als ein gesundes Kind. Kinder und Eltern müssen gut geschult werden, um den auf sie zukommenden Belastungen gewachsen zu sein. Die Erholungsmöglichkeiten für diabetische Kinder und Jugendliche sind leider begrenzt. Die Einrichtung von Sommerferienlagern und Freizeiten für diabetische Kinder ist deswegen besonders zu begrüßen. Auskunft hierüber erteilt der Deutsche Diabetiker-Bund und der Bund diabetischer Kinder und Jugendlicher (Adressen s. S. 295).

Das Kind soll sich im Ferienlager erholen und dort erkennen, daß es viele andere Kinder mit den gleichen Problemen gibt. Natürlich muß der Diabetes dabei exakt kontrolliert und korrigiert werden. Dies ist für die betreuenden Ärzte bei der großen Zahl von Kindern, die alle einen labilen Diabetes haben und in andere Lebensbedingungen kommen, oft nicht ganz einfach. Die Eltern sollten deswegen – trotz aller berechtigten Sorge um ihr Kind – bei Besuchen im Ferienlager stets berücksichtigen, was dort von den Betreuern geleistet werden muß. Insbesondere sollte man wissen, daß der Stoffwechsel gerade in den ersten Tagen infolge der Umstellung auf die neuen Verhältnisse sehr labil sein kann. Eltern, die in dieser Zeit ständig die Kinder besuchen und deren schlechten Stoffwechselwerte beklagen, gefährden die Fortsetzung des geregelten Betriebs des Ferienlagers.

Umgekehrt muß natürlich nach der Rückkehr des Kindes ins Elternhaus zunächst wieder eine Anpassung an die häuslichen Gewohnheiten erfolgen. Trotz dieser Einschränkungen kann man die psychologischen Vorteile, die die Kinder durch das Erlebnis eines solchen Ferienlagers haben, nicht hoch genug veranschlagen.

Dauerheime für diabetische Kinder sind hingegen nur bei ganz speziellen Situationen zu empfehlen. Trotz aller Bemühungen der Betreuer kann die Familie mit ihrem Zusammenhalt und mit ihrem Zusammengehörigkeitsgefühl auch in den bestgeführten Heimen nicht ersetzt werden.

Keine Katastrophe für die Familie

Das diabetische Kind – eine Katastrophe für die Familie? Nein! Wenn die Eltern sich in die Behandlung qualifizierter Diabetesärzte bzw. Kinderdiabetologen und nicht in die Hände von Wunderheilern begeben und wenn die richtige Einstellung zu den Problemen der Kohlenhydratzufuhr, der Insulininjektion und den Selbstkontrollen besteht, dann wird auch (und gerade!) das diabetische Kind das sein, was Kinder in harmonischen Familien immer sind: Ein Glück für ihre Eltern und kein Außenseiter unter den Geschwistern.

Mutter werden trotz Diabetes

Eine Diabetikerin hat dank des medizinischen Fortschritts heute annähernd die gleiche Chance, ein gesundes Kind zur Welt zu bringen, wie eine stoffwechselgesunde Frau. Damit dieses Ziel aber erreicht werden kann, müssen die Maßnahmen im folgenden Kasten befolgt werden:

> **Ein Baby trotz Diabetes? – heute kein Problem mehr**
> 1. Die Schwangerschaft sollte geplant sein.
> 2. Eine Diabeteseinstellung mit praktisch normalen Blutzuckerwerten sollte bereits vor der Empfängnis bestehen und während der gesamten Schwangerschaft beibehalten bleiben.
> 3. Eine Diabeteseinstellung mit nicht praktisch normalen Blutzuckerwerten sollte möglichst umgehend und konsequent korrigiert werden. Evtl. auftretende Erkrankungen wie Harnwegs- oder Nierenbeckenentzündung oder eine »Schwangerschaftsvergiftung« (= EPH-Gestose mit Flüssigkeitsansammlungen, Bluthochdruck und Eiweißausscheidung) müssen ebenfalls möglichst umgehend, am besten stationär, behandelt werden.
> 4. In der Spätschwangerschaft, d.h. ab der 32. Schwangerschaftswoche, sollte das noch ungeborene Kind engmaschig von einem Geburtshelfer oder an einer geburtshilflichen Abteilung überwacht werden.
> 5. Eine Diabetikerin wird nicht mehr prinzipiell vorzeitig entbunden. Unter engmaschiger Kontrolle des Kindes wird vielmehr abgewartet, bis Wehen von selbst eintreten. Die Geburt wird vorzeitig eingeleitet, wenn Zeichen für die Gefährdung des Kindes erkennbar sind.
> 6. Das Neugeborene sollte bei Geburt von einem Kinderarzt untersucht und, wenn nötig, behandelt werden. In jedem Fall muß innerhalb von 30 Minuten nach Geburt eine Blutzuckermessung beim Kind erfolgen.

Die besten »Ergebnisse« werden erzielt, wenn die schwangere Diabetikerin während der ganzen Zeit von einem Team aus Diabetologen, Geburtshelfer und Kinderarzt betreut wird, das in der Behandlung von diabetischen Schwangeren besondere Erfahrung hat.

Die Tatsache, daß Diabetikerinnen schwanger werden können, erscheint uns heute selbstverständlich. Sie war es lange Zeit nicht. Eine neuere Statistik über etwa zehntausend Schwangerschaften in der Bundesrepublik belegt aber, daß mindestens 1 Prozent aller schwangeren Frauen Diabetikerinnen sind, was ungefähr dem Bevölkerungsanteil der in Frage kommenden Altersgruppe entspricht.

Schlechte Diabeteseinstellung: Risiken für das Kind

Die lebensgefährlichen Risiken für die werdende Mutter liegen beim Diabetes nur geringfügig höher als für stoffwechselgesunde Frauen. Allerdings kommt es bei Diabetikerinnen häufiger zu Komplikationen während der Schwangerschaft. Die Säuglingssterblichkeit ist nur dann noch um ein Vielfaches höher im Vergleich zur Sterblichkeit Neugeborener von Müttern ohne Diabetes, wenn der Diabetes nicht genügend gut eingestellt ist. Man spricht bei gut eingestelltem Diabetes von einem fast gleichen »perinatalen« Risiko. Unter »perinatal« bzw. der Perinatalperiode versteht man dabei den Zeitraum nach der 28. Schwangerschaftswoche bis zum 7. Tag nach der Geburt; eine normale Schwangerschaft dauert 40 Wochen.

Mißbildungsrate normalisierbar

Die Rate von Mißbildungen beträgt bei Kindern diabetischer Mütter 5 Prozent im Vergleich zu 1,8 Prozent bei denen gesunder Frauen. Auch diese Rate läßt sich »normalisieren«, wenn die Diabetikerin schon zu Schwangerschaftsbeginn, also zum Zeitpunkt der Empfängnis, optimal eingestellt ist. Dies haben entsprechende Studien eindeutig belegt. Umgekehrt konnte auch gezeigt werden, daß eine gesteigerte Mißbildungsrate nur bei Patientinnen mit erhöhten HbA_{1c}-Werten in der Frühschwangerschaft auftritt. Die Organe entwickeln sich nämlich schon bald nach der Zeugung. So beginnt das Herz bereits in der dritten Woche nach der Zeugung zu schlagen. Zu diesem Zeitpunkt wissen aber die meisten Frauen noch nicht, daß sie schwanger sind.

Strenge Anforderungen an die Diabeteseinstellung

Der optimalen Diabeteseinstellung während der Empfängnis und dann während der gesamten Schwangerschaft kommt demnach eine überragende Bedeutung zu, damit eine Diabetikerin genauso mit einem gesunden Kind rechnen kann wie eine Nichtdiabetikerin.

Streben Sie während der Schwangerschaft folgende Werte an:

- Blutzuckerwerte zwischen 60 und 120 mg%, Nüchternblutzucker dabei unter 90 mg%,
- Urin frei von Zucker und Azeton,
- HbA_{1c}-Werte im Normbereich.

Blutzuckerspitzen bis 140 mg% sind noch akzeptabel. Auch bei nichtdiabetischen Frauen liegen die Nüchternblutzuckerwerte in der Schwangerschaft niedriger als außerhalb.

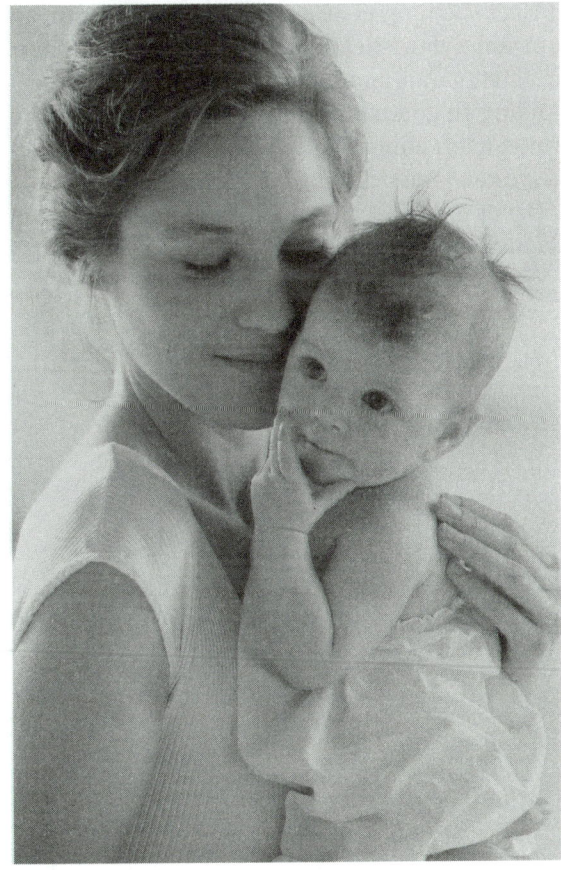

Mutterglück – bei gut eingestelltem Diabetes kein Problem.

Wie hoch das Risiko für das Kind einer Typ-1-Diabetikerin ist, später selbst an einem Typ-1-Diabetes zu erkranken, wurde bereits im Kapitel »Ursachen und Entstehung des Diabetes« ab S. 22 dargestellt. Es ist insgesamt gering (ca. 3 bis 5 Prozent) und hängt zudem maßgeblich von der erblichen Diabetesbelastung des Ehemanns ab. Die Wahrscheinlichkeit für das Kind einer diabetischen Mutter, ohne väterliche Belastung bis zum 20. Lebensjahr zuckerkrank zu werden, ist nur etwa 1 Prozent!

Die Schwangerschaft planen

Wer sich für eine Schwangerschaft entscheidet, muß sich also entsprechend vorbereiten. Am besten bespricht man die anstehenden Probleme rechtzeitig vor der Schwangerschaft mit den Ärzten, die im weiteren Verlauf die Behandlung und Überwachung übernehmen sollen. Zentren, an denen ein erfahrenes Team von Geburtshelfern, Kinderärzten und Diabetesexperten zusammenarbeitet, garantieren die größten Erfolgschancen. Abgesehen von der von Anfang an guten Einstellung haben Diabetikerinnen ohne Gefäßveränderungen (erkennbar beispielsweise am Befund des Augenhintergrunds) die besten Aussichten. Bei Fehlen solcher Gefäßschäden scheinen die Dauer des Diabetes und das Alter der Patienten bei Beginn des Diabetes keine dominierende Rolle zu spielen.

> **Exkurs: Gestationsdiabetes**

Wenn die Krankheit erst während der Schwangerschaft auftritt

Auch Frauen, die »nur« unter der Stoffwechselbelastung einer Schwangerschaft (s.u.) Diabetes entwickeln, müssen diesen genauso ernstnehmen wie Typ-1-Patientinnen mit bekanntem Diabetes, auch wenn ein Schwangerschaftsdiabetes häufig nach Geburt des Kindes wieder verschwindet. (Etwa 10 Prozent der Frauen allerdings entwickeln einen Typ-1-Diabetes, der eine Fortführung der Insulintherapie nach der Schwangerschaft erforderlich macht. Auch die übrigen Frauen sind diabetesgefährdet: Innerhalb von 10 Jahren kommt bei etwa 50 Prozent ein Typ-2-Diabetes zum Ausbruch!)

Durch einen unerkannten oder ungenügend behandelten Schwangerschaftsdiabetes sind die werdende Mutter und ihr Kind praktisch im gleichen hohen Maß gefährdet wie früher Typ-1-Diabetikerinnen, sofern der Diabetes nicht ausreichend während der Schwangerschaft eingestellt war. Nur das Mißbildungsrisiko für das Kind ist nicht höher, da sich der Diabetes erst im Laufe der Schwangerschaft entwickelt und in der Phase, in der die Organe beim Embryo angelegt werden, noch nicht besteht.

Schwangerschaftsdiabetes ist nicht selten!

Die Ärzte sprechen in diesem Zusammenhang von Gestationsdiabetes und meinen jeden während einer Schwangerschaft erkannten Diabetes. Die Möglichkeit, daß dieser schon vor der Schwangerschaft unerkannt bestanden hat, ist damit nicht ausgeschlossen. Gestationsdiabetes ist ausgesprochen häufig, er tritt bei 1 bis 3 Prozent aller Schwangeren auf. Wegen der enormen Wichtigkeit muß bei jeder werdenden Mutter nach einem Gestationsdiabetes anhand von Blutzuckermessungen gefahndet werden.

Ein Gestationsdiabetes tritt besonders oft bei familiärer Belastung mit Typ-2-Diabetes auf. Vermutlich kommt die Veranlagung für diese Form von Diabetes erstmalig während der Schwangerschaft zum Vorschein. Es muß deshalb ein spezielles Anliegen dieses Buches sein, daß in Familien mit bekanntem Diabetes kein Gestationsdiabetes übersehen wird.

> **Exkurs: Gestationsdiabetes**

Was ist bei »Risikofrauen« zu tun?
Bei gefährdeten Frauen sollte nach den Richtlinien der Deutschen Diabetes-Gesellschaft wie folgt vorgegangen werden:

- Im ersten Schwangerschaftsdrittel sollten die Blutzuckerwerte nach dem Essen unter 120 mg% sein. In Zweifelsfällen: Durchführung einer oralen Glukosebelastung.
- In jedem Fall: Glukosebelastung in der 24. bis 28. und in der 32. bis 34. Schwangerschaftswoche.
- Bei erhöhten Werten: Einleitung der Therapie.

Die Behandlung erfolgt nach den gleichen Richtlinien und Blutzuckerkriterien wie für »normale« Diabetikerinnen während der Schwangerschaft. Werden die entsprechenden Werte unter einer Diabeteskost nicht erreicht, muß zusätzlich mit Insulin – z.B. in Form von Normalinsulin vor den Hauptmahlzeiten – bis zur Entbindung behandelt werden. Aus vielerlei Gründen sollte von einer Behandlung mit blutzuckersenkenden Tabletten während einer Schwangerschaft Abstand genommen werden, auch wenn eine Fruchtschädigung nicht mit Sicherheit nachgewiesen ist.

Der Stoffwechsel ändert sich während der Schwangerschaft

Der Eintritt in die Schwangerschaft verändert fast immer die Stoffwechselsituation auch bei Typ-1-Diabetikerinnen. Nicht selten wird im ersten Schwangerschaftsdrittel eine Neigung zu Unterzuckerungen beobachtet, besonders wenn Erbrechen – an dem auch stoffwechselgesunde Frauen zu diesem Zeitpunkt häufig leiden – eine geregelte Nahrungszufuhr erschwert. In dieser Zeit sollte nicht Auto gefahren werden. Gemeinhin werden die Gefahren einer Hypoglykämie für das werdende Kind überschätzt; die Versorgung des Feten – so bezeichnet man die Leibesfrucht in der Medizinsprache – wird während einer Unterzuckerung kaum beeinträchtigt. Das bedeutet auch nicht, daß man der Volksregel folgen und »für zwei essen« soll. Tatsächlich nimmt der Kalorienbedarf nur geringfügig zu, lediglich der Eiweißanteil muß auf 1,5 g Eiweiß pro Kilogramm Sollgewicht angehoben werden (außerhalb der Schwangerschaft 0,8 g Eiweiß). Die Kohlenhydratmenge braucht 18 bis 22 BE – je nach Sollgewicht – in der Regel nicht zu übersteigen. Ferner muß auf die Zufuhr von genügend Eisen und Kalzium geachtet werden.

Der Insulinbedarf steigt meistens an

Ein Mehrbedarf an Insulin besteht oft schon mit Beginn der Schwangerschaft und wird jedenfalls im weiteren Verlauf deutlich. Im allgemeinen hat dies zur Folge, daß schwangere Diabetikerinnen eine Insulininjektion pro Tag mehr benötigen als vor der Schwangerschaft. Meist müssen Typ-1-Diabetikerinnen eine intensivierte Insulinbehandlung mit 4 bis 5 Spritzen pro Tag oder mit einer Insulinpumpe durchführen. Die mehrfach täglichen Blutzuckerselbstkontrollen helfen auch im Fall einer Schwangerschaft, die richtigen Entscheidungen in bezug auf die für den Ausgang so wichtige gute Stoffwechselkontrolle zu treffen. HbA_{1c}-Werte sollten monatlich bestimmt werden. Harnzuckerkontrollen während der Schwangerschaft sind überholt, weil sich die angestrebten Blutzuckerbereiche von unter 90 mg% vor dem Essen und unter 120 mg% nach dem Essen damit nicht überprüfen lassen.

◆ Wann immer eine größere Stoffwechselentgleisung oder gar ein diabetisches Koma droht, muß die Patientin umgehend stationär aufgenommen werden. Ein Koma während der Schwangerschaft endet für das Kind im Mutterleib meist tödlich.

Überwachung durch Internist und Geburtshelfer

Schwangerschaft bei bestehendem Diabetes ist beschwerlich, nicht zuletzt wegen der notwendigen häufigen ärztlichen Kontrollen. Die Blutzuckerwerte müssen zusammen mit den Aufzeichnungen über die häuslichen Selbstkontrollen einmal wöchentlich bis zweiwöchentlich gemeinsam mit dem Arzt durchgegangen werden. Frauenärztliche Beratung sollte in der ersten Schwangerschaftshälfte alle 2 bis 4 Wochen und danach wöchentlich erfolgen, entsprechend den sog. Mutterschaftsrichtlinien, die für alle Schwangeren gültig sind.

Die Überwachung von Blutdruck, Urinstatus, Gewicht und Leibesumfang gehört zu den Routinemaßnahmen bei jeder Sprechstunde. Von Zeit zu Zeit müssen die Höhe des Blutfarbstoffs gemessen, weitere Blutwerte bestimmt und eine innere Untersuchung durchgeführt werden. Der Frauenarzt leitet auch die umgehend erforderliche Behandlung ein, falls sich ein Harnwegsinfekt, eine Blutdruckerhöhung oder eine krankhafte Wassereinlagerung (sog. Schwangerschaftsvergiftung = EPH-Gestose) entwickelt. Der Augenhintergrund sollte alle 4 bis 8 Wochen gespiegelt werden, da manchmal in der Schwangerschaft das Auftreten einer Netzhauterkrankung (s. S. 197) begünstigt oder eine bestehende verschlimmert wird. Eine etwa notwendig werdende Lichtkoagulationsbehandlung gefährdet das Kind nicht.

An Geburtsvorbereitungskurs teilnehmen

Schwangeren mit Diabetes ist eindringlich zur frühzeitigen Teilnahme an einem Geburtsvorbereitungskurs zu raten. Die Schwangere erlernt dort – zusammen mit ihrem Partner – in erster Linie Entspannungs- und Atemübungen. Auch hat sie die Möglichkeit, Probleme und Ängste in der Gruppe zu besprechen. Stand früher das Ziel einer schmerzärmeren und bewußter erlebten Entbindung im Vordergrund der Geburtsvorbereitung, so hat in den letzten Jahren mehr und mehr die Beziehung zum Kind und dem Partner an Bedeutung gewonnen. Die Entspannungs- und Atemübungen sowie die Gespräche wirken auch streßabbauend. Sie sind somit im Hinblick auf ein vermehrtes Auftreten einer EPH-Gestose (s. oben) und von der Gefahr von Frühgeburten bei Frauen mit Diabetes vorbeugend und therapeutisch zu werten. Gerade die EPH-Gestose und Frühgeburten sprechen für eine Teilnahme an Geburtsvorbereitungskursen. Hingegen erlebt man immer wieder, daß Schwangeren bei Auftreten von Erkrankungen von solchen Kursen abgeraten wird. Die Entspannungs-

und Atemübungen sollten, auch wenn die Frau schon im Krankenhaus ist, so auch in der Spätschwangerschaft, auf jeden Fall bis zur Geburt fortgesetzt werden.

So wird das ungeborene Baby überwacht

Mit der Ultraschalldiagnostik wird praktisch von Beginn an die Größenzunahme des Kindes sowie die Fruchtwassermenge in der Gebärmutter in 14tägigen Abständen verfolgt. Außerdem kann mit einem speziellen (Duplex-)Ultraschallverfahren die Durchblutung in der Plazenta (= Mutterkuchen) überprüft werden.

In der Spätschwangerschaft muß das Kind besonders engmaschig vom Geburtshelfer überwacht werden, ab der 38./39. Schwangerschaftswoche ist aus diesem Grund dann häufig die stationäre Aufnahme angezeigt. Gegen Ende der Schwangerschaft kann nämlich der Mutterkuchen seine Funktionstüchtigkeit einbüßen, so daß das Kind unter Umständen im Mutterleib abstirbt. Im Vordergund stehen tägliche Kontrollen (u.U. 2- bis 4mal) der kindlichen Herzfrequenz (»CTG«). Andererseits wird der Geburtshelfer versuchen, die Entbindung möglichst hinauszuschieben, damit das Kind ausreift und bei der Geburt lebenskräftig ist. Die Geburt auf natürlichem Weg wird angestrebt, was heute sehr oft auch gelingt. Ein Kaiserschnitt wird nur dann durchgeführt, wenn das Kind übergroß oder akut gefährdet ist.

Verhalten bei vorzeitigen Wehen

Falls vor Beendigung der 36. Schwangerschaftswoche regelmäßige Wehen auftreten, müssen wehenhemmende Medikamente, z.B. Magnesium und Partusisten (als Tropf oder in Tablettenform), gegeben werden. Leider steigen unter Partusisten die Blutzuckerwerte oft dramatisch an. In diesem Fall muß eine stationäre Aufnahme erfolgen und der betreuende Diabetesarzt zugezogen werden, da die Insulindosen oft drastisch gesteigert werden müssen.

Blutzuckerkontrolle auch während der Geburt

Beim Einsetzen der Geburt, d.h. sobald die Wehen regelmäßig auftreten und die Hebamme die Aufforderung erteilt, daß keine Nahrung mehr aufgenommen werden darf, sollten stündliche Blutzuckerselbstkontrollen durchgeführt, aber kein Insulin mehr verabreicht werden. Bei Blutzuckerwerten unter 70 mg/dl muß 5prozentige Glukoselösung im »Tropf« zugeführt werden. Wenn die Blutzuckerwerte sich bei 100 mg/dl eingependelt haben, sollte das Eintropfen der Glukoselösung gestoppt werden. Zum Geburtszeitpunkt sollte der Blutzucker idealerweise zwischen 80 und 100 mg/dl liegen.

Das Baby ist da: Blutzucker, Stillen, Rooming-in

Das Kind sollte gleich nach der Geburt eine Traubenzuckerlösung infundiert oder zu trinken bekommen. In den ersten Tagen bedarf es intensiver Überwachung durch einen Kinderarzt. Das weitere Vorgehen hängt von den Blutzuckerwerten ab, die nach der Geburt und im Abstand von drei Stunden bestimmt werden. Diabetikerinnen kann durchaus zum Stillen und zum Rooming-in geraten werden. Auch wenn ein Kaiserschnitt nötig war und das Kind für 2 bis 3 Tage zur Überwachung und Behandlung vorübergehend in eine Kinderklinik verlegt werden mußte, ist das heutzutage möglich.

Der Insulinbedarf der zuckerkranken Wöchnerin sinkt unmittelbar nach der Geburt drastisch ab, manchmal so stark, daß 1 bis 2 Tage überhaupt kein Insulin gegeben werden darf. Nach einer Woche ist in der Regel ein Stand etwas niedriger als vor der Schwangerschaft erreicht. Während des Stillens kann der Insulinbedarf besonders niedrig sein. In jedem Fall sollte die Mutter vor jedem Anlegen des Kindes an die Brust selbst Kohlenhydrate zu sich nehmen, z.B. in Form von Milch.

Weitere Familienplanung

Groß und oft beschwerlich ist also der Aufwand, den Diabetikerinnen treiben müssen, um gesunde Kinder zu bekommen. Gesunde Kinder verlangen aber auch nach einer zumindest bedingt gesunden Mutter. Ist eine Diabetikerin trotz ihrer Stoffwechselkrankheit glücklich Mutter geworden, sollte auch gerade dieser Gesichtspunkt bei der weiteren Familienplanung sorgsam erwogen werden, auch bei weiterem Kinderwunsch. Im übrigen sollte jede Schwangerschaft einer Diabetikerin möglichst eine geplante Schwangerschaft sein, wie das in diesem Kapitel bereits erklärt wurde. Dabei ist zu bedenken, daß alle empfängnisverhütenden Methoden ihr Pro und Contra haben. Bezüglich der Antibabypille sollte die Diabetikerin – wenn überhaupt – Präparate mit niedrigem Hormongehalt benützen, z.B. »Drei-Phasen-Präparate«. Evtl. kommt auch nach erfülltem Kinderwunsch eine Sterilisation (Eileiterunterbindung) in Frage.

Der Alltag: Partnerschaft, Familie, Beruf

Es besteht wohl kein Zweifel: Die heutige Diabetesbehandlung mit der ständig an Bedeutung zunehmenden systematischen Schulung der Diabetiker einschließlich der unerläßlichen Stoffwechselselbstkontrolle hat entscheidend zu einer besseren Integration der diabetischen Menschen in den Alltag beigetragen. Andererseits können Diabetiker nicht in allen Belangen wie andere Menschen leben. Wenn jemand täglich an die richtige Ernährung, blutzuckersenkende Tabletten oder Insulin sowie Selbstkontrollen zu denken hat, dann ist das kein »normales Leben« im üblichen Sinn. Allerdings sollten Diabetiker nicht in das andere Extrem verfallen und sich angesichts ihrer chronischen Stoffwechselkrankheit in eine gesellschaftliche Außenseiterrolle drängen lassen. Leider werden Diabetiker in vielen Alltagssituationen diskriminiert. Doch: Viel können sie selbst dazu tun, damit sich dies bessert.

Mitleid ist nicht gefragt

Zu allererst: Eine gute Diabeteseinstellung, die dem Lebensrhythmus angepaßt ist, ist unabdingbar. Dann kann man auch etwas leisten und braucht sich nicht mit bzw. hinter seiner Krankheit zu verstecken, weder in der Familie noch im Beruf. Gute Leistungsfähigkeit fördert entgegenkommendes Verständnis für die besondere Situation eines Diabetikers. Wer dagegen auf das Mitleid seiner Umgebung aus ist, der stempelt sich selbst zum »armen Kerl«. Mit einem solchen pflegt man nur unter Vorbehalten Umgang: Er wird zum Außenseiter.
Gleichberechtigte Partner in der Gesellschaft zu sein, dazu gehört neben der richtigen Einstellung zur eigenen Krankheit aber mehr. Der Diabetiker soll seine Position kennen und entsprechend handeln.

Die gleiche Ernährung für die ganze Familie

In der Familie gibt es meist die geringsten Schwierigkeiten. In vielen Diabetikerhaushalten hat es sich vorteilhaft eingebürgert, daß für die ganze Familie der Diabeteskost angepaßte Mahlzeiten zubereitet werden, die es

Der Alltag: Partnerschaft, Familie, Beruf

dem Betroffenen unschwer ermöglichen, seine Ernährung einzuhalten. Einmal weniger wird ihm so seine Außenseiterposition bzw. sein Sonderstatus bewußt. Dieses Vorgehen gewährleistet außerdem für die gesamte Familie eine gesunde Kost, da die richtige Ernährung für Diabetiker biologisch besonders wertvoll ist. Sie erspart obendrein unnötige Sonderausgaben für den Diabetiker in der Familie. Die Haushaltskasse wird dadurch geschont, und der Diabetiker bleibt integriert.

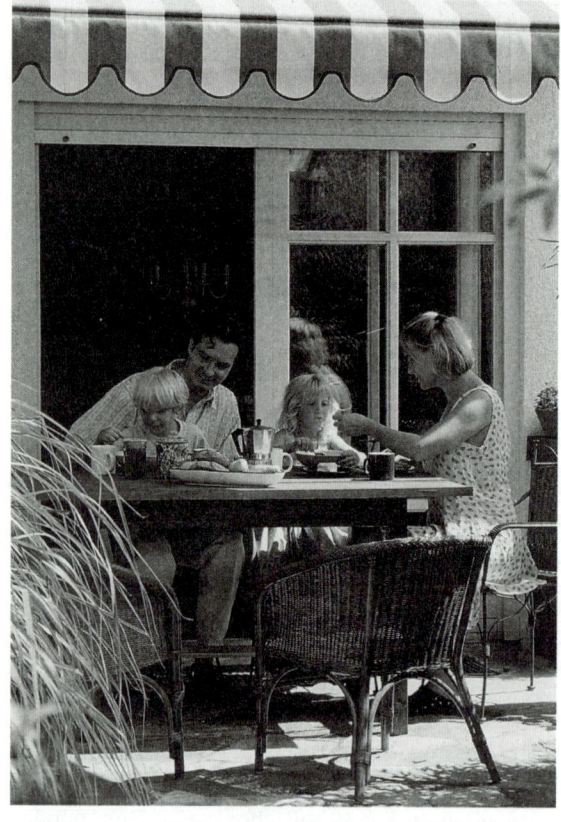

Die ganze Familie kann das essen, was für den Diabetiker geeignet ist, da es sich um eine vollwertige und ausgewogene Kost handelt.

Was der Partner wissen sollte

Natürlich bekommt eine gute Ehe auch einem Diabetiker gut und ist für viele eine besondere Chance, ganz normal mit dem Diabetes zu leben. Wir sind aber weit davon entfernt, Eheberater spielen zu wollen. Die nachfolgenden Gesichtspunkte dürfen nur als ärztliche Hinweise zu diesem Punkt verstanden werden.

Der Alltag: Partnerschaft, Familie, Beruf

Der nichtdiabetische Partner sollte über den Diabetes und die damit verbundenen Besonderheiten Bescheid wissen und ihn akzeptieren. Am besten er nimmt ebenfalls einmal an einer Diabetikerschulung teil. Der Partner muß unbedingt wissen, was bei einer Unterzuckerung zu tun ist und sollte daran denken, daß im Notfall auf den Seiten 180 und 181 dieses Buchs die Sofortmaßnahmen genannt sind. Ansonsten geht es um das Verständnis, daß der Partner Diabetes hat und einige Dinge im Alltag berücksichtigen muß. Jeder Mensch hat eine Vielzahl von persönlichen Merkmalen, und bei Menschen mit Diabetes gehört der Diabetes einfach dazu. Das Risiko für etwaige Kinder, im späteren Leben manifest zuckerkrank zu werden, ist relativ gering, sofern der nichtdiabetische Partner nicht Träger diabetischer Erbanlagen ist. Die Wahrscheinlichkeit für ein solches Kind, an einem Typ-1-Diabetes bis zum 25. Lebensjahr zu erkranken, liegt bei 1 bis 2 Prozent, wenn die Mutter Typ-1-Diabetikerin ist, und etwa doppelt so hoch, wenn der Vater Typ-1-Diabetes hat. Der große Unsicherheitsfaktor bei derartigen statistischen Aussagen besteht aber darin, daß man Erbanlagen für Diabetes beim nicht zuckerkranken Partner heute noch nicht feststellen kann, sondern sich dabei auf das Vorkommen von Diabetes in der Familie stützen muß. Die Kinder zweier zuckerkranker Ehepartner sind besonders diabetesgefährdet. In der Praxis liegt der Prozentsatz der späteren Erkrankungen bei 60 Prozent. In einer ähnlichen Größenordnung liegt die Vererblichkeit des Diabetes auch in den Familien mit MODY-Diabetes (s. S. 23).

Diabetesvorsorge auch bei den Nachkommen

Auf die Probleme, die eine zuckerkranke Frau bei einer Schwangerschaft erwarten, sind wir schon auf S. 253 ff. eingegangen. Für alle Kinder eines diabetischen Elternteils gilt, daß sie auf keinen Fall übergewichtig werden dürfen. Übergewicht fördert auch im Kindesalter den Ausbruch eines Diabetes. Die Verantwortung im Sinne dieser Diabetesvorsorge für seine Nachkommen muß jeder Zuckerkranke sehr ernst nehmen. Durch Messung der am Anfang dieses Buches dargestellten Antikörper gegen die eigenen insulinproduzierenden Zellen in der Bauchspeicheldrüse (Inselzellantikörper, Insulinantikörper, s. S. 24) kann man neuerdings frühzeitig Hinweise für das Risiko eines später auftretenden Typ-1-Diabetes finden. Allerdings sind diese Tests bislang auf wenige Diabeteszentren beschränkt.

Den richtigen Beruf wählen

Auch am Arbeitsplatz und im Berufsleben gilt es, die Probleme richtig anzupacken. Über allem muß der Leitsatz stehen: »Eine qualifizierte Ausbildung in einem für Diabetiker geeigneten Beruf gibt die größtmögliche Sicherheit für die Zukunft.«

Diesem übergeordneten Grundsatz ist auch der Ausschuß »Soziales« der Deutschen Diabetes-Gesellschaft bei seiner Neufassung der Empfehlungen zur Berufswahl und -ausübung gefolgt. Unter dem Blickwinkel der modernen, flexiblen Diabeteseinstellung mit täglichen Selbstkontrollen und Anpassung der Behandlung ist es danach nicht mehr vertretbar, Diabetiker von vornherein – bis auf ganz wenige Ausnahmen (s. u.) – von bestimmten Berufen auszuschließen. Vielmehr können und sollen in der Regel Diabetiker ohne schwerwiegende andere Krankheiten oder Komplikationen alle Berufe und Tätigkeiten ausüben, zu denen sie nach Neigung, Begabung, praktischen Fähigkeiten und Ausbildung geeignet sind. Gerade bei Menschen, deren Diabetes sozusagen mitten in das Berufsleben hineinplatzt, ist es wichtig, daß nicht auch in diesem Bereich der Diabetes eine zu dominierende Rolle spielt, sondern daß sie nach wie vor in ihrem gewohnten Berufsleben Halt und – hoffentlich – auch eine gewisse Befriedigung finden.

Glücklicherweise ist ein Berufswechsel nur in Ausnahmefällen notwendig (s. u.). Die Beratung über die Berufsausübung sollte für jeden Diabetiker, speziell junge Patienten vor der Berufswahl, individuell und in enger Zusammenarbeit mit einem diabetologisch besonders erfahrenen Arzt erfolgen. Zusätzliche Krankheiten oder Komplikationen sind gesondert zu bewerten.

Am einfachsten haben es die nicht insulinbedürftigen Typ-2-Diabetiker. Auch auf längere Sicht ist bei dieser Form von Diabetes keine ernsthafte Beeinträchtigung der Arbeitsfähigkeit zu erwarten, vor allem, wenn die Diabetesbehandlung konsequent und einschließlich der Stoffwechselkontrollen durchgeführt wird.

Berufliche Einschränkungen für insulinspritzende Diabetiker

Einschränkungen können sich allerdings bei insulinspritzenden Diabetikern ergeben. Dabei geht es vor allem um das Problem plötzlich auftretender Unterzuckerungen mit einer möglichen Einschränkung des Bewußtseins. Berufe und Tätigkeiten, bei denen eine Gefährdung des Diabetikers selbst oder von anderen Personen durch solche Hypoglykämien nicht ausgeschlossen sind, können und sollen von Diabetikern nicht ausgeübt werden. Beispiele dafür sind:

- Arbeiten mit Absturzgefahr, z.B. auf einer Baustelle,
- die berufliche Personenbeförderung (von mehr als 8 Personen, gilt für Taxifahrer generell),
- verantwortliche Überwachungsfunktionen (z.B. Tätigkeiten an Maschinen mit Unfallgefährdung, an Hochspannungsanlagen oder als Schrankenwärter),
- berufsmäßiger Waffengebrauch.

Regelung von Umschulungsmaßnahmen

Wer in solchen Berufen mit einer möglichen Fremd- oder Eigengefährdung während einer Hypoglykämie tätig ist und an einem insulinbedürftigen Diabetes erkrankt, gehört zu den alles in allem wenigen Ausnahmen, bei denen eine Umschulung oder der Wechsel an einen anderen Arbeitsplatz unvermeidlich ist. Besonders belastend kann dabei sein, daß durch einen solchen notwendigen Wechsel in der beruflichen Tätigkeit sich der Monatsverdienst oft ganz wesentlich vermindert. Diesen Problemen ist leider bei weitem noch nicht genügend Rechnung getragen worden. Der Deutsche Diabetiker-Bund e.V. und der Ausschuß »Soziales« der Deutschen Diabetes-Gesellschaft wollen sich hier in nächster Zeit besonders engagieren. Ganz generell werden Umschulungsmaßnahmen durch das Arbeitsförderungsgesetz und das Bundes-Sozialhilfegesetz geregelt.

Mit gutem Wissen über den Diabetes, regelmäßiger Selbstkontrolle des Stoffwechsels und entsprechender Selbstanpassung der Behandlung, insbesondere der Insulindosierung, lassen sich auch berufsbedingte Unregelmäßigkeiten jedoch weitgehend ausgleichen. Unter diesen Voraussetzungen ist eine Umschulung nicht notwendig, und evtl. Einbußen im finanziellen Bereich können auf diese Weise umgangen werden.

Einstellung in den öffentlichen Dienst

Seit 1959 existieren »Richtlinien für die Einstellung von Diabetikern in den öffentlichen Dienst«. Sie wurden zuletzt 1982 vom Ausschuß »Soziales« der Deutschen Diabetes-Gesellschaft überarbeitet. Sie sind vom Bundesminister des Inneren mit Rundschreiben vom 31.8.1982 (AZ: -DI1-210107/5) empfehlend an die Obersten Bundesbehörden weitergeleitet worden. Diese Richtlinien sind nachfolgend abgedruckt. Gleichzeitig wurde vom Bundesminister des Inneren darauf hingewiesen, daß für schwerbehinderte Diabetiker die Maßstäbe gelten, die allgemein der Einstellung von Schwerbehinderten in den öffentlichen Dienst zugrunde gelegt werden.

Betriebsdienst der Deutschen Bahn AG

Selbst für den Betriebsdienst bei der Deutschen Bahn AG sind die Auflagen für Diabetiker bei der Neufassung der Empfehlungen 1988 wesentlich vermindert worden. Auch hier schlägt mittlerweile das Prinzip der individuellen Beurteilung durch, wobei die Bahn AG natürlich berücksichtigen muß, daß Risiken im Betriebsdienst bei der Beschäftigung von Diabetikern ausgeschlossen werden müssen. (Unter Betriebsdienst versteht man alle Maßnahmen und Handlungen, die erforderlich sind, um Züge zu bilden, zu befördern und aufzulösen. Das Bedienen der Zusatzanlagen und die Abwicklung von Betriebsunfällen zählen zum Betriebsdienst.)

Eine gute Diabeteseinstellung vorausgesetzt, haben Patienten ohne Insulin- oder Sulfonylharnstoffbehandlung keine weiteren Auflagen, auch wenn sie andere Tabletten einnehmen, Patienten unter Sulfonylharnstoff nur dann, wenn sie hypoglykämiegefährdet sind. Insulinbehandelte Diabetiker sind zwar grundsätzlich untauglich für Tätigkeiten im Betriebsdienst, sie können aber bei guter Stoffwechseleinstellung tauglich für Verkehrs- oder Werkstättendienst sein. Alle Beurteilungen verlangen entsprechende Zeugnisse des behandelnden Arztes bzw. eines Diabetologen.

Grad der Behinderung – ein Widerspruch?

Es erscheint widersprüchlich, daß Diabetiker einerseits fast alle Berufe ausüben können, andererseits aber durch das entsprechende Gesetz als Schwerbehinderte eingestuft werden können. Nach dem Schwerbehinderten-Gesetz von 1.5.1974 in der neuen Fassung von 1996 können Diabetiker bei den Versorgungsämtern ein Verfahren zur Feststellung des Grads der Behinderung einleiten (früher: Minderung der Erwerbsfähigkeit, MdE). Diese »Anhaltspunkte« geben Richtlinien für den Grad der Behinderung (GdB) in Prozent, je nach Diabetestyp, Art der Behandlung und Einstellung der Stoffwechsellage. Anhand der Aufstellung kann sich jeder unschwer orientieren.

> **Exkurs**

Richtlinien für die Einstellung von Diabetiker in den öffentlichen Dienst

1 Der generelle Ausschluß des Diabetikers von pensionsberechtigten Anstellungen im Staatsdienst und vergleichbaren Institutionen ist aus medizinischen Gründen nicht gerechtfertigt.

2 Für die Einstellung in die genannten Tätigkeiten kommen alle arbeitsfähigen Diabetiker in Betracht, deren Stoffwechselstörung mit Diät allein, mit Diät und oralen Antidiabetika und/oder Insulin auf Dauer gut einstellbar ist. Durch eine gute Stoffwechselkontrolle wird das Risiko für das Auftreten diabetesspezifischer Komplikationen verringert.

3 Diabetische Bewerber um solche Stellen sollten frei von diabetesspezifischen Komplikationen an Augen und Nieren sein. Die Feststellung solcher Befunde hat durch fachärztliche Augenhintergrunduntersuchung (Funduskopie) sowie durch den kompletten Harnstatus und die Bestimmung des Kreatininwertes im Serum zu erfolgen.

4 Diabetiker, die rein diätetisch behandelt werden, können jede Tätigkeit ausüben, zu der sie nach Vorbildung und Leistung auch sonst geeignet wären. Insulinbehandelte Diabetiker sollten nach Möglichkeit keine Tätigkeiten verrichten, die unregelmäßige Arbeitszeiten erfordern. Sie sollten ferner nicht zu Tätigkeiten herangezogen werden, die beim Eintritt hypoglykämischer Reaktionen Gefahren für sie selbst oder ihre Umwelt mit sich bringen, z.B. als Fahrer öffentlicher Verkehrsmittel.

5 Diabetische Bewerber müssen ein ärztliches Zeugnis vorweisen, aus dem die Qualität der Stoffwechselführung, der Nachweis regelmäßiger und langfristiger Stoffwechselkontrollen, sowie die Bereitschaft zur Kooperation hervorgehen. Zur Beurteilung der Einstellungsqualität werden die unter Punkt 6 genannten Grenzwerte für die Blutzuckerkonzentration zugrunde gelegt. Zusätzlich kann die Bestimmung des glykosylierten Hämoglobins (HbA_1 oder HbA_{1c}) herangezogen werden. Die Eignung des Bewerbers soll in der Regel durch ein fachärztliches Gutachten geklärt werden, das von einem diabetologisch erfahrenen Arzt oder in einer Diabetesklinik erstellt werden sollte.

6 Die Beurteilung der Qualität der Stoffwechselführung soll individuell erfolgen. Ein überwiegend ausgeglichener Stoffwechselzustand sollte dokumentiert sein. Es ist erforderlich, wenigstens drei Blutzuckerwerte zu geeigneten Zeiten im Tagesverlauf zu messen, die Maximalwerte sollten bei insulinbehandelten Diabetikern 1 bis 2 Stunden nach den Mahlzeiten nicht wesentlich über 220 mg% Glukose liegen, bei diät- und tablettenbehandelten nicht über 160 mg%.

Schwerbehinderte im Sinne des Gesetzes sind Personen, die körperlich, geistig oder seelisch behindert und infolge ihrer Behinderung in ihrer Erwerbsfähigkeit nicht nur vorübergehend um wenigstens 50 von Hundert (v.H.) gemindert sind.

Nachfolgend ist der entsprechende Auszug aus der MdE/GdB-Tabelle wiedergegeben.

● **Tab. 9: Minderung der Erwerbsfähigkeit (Grad der Behinderung) bei Diabetes mellitus**

Diabetes mellitus	MdE / GdB
durch Diät oder durch Diät und orale Antidiabetika gut ausgleichbar, ohne Komplikationen	0–10 v.H.
weniger gut ausgleichbar, mit größeren Toleranzschwankungen	20 v.H.
mit Insulin und Diät ausgleichbar, ohne Komplikationen	30 v.H.
mit Insulin schwer einstellbar (hierzu gehört meist der im Kindesalter aufgetretene Diabetes mellitus)	40–60 v.H.
Organkomplikationen sind zusätzlich zu bewerten	

Gleichgestellte im obigen Sinne, die infolge ihrer Behinderung in ihrer Erwerbsfähigkeit nicht nur vorübergehend um weniger als 50 von Hundert, aber wenigstens um 30 von Hundert gemindert sind, sollen auf ihren Antrag vom Arbeitsamt den Schwerbehinderten gleichgestellt werden, wenn sie infolge ihrer Behinderung ohne diese Hilfe einen geeigneten Arbeitsplatz nicht erlangen oder nicht behalten können. Die Gleichstellung kann zeitlich befristet werden.

Die Beurteilung der Minderung der Erwerbsfähigkeit durch den Diabetes erfolgt durch ärztliches Gutachten unter Berücksichtigung der Diabeteskomplikationen und der Begleiterkrankungen.

Vor- und Nachteile abwägen

Mit einer solchen Minderung der Erwerbsfähigkeit sind – je nach Ausmaß – Vorteile verbunden, z.B. im steuerlichen Bereich, bei der Anzahl der jährlichen Urlaubstage oder auch hinsichtlich eines Kündigungsschutzes. Selbstverständlich nimmt jedermann gerne Vorteile für sich in Anspruch, noch dazu, wenn er an einer lebenslangen Krankheit – wie

Diabetes – leidet. Vielleicht ließen sich solche Vorteile auch besser auf andere Weise regeln. Jedenfalls steht eine ganze Reihe von Patienten der Praxis, als insulinspritzender Diabetiker mit etwas labilem Stoffwechsel, aber ohne Komplikationen oder sonstige Erkrankungen als »Schwerbehinderter (GdB 50 % und mehr)« eingestuft zu werden, durchaus skeptisch gegenüber. Es macht einen schon ein wenig nachdenklich, wenn man das amtliche Siegel »schwerbehindert« aufgedrückt bekommt. Auch haben sich in Einzelfällen Bescheinigungen über eine Schwerbehinderung bei Abschlüssen von Kranken- oder Lebensversicherungen, bei der Suche nach einem Arbeitsplatz oder bei Problemen mit dem Führerschein als negativ herausgestellt. Wie immer gilt es auch hier, Vor- und Nachteile abzuwägen.

Hingegen sollte man bei zusätzlichen Erkrankungen oder Folgeschäden die gesetzlichen Möglichkeiten sicherlich nützen.

Wie werden Kinder eingestuft?

Kinder mit Diabetes werden in die Gruppe der mit Insulin schwer einstellbaren Diabetiker eingestuft, bei denen eine Minderung der Erwerbsfähigkeit von 40 bis 60 Prozent anerkannt wird. Darüber hinaus ist laut Rundschreiben des Ministeriums für Arbeit und Sozialordnung vom 22. 12. 1976 für Diabetiker bis zur Vollendung des 16. Lebensjahres »Hilflosigkeit« anzunehmen, da eine ständige Überwachung erforderlich ist wegen der Gefahr hypoglykämischer Schocks, zwecks strenger Einhaltung der Diät und zur Dosierung des Insulins etc. Ggf. wird diese Einstufung bis zur Vollendung des 18. Lebensjahres verlängert. Der Ausdruck »Hilflosigkeit« ist ein sicherlich irritierender Begriff aus dem Steuer- und Sozialrecht, bedeutet aber, daß die Eltern eines diabetischen Kindes beim zuständigen Finanzamt einen Steuerfreibetrag von jährlich bis zu 7 200,– DM geltend machen können.

Verhalten am Arbeitsplatz

Mit den modernen Behandlungsmöglichkeiten sowohl für Typ-1- als auch für Typ-2-Diabetes gibt es eigentlich keinen grundsätzlichen Hinderungsgrund, warum man als Diabetiker nicht normal am Arbeitsleben teilnehmen könnte. Manche legen das dahingehend aus, daß man als Diabetiker »alles« machen könne und müsse und vielleicht noch ein wenig mehr, nur müsse man sich eben mehr anstrengen. Man könnte das auch ein Überkompensieren der Krankheit nennen. Andere hingegen schützen

■ Der Alltag: Partnerschaft, Familie, Beruf ■

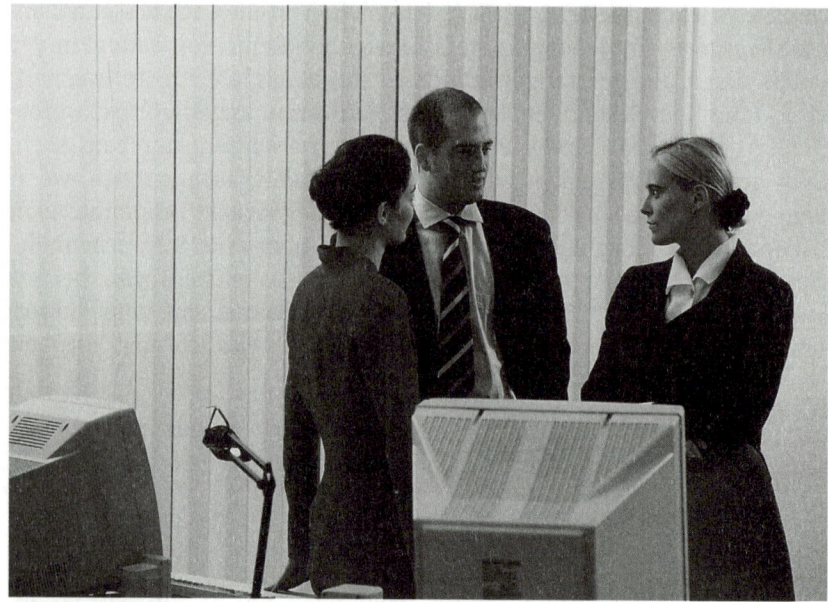

Ein offenes Gespräch mit den Kollegen über Ihren Diabetes fördert das Verständnis für Ihre Situation.

ihren Diabetes vor, wann immer sie etwas nicht tun wollen; sie werden leicht zum Außenseiter in einer Gruppe bzw. in der Gesellschaft. Hier als Diabetiker jeweils den goldenen Mittelweg zu finden, ist wahrlich nicht einfach, aber letztlich ausschlaggebend für Zufriedenheit im Arbeitsalltag. Die Gesellschaft ihrerseits aber ist aufgerufen, den Diabetiker am Arbeitsplatz als Kollegen – wenn auch mit bestimmten besonderen Bedürfnissen – zu akzeptieren und in der Solidargemeinschaft der Berufstätigen ohne Vorbehalte zu integrieren. Diabetes ist kein sichtbarer Makel. Er sollte auch kein unsichtbarer sein.

Vorsorge bei den Kollegen und für die Mahlzeiten

Freilich gibt es auch objektive Schwierigkeiten. Für die häufiger notwendigen Besuche beim Arzt muß der Arbeitgeber Verständnis haben. Schon aus diesem Grund soll der Arbeitnehmer seinen Diabetes nicht verschweigen. Es können ja auch Unterzuckerungen während der Arbeit eintreten, die eine Hilfe durch Kollegen erforderlich machen. Man sollte deswegen vorher darüber sprechen, was in einem solchen Fall zu tun ist.

Auch bezüglich der Ernährung müssen verträgliche Regelungen gefunden werden. Am leichtesten tun sich Patienten mit intensivierter Insulinbehandlung. Andere müssen fixe Zwischenmahlzeiten einhalten. Unter Umständen lohnt es sich auch, manche Dinge von zu Hause mitzubringen. Der geschulte Diabetiker wird hier das Richtige finden.

Rechtsanspruch nach dem Bundessozialhilfegesetz

Seit 1. April 1974 haben zuckerkranke Menschen einen Rechtsanspruch nach dem Bundessozialhilfegesetz. Die Unterstützung reicht von der ambulanten oder stationären Behandlung und den Hilfen zu einer angemessenen Schulbildung bis zu nachgehenden Hilfen zur Sicherung der Eingliederung in das Arbeitsleben, soweit das Arbeitsförderungsgesetz keine Anwendung findet. In speziellen Einzelfällen sind nach einer Sonderbegutachtung Hilfen zur Überwindung des Schulwegs oder »Hilfe zur Pflege« möglich.

Berentung nur in Ausnahmefällen

Erst wenn alle Versuche gescheitert sind, einen an Komplikationen leidenden Diabetiker durch klinische Behandlung in besonderen Diabetesabteilungen, nachfolgenden Heilverfahren oder Umschulung arbeitsfähig zu halten, wird heutzutage die vorzeitige Berentung eingeleitet. Diese Fälle sind laut Statistik der Angestelltenversicherung glücklicherweise recht selten.

Die sozialen Krankenversicherungen übernehmen die Kosten für die Diabetesbehandlung uneingeschränkt. Ebenso verhält es sich bei privatversicherten Diabetikern, wenn sie nach Abschluß des Vertrags zuckerkrank werden. Wollen Diabetiker in eine private Versicherung eintreten, können sie nach entsprechender Begutachtung und Zahlung eines Risikozuschlags aufgenommen werden.

Wann immer es einem Diabetiker möglich ist, sollte er auch eine Lebensversicherung abschließen, wie es bei verschiedenen Versicherungsgesellschaften möglich ist.

Auto und Führerschein

Um zunächst gleich ein Vorurteil auzuräumen, das vor einigen Jahren immer wieder behauptet wurde: Diabetiker stellen *kein* allgemeines Risiko für die Sicherheit im Straßenverkehr dar! Allerdings sollte diese statistische Aussage diabetische Kraftfahrer nicht dazu verleiten, sich nun sorglos und ohne Vorkehrungen in den Straßenverkehr zu stürzen. Allzu leicht gibt es sonst Ärger mit dem Führerschein.

Richtlinien für den diabetischen Fahrschüler

Für Fahrschüler mit Diabetes hat der Bundesverkehrsminister sehr genaue Richtlinien im Gutachten »Krankheit und Kraftverkehr« erlassen, das zuletzt 1996 in überarbeiteter Form erschienen ist. Diese neue Version berücksichtigt die zweite EG-Richtlinie vom 29.7.1991, die zum 1.7.1996 in Kraft getreten ist. Dabei geht es vor allem um die potentielle Gefährdung des Straßenverkehrs durch Hypoglykämien. Die Erteilung der Fahrerlaubnis geschieht nach den folgenden allgemeinen Richtlinien mit anschließenden Leitsätzen:

- **Fahrerlaubnis für die Führerscheinklassen 1, 3, 4, 5**
  Zuckerkranken Bewerbern oder Fahrzeugführern kann eine Fahrerlaubnis vorbehaltlich des Gutachtens einer zuständigen ärztlichen Stelle und einer regelmäßigen für den betreffenden Fall geeigneten ärztlichen Kontrolle erteilt oder erneuert werden.

- **Fahrerlaubnis für Führerscheinklasse 2 sowie Fahrzeuge zur Personenbeförderung**
  Zuckerkranken Bewerbern oder Fahrzeugführern dieser Gruppe, die mit Insulin behandelt werden müssen, darf eine Fahrerlaubnis nur in sehr außergewöhnlichen Fällen aufgrund eines ausführlichen Gutachtens einer zuständigen ärztlichen Stelle und vorbehaltlich einer regelmäßigen ärztlichen Kontrolle erteilt oder erneuert werden.

Leitsätze:
- Wer als Diabetiker zu schweren Stoffwechselentgleisungen mit Hypoglykämien mit Kontrollverlust, Verhaltensstörungen oder Bewußt-

Richtlinien für den diabetischen Fahrschüler

seinsbeeinträchtigungen oder Hyperglykämien mit ausgeprägten Symptomen, wie z.B. Schwäche, Übelkeit, Erbrechen oder Bewußtseinsbeeinträchtigungen, neigt, ist nicht in der Lage, den gestellten Anforderungen zum Führen von Kraftfahrzeugen beider Gruppen gerecht zu werden.

- Wer nach einer Stoffwechseldekompensation erstmals oder wer überhaupt neu eingestellt wird, ist so lange nicht in der Lage, den gestellten Anforderungen zum Führen von Kraftfahrzeugen beider Gruppen gerecht zu werden, bis die Einstellphase durch Erreichen einer ausgeglichenen Stoffwechsellage (incl. der Normalisierung des Sehvermögens) abgeschlossen ist.

- Bei ausgeglichener Stoffwechsellage sind Diabetiker, die mit Diät, oralen Antidiabetika oder mit Insulin behandelt werden, in der Lage, Kraftfahrzeuge der Gruppe 1 (Führerscheinklassen 1, 3, 4, 5) sicher zu führen.

- Wer als Diabetiker mit Insulin behandelt wird, ist in der Regel nicht in der Lage, den gestellten Anforderungen zum Führen von Kraftfahrzeugen der Gruppe 2 gerecht zu werden. Ausnahmen setzen außergewöhnliche Umstände voraus, die in einem ausführlichen Gutachten im einzelnen zu beschreiben sind. Regelmäßige ärztliche Kontrollen sind dabei erforderlich.

- Diabetiker, die mit oralen Antidiabetika vom Sulfonylharnstofftyp behandelt werden, sind in der Lage, den gestellten Anforderungen zum Führen von Kraftfahrzeugen der Gruppe 2 gerecht zu werden, wenn vor der Genehmigung eine gute Stoffwechselführung ohne Hypoglykämien über etwa 3 Monate vorlag.

- Das verkehrsmedizinische Risiko kann sich im Verlauf der Diabeteserkrankung ändern, daher sind nach einer Erstbegutachtung in geeigneten Zeitabständen, z.B. zwischen 6 Monaten und 3 Jahren, Nachbeurteilungen empfohlen.

Drei Gefahrengruppen für eine Hypoglykämie

In dem genannten Gutachten werden nach verkehrsmedizinischen Aspekten drei Gruppen von Diabetikern entsprechend ihrer Behandlungsart und Kontrollbedürftigkeit unterschieden:

1. **Mit Diät behandelte Diabetiker** (hierunter fallen auch die Diabetiker, die neben der Diät Biguanide und/oder Pharmaka zur Resorptionsver-

zögerung der Kohlenhydrate einnehmen, z.B. Glukobay): Diabetiker dieser Gruppe können uneingeschränkt am öffentlichen Straßenverkehr teilnehmen.

2. **Mit Diät und oralen Antidiabetika vom Sulfonylharnstofftyp behandelte Diabetiker:**
Diabetiker dieser Gruppe sind nur selten durch Hypoglykämien gefährdet. Sie können in der Regel uneingeschränkt den gestellten Anforderungen beim Führen eines Kraftfahrzeuges gerecht werden.

3. **Mit Diät und Insulin, auch mit Insulin und oralen Antidiabetika behandelte Diabetiker:**
Diabetiker dieser Gruppe sind unabhängig von der Höhe der erforderlichen Insulindosis und auch unabhängig von der Durchführungsart der Insulinbehandlung (z.B. Behandlung mit Insulininfusionssystemen) hypoglykämiegefährdet. Sie sind darum in der Regel nicht in der Lage, den gestellten Anforderungen gerecht zu werden, Kraftfahrzeuge der Gruppe 2 (d.h. LKW sowie Kraftfahrzeuge zur Personenbeförderung) zu führen. Kraftfahrzeuge der Gruppe 1 (Klasse 1, 3, 4, 5) und auch der Unterklasse C 1 können sie jedoch führen, wenn bei ihnen davon auszugehen ist, daß sie auftretende Hypoglykämien und Hyperglykämien bemerken und erfolgreich behandeln können.

Auflagen für die Stoffwechselkontrolle

Folgende Auflagen für die Stoffwechselkontrolle werden im Gutachten »Krankheiten und Kraftverkehr« gemacht:

Gefahrengruppe 1
Regelmäßige Stoffwechselkontrollen und Beratungen durch den Arzt im Abstand von etwa 12 Wochen, Stoffwechselselbstkontrollen mit Dokumentation der Befunde.

Gefahrengruppe 2
Regelmäßige Stoffwechselkontrollen und Beratungen durch den Arzt im Abstand von etwa 8 Wochen, Stoffwechselselbstkontrollen mit Dokumentation der Befunde.

Gefahrengruppe 3
Regelmäßige Stoffwechselkontrollen und Beratungen durch den Arzt im Abstand von etwa 6 Wochen, Stoffwechselselbstkontrollen mit Dokumentation der Befunde.

Richtlinien für den diabetischen Fahrschüler

Was Sie sonst noch wissen sollten

Zusätzlich sollen Sehfunktion und Allgemeinzustand überprüft sein. Ein teurer Eignungstest für Diabetiker, nicht selten auch als »Depperl-Test« bezeichnet, muß nicht mehr abgelegt werden. Es liegt eine Empfehlung vor, daß zusätzlich eine Kontrollkarte (Diabetikerausweis) mit Untersuchungsdaten mitgeführt werden soll, ebenso wie die Richtlinien für kraftfahrzeugfahrende Diabetiker. (In Berlin verweist ein Eintrag im Führerschein auf die Verpflichtung, eine Kontrollkarte mitzuführen.)

In besonderem Maße müssen natürlich Folgeschäden am Auge (diabetische Netzhauterkrankung) Berücksichtigung finden, soweit sie mit einem Verlust an Sehkraft einhergehen. Hier entscheiden also regelmäßige Untersuchungsergebnisse des Augenarztes über die Verkehrstauglichkeit. Eine bestehende Netzhauterkrankung heißt nicht unbedingt Verzicht auf einen Führerschein.

Ärztliches Zeugnis erforderlich

Diabetische Führerscheinbewerber müssen ein Zeugnis ihres behandelnden Arztes bzw. ihrer behandelnden Ärzte vorlegen, aus dem die Art des Diabetes, die Qualität der Einstellung, die Häufigkeit der Selbstkontrollen sowie die Hypoglykämiegefährdung hervorgeht. Solche Zeugnisse können unter Umständen in regelmäßigen Abständen erforderlich sein.

Keine Meldepflicht bei nachträglichem Diabetes

Für Diabetiker, die ihren Diabetes erst nach Erwerb ihres Führerscheins entwickeln, bestehen derzeit (Stand 1998) keine Auflagen für eine nachträgliche Meldung und entsprechende Überwachung. Ausnahmen sind spezielle Führerscheingruppen, die generell regelmäßigen Untersuchungen unterzogen werden und dabei den Diabetes angeben müssen, sowie Autofahrer, die wegen ihres Diabetes am Steuer auffällig geworden sind (s. unten).

Vorsorge für den »Fall des Falles«

Jeder Diabetiker, vor allem der insulinspritzende Patient, muß sich darüber im klaren sein, daß er beim Auftreten einer Hypoglykämie im Straßenverkehr gefährdet ist und unter Umständen einen Unfall verursachen kann. Er wird wie ein Gesunder strafrechtlich voll verantwortlich

Auto und Führerschein

behandelt, obwohl während der Unterzuckerung sein Bewußtsein getrübt gewesen sein kann, wenn er nicht nachzuweisen vermag, daß er alle nur erdenklichen Vorkehrungen dagegen getroffen hat, daß er in regelmäßiger ärztlicher Überwachung stand und daß er gut eingestellt war. Auch Aufzeichnungen über die Selbstkontrolle können dabei hilfreich sein. Ist es trotz Einhalten aller Vorsichtsmaßregeln zu einer schweren Hypoglykämie mit Unfallfolge gekommen, wird dem Betreffenden vorübergehende Unzurechnungsfähigkeit oder verminderte Zurechnungsfähigkeit zugebilligt. Sinngemäß wird auch bei anderen – sehr seltenen – Delikten verfahren, die während einer Unterzuckerung mit Bewußtseinseinschränkung begangen worden sind. Im Fall eines Verkehrsdeliktes kann der Führerschein einbehalten werden, damit einer Wiederholung vorgebeugt wird.

Merkblatt

Regeln für autofahrende Diabetiker

- Wie soll sich der Diabetiker im Straßenverkehr verhalten? Im folgenden sind die Richtlinien der Deutschen Gesellschaft für Verkehrsmedizin, die in Zusammenarbeit mit dem Ausschuß »Kraftfahrerernährung« der Deutschen Gesellschaft für Ernährung erstellt wurden, sowie die Richtlinien für insulinspritzende Kraftfahrer nach Schöffling und Mitarbeitern zusammengefaßt.
- In erster Linie garantiert eine ausgeglichene Stoffwechsellage, daß Unterzuckerungen nur selten auftreten.
- Testen Sie vor Antritt einer längeren Autofahrt Ihren Blutzucker. Ist er zu niedrig, beugen Sie mit durch Zufuhr von zusätzlichen Kohlenhydraten einer Hypoglykämie vor.
- Spritzen Sie vor einer Fahrt niemals mehr als die übliche Insulinmenge. Halten Sie die vorgeschriebene Tageszeit für die Injektion gewissenhaft ein.
- Essen Sie vor einer Autofahrt niemals weniger Kohlenhydrate als sonst. Nehmen Sie lieber etwas mehr Kohlenhydrate auf.
- Bei Verdacht auf eine beginnende oder abklingende Hypoglykämie darf eine Autofahrt nicht angetreten werden!
- Halten Sie auch bei längeren Autofahrten immer an Ihrer gewohnten Ernährung fest, das gilt für die Haupt- als auch für die Zwischenmahlzeiten. Sie sollten nach jeder Stunde eine »Kleinigkeit« essen und alle zwei Stunden eine Bewegungspause machen und eine bestimmte Menge an Kohlenhydraten zu sich nehmen. Nehmen Sie sich die vorbereiteten Zwischenmahlzeiten mit ins Auto.
- Schnell wirksame Kohlenhydrate in Form von Traubenzucker müssen im Auto griffbereit sein. Auch die Mitreisenden müssen wissen, wo sie im Notfall zu finden sind.
- Halten Sie beim geringsten Verdacht auf eine Unterzuckerung sofort an. Nehmen Sie schnell verfügbare Kohlenhydrate zu sich (Traubenzucker, Zucker, Cola, süßen Fruchtsaft) und warten Sie ab, bis Sie die Hypoglykämie überwunden haben. Auch nachdem die Unterzuckerung vorüber ist, sollten Sie sicherheitshalber noch 15 Minuten bis zur Weiterfahrt abwarten.
- Trinken Sie niemals vor oder während der Fahrt Alkohol!
- Vermeiden Sie Nachtfahrten oder sehr lange Autofahrten, die den gewohnten Lebensrhythmus und damit die Diabeteseinstellung stören.
- Fahren Sie Ihr Fahrzeug nicht bis zur maximalen Geschwindigkeit aus; eine Begrenzung der eigenen Geschwindigkeit gibt Ihnen und anderen mehr Sicherheit im Straßenverkehr.

Diabetiker auf Reisen

Es gibt Diabetiker, die aus Angst, ihr Diabetes könnte entgleisen, niemals verreisen. Die Leser dieses Buchs sollten nicht – oder nicht mehr? – dazugehören. Nach entsprechender Vorbereitung kann jeder gut eingestellte Zuckerkranke auf Reisen und in Urlaub gehen. Im Grunde gilt es dabei nur, das bisher in diesem Buch Gelernte folgerichtig in der Praxis anzuwenden.

Insulin an die Aktivität im Urlaub anpassen

Oberstes Gebot: Der Stoffwechsel soll nicht entgleisen. Diabetiker mit intensivierter Insulintherapie tun sich am leichtesten, die Blutzuckerwerte flexibel anzupassen, also im Urlaub ruhig auch einmal auszuschlafen. Auch für tablettenbehandelte Patienten ist das in der Regel kein Problem. Patienten mit konservativer Insulintherapie müssen ihren üblichen Tagesfahrplan wesentlich strikter einhalten.

Empfehlenswert ist es auch, wenn Sie sich die Auswirkungen körperlicher Aktivität auf den Diabetes und was man dabei beachten muß, erneut vergegenwärtigen (s. Kapitel »Sportlich aktiv und fit« ab S. 182), da Reisen und Urlaub meist mit gesteigerter Muskelarbeit verbunden sind. Der arbeitende Muskel aber verbrennt wesentlich mehr Traubenzucker als der ruhende, so daß der Blutzucker gesenkt und womöglich durch ein Allzuviel das Auftreten von Unterzuckerungen begünstigt wird. Es heißt also, den Stoffwechsel einer gesteigerten körperlichen Aktivität anzupassen. Grundsätzlich kommen dafür sowohl eine Erhöhung der Kohlenhydratzufuhr als auch eine Verminderung der Insulin- oder Tablettenmenge in Betracht. In Extremfällen benötigen – wie schon erwähnt – manche Patienten, zum Beispiel beim intensiven Skifahren oder Bergsteigen, nur die Hälfte bis zwei Drittel ihrer sonst üblichen Insulindosis. Weitere Einzelheiten sind im Kapitel »Sportlich aktiv und fit« ausgeführt. In jedem Fall müssen alle Maßnahmen der Anpassung mittels der Selbstkontrolle auf ihre Richtigkeit überprüft werden. Davon sollten Sie sich keineswegs »beurlauben«. Eine Checkliste zur Reisevorbereitung finden Sie auf Seite 283.

Diabetiker auf Reisen

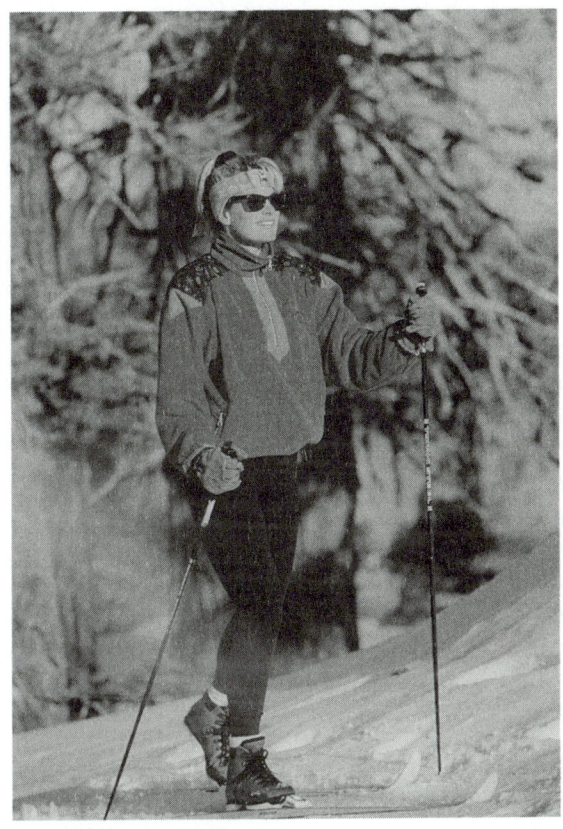

Im Skiurlaub wird sich Ihr Blutzucker anders verhalten als beim Ausspannen am Swimmingpool. Passen Sie Ihre Insulindosen an die Aktivität an.

Wer mag: Reisen speziell für Diabetiker

Der informierte Diabetiker braucht wohl keine Diabetiker-Pauschal-Reisen. Für Interessierte werden aber auch komplette Ferienreisen einschließlich Verpflegung für Diabetiker angeboten, beispielsweise auch vom Deutschen Diabetiker-Bund (s. S. 288) oder im Diabetes Journal (s. S. 289). Auf eigene Faust kann man Gaststätten mit »Diätküche« ausfindig machen, wenn man sich bei der Gütegemeinschaft Diätverpflegung e.V., Moorenstr. 80, 40225 Düsseldorf, Telefon 02 11/33 39 85, nach den mit dem Gütezeichen RAL ausgezeichneten Restaurationsbetrieben erkundigt. Sicherlich erleichtern solche Vorkehrungen das Reisen für Diabetiker; sie entheben jedoch nicht der Mühe, auch auf sog. Diabetikerfahrten und in einer RAL-Gaststätte weiterhin diätetisch mitzudenken. Die dargebotene Nahrung muß auf den individuellen Diätplan abgestimmt werden und darf nicht einfach – »es handelt sich ja schließlich um Diät« – ohne zu überlegen verzehrt werden.

Freude am Essen – auch im Urlaub

Das Essen auf Reisen und im Urlaub will überlegt sein. Fahren Sie ins Ausland, informieren Sie sich bitte vorher über die dort gebräuchlichen Nahrungsmittel, Nahrungszubereitungen, speziellen Obstsorten etc. Am einfachsten geht man Schwierigkeiten aus dem Weg, indem man für einen Campingurlaub oder einen Aufenthalt in einer Ferienwohnung manche liebgewordenen Nahrungsmittel von zu Hause mitbringt oder selbst kocht. Wer Diabetikermarmelade oder diätetische Süßungsmittel benutzt, ist gut beraten, wenn er sich bereits vor Antritt der Reise entsprechend eindeckt. Natürlich können Diabetiker auch in einem Gasthof oder Hotel geeignete Mahlzeiten für sich auswählen, vorausgesetzt, sie haben ihr Augenmaß mittels Küchenmaße und einer Küchenwaage im täglichen Leben genügend geschult. Dabei gilt es zu beachten, daß viele Speisen in fremden Ländern anders zubereitet werden. Im allgemeinen ist es günstiger, à la carte zu essen, d.h. die Mahlzeit selbst zusammenzustellen, als ein Vollpensionsmenü zu sich zu nehmen, das für alle Gäste gleich angerichtet wird und wenig Spielraum für Änderungswünsche läßt.

Ähnliche Spielregeln gelten natürlich auch, wenn man »nur mal so« in einem Lokal ißt. Diabetiker können und sollen außer Haus speisen, auch Patienten mit erst kurzer Krankheitsdauer. Das fördert das Urteilsvermögen, die richtige Nahrung auszusuchen, und gibt Sicherheit für den Ernstfall. »Gewußt wie«, darauf kommt es an.

Kummer mit dem Insulin in heißen Ländern?

Nicht selten fragen sich Diabetiker besorgt, ob Insulin in heißen Ländern vorzeitig verdirbt und seine blutzuckersenkende Wirkung verliert. In der Regel sind diese Befürchtungen unbegründet. Ab 40 °C geht Insulin kaputt. Direkte Hitze- oder Sonneneinstrahlung sollten vermieden werden. In einer Tasche im Fahrgastraum eines Autos oder im Rucksack kann man Insulin aber ohne weiteres mitführen. In besonders heißen Gegenden sollte man eine kleine Kühltasche, eine Thermoskanne oder einen Styroporbehälter zur Aufbewahrung benutzen, ein Kühlschrank ist also keineswegs Voraussetzung. Auf allen Reisen empfiehlt es sich, den Diabetikerausweis mitzuführen einschließlich eines Vermerks, wie sich dritte

> **Merkblatt**

Checkliste für die Reise

Diese Liste dient Ihnen bei den Urlaubsvorbereitungen als »Gedächtnisstütze«, was Sie alles einpacken sollten.

Handgepäck
- Insuline/blutzuckersenkende Tabletten
- Spritzen/Pens (Ersatznadeln)
- Teststreifen (Blutzucker, Aceton, Harnzucker)
- Meßgerät (Ersatzbatterien)
- Stechhilfe, Lanzetten
- Diabetes-Tagebuch
- Traubenzucker in ausreichender Menge
- ggf. Glukagon
- Diabetikerausweis mit Übersetzung in Landessprache (s. S. 285 ff.)
- Attest für Kontrollen am Flughafen/an der Grenze (Betreff: Notwendigkeit des Mitführens von Insulinspritzen)
- Zwischenmahlzeiten
- bei Inlandsurlaub: Chipkarte Ihrer Krankenkasse

Hauptgepäck
- Vorräte: Insulin/blutzuckersenkende Tabletten
- Insulinfläschchen U 40 und U 40 Spritzen oder U 100 Spritzen, falls Pen defekt
- Teststreifen (Blutzucker, Azeton, Harnzucker)
- Traubenzucker
- Kohlenhydrat-Austauschtabelle
- evtl. Süßstoff

Ansonsten nicht vergessen
- Reiseticket/Autopapiere
- Reisepaß/Personalausweis
- Devisen/Reiseschecks/Kreditkarte
- Wörterbuch
- Medikamente gegen Durchfall und Erbrechen
- Sonnenschutzmittel

Denken Sie daran!
- Bewegung senkt den Blutzucker
- Hitze/Sonnenbäder können die Insulinwirkung beschleunigen

Personen im Falle einer Unterzuckerung zu verhalten haben. Einen entsprechenden Hinweis u.a. in Deutsch, Englisch, Französisch, Spanisch finden Sie auf der folgenden Seite.

Kein größeres Risiko bei Impfungen

Für Reisen in verschiedene Länder sind Impfungen vorgeschrieben. Sie sind für Diabetiker mit dem gleichen Risiko behaftet wie für Nichtdiabetiker. Bei einer heftigen Impfreaktion können die Blutzuckerwerte vorübergehend etwas ansteigen, was Sie als nunmehr erfahrener Diabetiker und geübter »Selbstkontrolleur« mühelos abfangen.

Auf Zeitverschiebung reagieren

Menschen mit Diabetes sind für gewöhnlich genauso tauglich für Flugreisen wie jedermann. Bei schweren Herz- oder Lungenkrankheiten sollten Sie jedoch vorher Ihren Arzt fragen – wie jeder Nichtdiabetiker auch. Probleme für die Diabeteseinstellung können sich ergeben, wenn Sie an einem Tag mehrere Zeitgrenzen überfliegen und Ihr Reisetag dementsprechend um mehrere Stunden kürzer oder länger wird. Einzelheiten müssen im individuellen Fall mit dem Arzt abgesprochen werden; das prinzipielle Vorgehen sollte jedoch klar sein. Verlängert sich der Tag beträchtlich, braucht man mehr Insulin, evtl. wird eine zusätzliche Insulininjektion nötig. Umgekehrt verringert sich die Insulindosis – womöglich um die ganze Abendinsulinmenge – wenn die Flugrichtung den Reisetag stark verkürzt. »Informiert sein« heißt es auch hier. Vor allem darf man die Abstimmung mit der Ernährung nicht vergessen.

Natürlich kann man als Diabetiker auf Reisen auch einmal erkranken; was man dabei besonders zu berücksichtigen hat, ist im Kapitel »Der kranke Diabetiker« ab S. 217 erklärt. Wir wünschen Ihnen aber, daß Sie die dort gegebenen Ratschläge möglichst nicht in Anspruch nehmen müssen. Vielmehr: Gute Reise und angenehmen Urlaub!

Service

Übersetzungshilfe für Ihren Diabetikerausweis

Auch im Ausland ist es wichtig, daß Sie im Falle einer Hypoglykämie oder Bewußtlosigkeit als Diabetiker erkannt und »verstanden« werden. Trennen Sie vor Reiseantritt diese Seite aus dem Buch heraus, markieren Sie den Absatz mit der Sprache Ihres Urlaubslandes, und tragen Sie die Seite stets mit sich.

Deutsch

»Ich bin zuckerkrank und werde mit Insulin behandelt. Im Fall von Unwohlsein, anomalem Verhalten oder Bewußtseinsverlust geben Sie mir mehrere Stücke Zucker zu essen, Bonbons, Brot oder ein sehr süßes Getränk. Wenn ich nicht schlucken kann oder nicht sehr schnell zu mir komme, sollte man mir umgehend Glukagon injizieren. Dazu benachrichtigen Sie meine Familie oder einen Arzt, oder lassen Sie mich sofort ins Krankenhaus bringen.«

Dänisch

»Jeg har sukkersyge ob bliver behandlet med insulin. Skulle jeg faa et ildebefindende, opföre mig paa unormal maade eller besvime, bedes De give mig et stykke sukker eller en meget sødet drink. Hvis jeg ikke kan synke eller hvis jeg ikke hurtigt kommer til bevidsthed bedes De tilkalde laegen for at give mig en glucagon indsprøjtning, eller hurtigst muligt faa mig bragt paa hospitalet.«

Englisch

»I am a diabetic and take insulin injections. In case I seem to be ill or behave abnormally or lose consciousness, give me some sugar or something very sweet to drink. If I can't swallow or if I don't regain consciousness quickly I need a glucagon injection. Therefore, please get in touch with my family or a doctor, or have me brought to a hospital.«

Französisch

»Je suis diabétique et sous traitement insulinique. En cas de malaise, de comportement anormal ou d'évanouissement veuillez me donner du sucre, des bonbons, du pain ou une boisson très sucrée. Si je ne peux plus avaler ou si je ne reprends pas connaissance rapidement, on doit me donner une injection de glucagon. Veuillez avertir ma famille ou un docteur ou bien me transporter d'urgence a l'hôpital.«

Holländisch

»Ik ben suikerpatient en wordt met insuline behandeld. Als ik onwel wordt, me abnormaal gedraag of flauw val, geef me dan suiker of een

Service

sterk gesuikerde drank. Als ik niet kan inslikken of niet snel bijkom, moet men meteen mij een glucagon injective geven. In dit geval, waarschuw mijn familie, een geneesheer of vervoer mij onmiddelijk naar een ziekenhuis.«

Italienisch

»Sono diabetico e sono curato con l'insulina. In caso di malore, di comportamento anormale o di svenimento fatemi prendere zucchero o una bevanda assai zuccherata. Se non sono in grado in inghiottire o se non riprendo rapidamente is sensi e il caso di farmi immediatemente una puntura di glucagon. A tale scopo avvertite mia familia, o un medico, a fatemi transportare all'ospedale.«

Serbisch/Kroatisch

»Ja sam diabéticar i leč̌en sam insulinom. U sluč̌aju muč̌nine, nenormalnog stanja ili gubitka svesti, dajte mi nekoliko kocki š̌eč̌era ili neko vrlo zasladeno piče. Ako ne mogu da gutam ili ne dolazim brzo svesti potrebno je, bez ikakvog odlaganja, dati mi injekciju glukagona. Radi toga, obavestite odmah moju porodicu ili lekara, ili me hitno odnesite u bolnicu.«

Norwegisch

»Jeg har sukkersyke og blir behandlet med insulin. Skulle jeg få et illebefinnende, oppföre meg unormalt eller besvime, bes De gi meg sukker eller en meget söt drikk. Hvis jeg ikke kan svelge eller hvis jeg ikke kommer raskt til bevissthet, bes De tilkalle en lege for å gi meg en glucagon innspröytning, eller hurtigst mulig få meg brakt på sykehus.«

Portugiesisch

»Eu sou diabético e trato-me com insulina. Em caso de mau estar, comportamento anormal ou desmaio, dêmme açucar ou uma bebida muito açucarada. Se eu não poder engolir ou se não recuperar ràpidamente, agradecia que me dessem uma injecção de glucagon. Para isso informem a minha familia, chamem um médico ou transportem-me de urgência a um hospital.«

Schwedisch

»Jag är sockersjuk och blir behandlad med insulin. Skulle jag bli illamående, uppföra mig onormalt eller svimma, bedes Ni ge mig socker eller en mycket söt dryck. Om jag inte kan svälja eller om jag inte snabbt kommer till medvetande, bedes Ni tillkalla läkare för att ge mig en glucagoninsprutning eller snabbast möjligt få in mig på sjukhus.«

Service

Spanisch
»Soy diabético y bajo tratamiento de insulina. En caso de mareo, de comportamiento anormal, o de pérdida de conocimiento, hágaseme absorber azúcar o alguna bebida muy azucarada. Si me fuera imposible tragar, o si no recobrara rápidamente el conocimiento conviene hacerme en seguida una inyección de glucagon. Para ello, prevéngase inmediatamente a mi familia, a un médico, o hágaseme tranportar con toda urgencia al hospital.«

Tschechisch
»Isem diabetik dostávám insulin. Kdyby mi nebylo dobře, kdybych se neobvykle choval, kdybych ztrácel vědomi, dejte mi přeslazený nápoj, několik kostek cukru/mám je u sebe/, nebo alespou housku nebo chleba. Kdybych už nemohl polykat nebo se neprobiral k vědomi, dopravte mne rychle do nejbližší nemocnice k lékaři. Mám u sebe glukagon k injekci do svalu.«

Ungarisch
»Cukorbajos vagyok es insulinnal kezelnek. Rosszullét abnormális viselkedés vagy ájulás esetén, etessenek velem cukrot vagy erösen cukrozott italt. Ha nem tudnék nyelni, vagy nem térnék magamhoz hamarosan, azonnali glucagon injekcióra van szükségem. Ez esetben kérem ezt azonnal vagy a családomnak jelezni, vagy egy orvosnak, vagy vigyenek be azonnal korházba.«

Attest für Pumpenträger
(nach R. Renner)

Ärztliches Attest

Herr/Frau ...., geb. am ...., hat Diabetes mellitus und wird mit einer Pumpe, die dem Körper das lebenswichtige Hormon Insulin kontinuierlich zuführt, behandelt. Batterien, Insulinampullen, Katheter, Blut- und Harnzuckerteststreifen zur Selbstkontrolle, ein Blutzuckermeßgerät – sowie Insulinspritzen für den Fall eines Insulinpumpendefekts – muß Herr/Frau .... auf Reisen immer mit sich führen.

Der Deutsche Diabetiker-Bund stellt sich vor

In der Bundesrepublik Deutschland gibt es den Deutschen Diabetiker-Bund (Anschrift: Danziger Weg 1, 58511 Lüdenscheid), der in einzelne selbständige Landesverbände untergliedert ist. Warum – wird sich mancher fragen – existiert überhaupt eine solche Vereinigung? Ist es nicht schon genug, wenn man als einzelner einen Diabetes hat? Müssen sich dann auch noch viele Diabetiker in einer Vereinigung zusammenschließen?

Tatsächlich hat ein solcher Bund für die Selbsthilfe enorme Vorteile. Sowohl der einzelne kann sich Hilfe von anderen Betroffenen holen, und außerdem trifft das Motto »gemeinsam ist man stärker« – des Diabetiker-Bunds voll zu. Als gemeinsame starke Lobby kann man den Finger in der Öffentlichkeit in die Wunde legen, wenn Politiker und Krankenkassen chronisch kranken Menschen unzumutbare Belastungen abverlangen, z.B. bei der Zuzahlung zu Medikamenten, speziell zum Insulin, oder bei den Blutzuckerteststreifen oder der Fußpflege und vieles andere mehr.

Aus der Satzung des Deutschen Diabetiker-Bundes kann man entnehmen, daß die Ziele des Vereins parteipolitisch und konfessionell neutral sind und daß als Grundlage seiner Arbeit das Bekenntnis zum demokratischen Rechtsstaat angesehen wird. Der Zweck des Vereins ist die Förderung der Gesundheit und der sozialen Rehabilitation der in der Bundesrepublik Deutschland ansässigen Diabetiker, insbesondere durch die Maßnahmen im Kasten.

Diese Ziele sind dem Paragraphen 2 der Satzung des Deutschen Diabetiker-Bundes entnommen, die im übrigen – wie jede Satzung eines eingetragenen Vereins – dann noch Angaben über die Mitgliedschaft, die Beiträge, über Gewinn und Vermögensbildung, Mitgliederversammlung usw. enthält.

Ein weiteres Ziel des Diabetiker-Bundes ist es, durch Erfahrungsaustausch praktische Ratschläge zu geben und für den Alltag mit Diabetes zu motivieren. Gerade in Situationen, in denen man als Diabetiker meint, es geht nicht mehr weiter, kann der Gedankenaustausch und das Gespräch mit anderen Betroffenen Mut und Kraft geben zum Weitermachen.

Ziele des Deutschen Diabetiker-Bundes e.V.

- Förderung der Diabetesforschung, Koordinierung wissenschaftlicher und praktischer, medizinischer und ernährungsphysiologischer Erkenntnisse in Zusammenarbeit mit den ärztlichen und wissenschaftlichen Organisationen,
- Anregung und Förderung von Einrichtungen und Maßnahmen zur Verbesserung der ärztlichen und diätetischen Betreuung sowie der Schulung der Diabetiker,
- Anregung und Förderung von Einrichtungen und Maßnahmen zur Verbesserung der Diabetesprophylaxe und der Früherkennung des Diabetes,
- Wahrnehmung berechtigter Interessen der Diabetiker insbesondere auf versicherungs-, versorgungs-, steuer-, verkehrs-, arbeits-, und sozialrechtlichem Gebiet,
- Information und Schulung der Diabetiker auf medizinischem und diätetischem Gebiet durch Publikationen und Veranstaltungen,
- Unterrichtung der Öffentlichkeit, insbesondere der Bundes- und Landesbehörden, Sozialversicherungsträger, Krankenkassen, Arbeitgeber und Lehrkräfte über die Probleme des Diabetes und
- Förderung der wohlfahrtspflegerischen Maßnahmen für Diabetiker.

Die Deutsche Diabetes-Union

Deutscher Diabetiker-Bund und Deutsche Diabetes-Gesellschaft arbeiten eng zusammen. Sie haben 1985 gemeinsam die »Deutsche Diabetes-Stiftung – Stiftung zur Bekämpfung der Zuckerkrankheit« gegründet. 1990 wurde zudem die »Deutsche Diabetes-Union« gegründet, die auch den Bund diabetischer Kinder und Jugendlicher mit einschließt und die vor allem nach außen aktiv werden soll, wenn es in Deutschland oder auch in der Europäischen Gemeinschaft etc. um Diabetes geht.

Diabetes-Journal: eine Zeitschrift für Diabetiker

Das offizielle Organ des Deutschen Diabetiker-Bundes, der Deutschen Diabetes-Union und der Deutschen Diabetes-Gesellschaft für den Diabetiker ist das Diabetes-Journal. Wer aktiv und fit sein will, sollte das monatlich erscheinende Diabetes-Journal regelmäßig lesen und über den Verlag

Kirchheim & Co., Kaiserstraße 41, 55015 Mainz, bestellen. Die gleichzeitige Mitgliedschaft im Deutschen Diabetiker-Bund ist nicht Voraussetzung für den Bezug der Zeitschrift; in den meisten Landesverbänden berechtigt jedoch die Mitgliedschaft zu einem günstigeren Bezugspreis. Im Diabetes-Journal erfahren Sie kompetent das Allerneueste rund um den Diabetes. Jedes Heft hat einen Themenschwerpunkt, z.B. »Neue Medikamente in Erprobung«, »Der Fortschritt der Insulinpumpen«, »Sexualität«, »Vorsorge für die Niere«, »Reisen und Urlaub« u.v.a.m. Natürlich gibt es Beratung zu sozialen Themen, die speziell Diabetiker betreffen, und das Diabetes-Journal mit seiner hohen Auflage ist eine stark beachtete Lobby in der Politik.

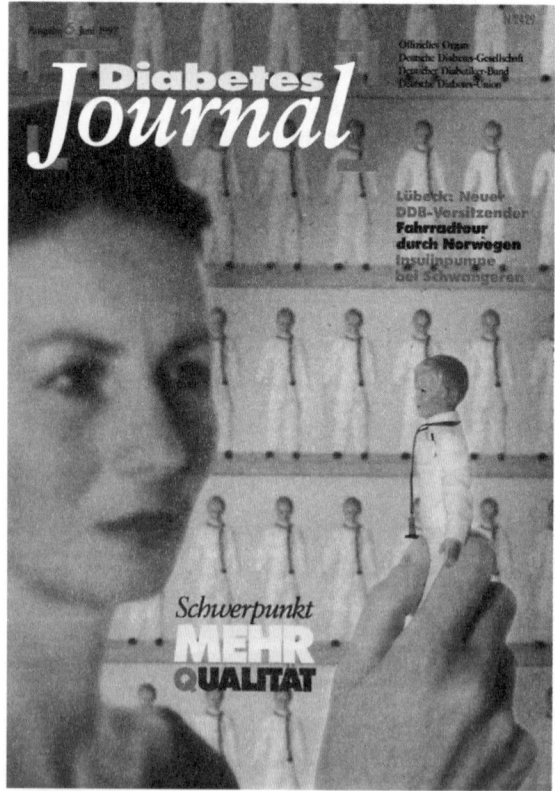

Das »Diabetes-Journal« informiert über aktuelle Themen, die für Diabetiker interessant sind.

Wo findet was statt?
Ferner informiert der Deutsche Diabetiker-Bund in jedem Heft über Veranstaltungen und sonstige Aktivitäten, die Diabetes-Union berichtet von den Gesprächen mit dem Bundesgesundheitsminister, und schließlich gibt es die Rubrik »Diabetes life« – was andere Mitbetroffene für Erfahrungen mit ihrem Diabetes gemacht haben. Warum also nicht dem Deutschen Diabetiker-Bund beitreten und das Diabetes-Journal abonnieren? Einen entsprechenden Antrag finden Sie auf der nächsten Seite.

■■ Der Deutsche Diabetiker-Bund stellt sich vor ■■■■■■■■■■■■■■■■■

An: Deutscher Diabetiker-Bund e.V.
Danziger Weg 1
58511 Lüdenscheid
Tel.: (0 23 51) 98 91 53

Aufnahme-Antrag

(Bitte in Blockschrift ausfüllen)

Vor- und Zuname: _____

Geb.-Datum: _____

Bei Minderjährigen
der/die gesetzliche/n Vertreter:

Geb.-Datum: _____

Straße: _____ **Tel.:** _____

PLZ.: _____ **Wohnort:** _____

Bundesland: _____

○ * Ich beantrage die **Mitgliedschaft im für mich zuständigen Landesverband des Deutschen Diabetiker-Bundes.** (Jahresbeitrag nach dessen Satzung)

○ * Ich beantrage die **Kombination** von Mitgliedschaft im Deutschen Diabetiker-Bund und Bezug des *Diabetes-Journals* (Sollte dies beim zuständigen Landesverband noch nicht möglich sein, gilt dieser Antrag als Bestellung beim Verlag)

(* = Zutreffendes bitte ankreuzen)

Dieser Aufnahmeantrag wird an den für Sie zuständigen Landesverband weitergegeben.

Meine Mitgliedschaft soll mit dem _____ **19**___ **beginnen.**

Datum: _____ **Unterschrift:** _____

Bücher zum Weiterlesen

Zum Thema Ernährung und Abnehmen

Kochbuch für Diabetiker. Auch mit vollwertigen Rezepten für die vegetarische Küche. Lübke, D.; Willms, B.; TRIAS 1990

Der Cholesterin-Ratgeber. Ursachen erhöhter Blutfettspiegel. Mit richtiger Ernährung das Risiko senken. Schlierf, G.; Geiss, R.-D.; Vogel, G.; TRIAS 1992

Leichter durchs Leben. Ratgeber für Übergewichtige. Strategien zum langfristigen Abnehmen. Mit Kalorientabelle zum Herausnehmen. Hauner, D.; Hauner, H.; TRIAS 1996

Richtig abnehmen. Über Sinn und Unsinn von Diäten. Ernährungsgewohnheiten dauerhaft anpassen. Nickel, C.; TRIAS Gesundheit kompakt 1996

Zum Thema Blutdruck, Herz und Kreislauf

Bluthochdruck. Wie kann man damit leben? Die wichtigsten Fragen und Antworten. Ein Patientenbuch der Deutschen Herzstiftung. Undeutsch, K.; TRIAS 1994

Bluthochdruck vorbeugen und behandeln. Entstehung und Gefahren von Bluthochdruck. Verschiedene Behandlungsmöglichkeiten. Gesündere Lebensweise. Undeutsch, K.; TRIAS Gesundheit kompakt 1997

Das kranke Herz: Informationen und Rat für Betroffene. Alles über Herz- und Kreislauf-Erkrankungen. Ein Patientenbuch der Deutschen Herzstiftung. Klepzig, H.; TRIAS 1997

Gefäßerkrankungen vorbeugen und behandeln. Wie es zu Gefäßerkrankungen kommt. Die wichtigsten Untersuchungen und Behandlungsmöglichkeiten. Das A und O: eine gesunde Lebensweise. Undeutsch, K; TRIAS Gesundheit kompakt 1997

■ Bücher zum Weiterlesen

Zum Thema Psyche und Streßbewältigung

Sackgasse Streß? Bewältigungsstrategien bei Krankheit und während der Genesung. Mit persönlicher Streßanalyse und Übungsanleitungen. Wagner-Link, A.; TRIAS 1996

Lachen, lieben – länger leben. Genießen lernen, Lebenssinn finden, Freude und Glück erleben. Selbstheilungskräfte aktivieren. Gesundheitspsychologie im Alltag. Ohm, D.; TRIAS 1997

Zum Thema Fitneß

Fit mit dem Gymnastikball. Lockern und entspannen, dehnen und kräftigen. Der Ball als gesunde Sitzgelegenheit. Mit vielen Übungen für zu Hause und fürs Büro. Thierfelder, S.; Praxl, N.; TRIAS 1997

Laufen und Joggen ... und seine positiven Auswirkungen auf die Psyche: Streß, Ängste und Depressionen hinter sich lassen. Mit Schwung mehr Ausgeglichenheit und Selbstbewußtsein. Trainingsanleitungen. Bartmann, U.; TRIAS 1993

Adressen, die weiterhelfen

Deutscher Diabetiker-Bund e.V.
Danziger Weg 1
58511 Lüdenscheid
Tel. 0 23 51 / 98 91 53
Fax 0 23 51 / 98 91 50

Deutsche Diabetes-Union
Drosselweg 16
82152 Krailling
Tel. 0 89 / 8 57 12 49
Fax 0 89 / 8 57 64 88

**Deutsche Diabetes-Gesellschaft
Universitätsklinik Bergmannsheil**
Bürkle-de-la-Camp-Platz 1
44789 Bochum
Tel. 02 34 / 3 02 64 29

**Bund diabetischer Kinder und
Jugendlicher**
Hahnbrunner Str. 46
67659 Kaiserslautern
Tel. 06 31 / 7 64 88
Fax 06 31 / 9 72 22

Deutsche Diabetes-Stiftung
Ev. Krankenhaus St.-Johannes-Stift
Reumontstraße 28
33102 Paderborn
Tel. 0 52 51 / 40 10

Deutsche Gesellschaft für Ernährung e.V.
Im Vogelsgesang 40
60488 Frankfurt/M.
Tel. 0 69 / 9 76 80 30

**Deutsche Liga zur Bekämpfung von
Gefäßerkrankungen e.V.**
Medizinische Klinik im Klinikum
Karlsbad-Langensteinbach
Guttmannstraße 1
76307 Karlsbad
Tel. 0 72 02 / 6 10

**Lipid-Liga, Deutsche Gesellschaft
zur Bekämpfung von Fettstoffwechsel-
störungen und ihren Folgeerkrankungen**
Waldklausenweg 20
81377 München
Tel. 0 89 / 7 19 10 01

**Deutsche Liga zur Bekämpfung
des hohen Blutdruckes e.V.**
Berliner Straße 46
69120 Heidelberg
Tel. 0 62 21 / 41 17 74

**Gütegemeinschaft
Diätverpflegung e.V.**
Moorenstraße 80
40225 Düsseldorf
Tel. 02 11 / 33 39 85

Sachverzeichnis

Abwehrhaltung 44 f
Abwehrsystem 24
Acarbose 82 ff, 230
– Dosierung 84
– Indikation 82 f
– Kombination mit Insulin 142
– Kombinationsbehandlung 89 f
– Nebenwirkungen 84
– bei Sulfonylharnstofftherapie 87
– Tabletteneinnahme 92
Acarbosebehandlung, Unterzuckerung 177, 180
ACE-Hemmer 195
Acesulfam-K 78 f
– Verbrauchshöchstgrenze 79
Adrenalin 31, 175
Aggressivität 174 f
Aktivität, körperliche s. Körperliche Aktivität
– sportliche s. Sportliche Aktivität
Alkohol 202, 229
– Einfluß auf den Blutzuckerspiegel 81, 173
– Kaloriengehalt 57
Alkoholgenuß 81
Allergie 115 f
Alltagsrhythmus, veränderter 156
Alpha-1-Blocker 195
Alpha-Glucosidase-Hemmer s. Acarbose
Altersdiabetes 19
Altinsulin 94, 100
Altinsulin-Verzögerungsinsulin-Mischung s. NPH-Mischinsulin
Amaryl 85 f, 230
– Tabletteneinnahme 92
– Wirkungsmechanismus 86
Ameisenlaufen 202, 207 f
Aminosäuren 69
Angiopathie 192
Angiotensin 195
Angst 174

Antibabypille 31, 261
Antikörper 24
– gegen Insulin 24 f, 265
– gegen körpereigenes Gewebe 24
– Nachweis bei Gestationsdiabetes 30
Antikörperbildung, Ursache 26
Antikörpertest 26, 172, 265
Arbeitsplatz 271 ff
Arteriosklerose 54, 68 f, 192
– Risikofaktoren 193
– Vorbeugung 69
– – medikamentöse 196
Aspartam 78 f
– Verbrauchshöchstgrenze 79
Aspirin 196
AT_1-Rezeptor-Antagonisten 195
Atmung, schwere, tiefe 157
Augenhintergrund, Untersuchung 197
– – Häufigkeit 200 f
– – – in der Schwangerschaft 260
Augenmuskellähmung, vorübergehende 204
Augenuntersuchung, Führen von Kraftfahrzeugen 277
Autoimmunkrankheit 24 f, 172
Azeton 123
– in der Atemluft 157, 159, 224
– – Kind 244
– im Urin 91, 123, 125, 157, 159 f
– – Bestimmung 123, 125
Azetonvorstufen, saure 52, 159
Azetylsalizylsäure 196

Ballaststoffe 60, 73 f
– Einfluß auf den Blutzuckerspiegel 60 f, 73
Basalinsulin 128, 132
– Insulinpumpe 162, 164
– Mengentestung 135
Bauchschmerzen 157, 159 f
– Kind 244

Sachverzeichnis

Bauchspeicheldrüse 33
Bauchspeicheldrüsen-Erkrankung 31
Bauchspeicheldrüsen-Gewebe, Antikörper 24
Bauchspeicheldrüsen-Verpflanzung, alleinige 171
Baustoffwechsel 57
BE-Faktor, Insulinberechnung 131 f
Begutachtung des verkehrsmedizinischen Risikos 275
Beingefäßtraining 212
Beinschmerzen 207 f
– bei Belastung 193
– in Ruhe 208, 212
BE-Menge, größere 138
Berentung, vorzeitige 273
Berufswahl 266 ff
Berufswechsel 266
Berührungsempfindlichkeit 202
Betablocker 195
– nach Herzinfarkt 196 f
Betriebsdienst der Deutschen Bahn AG 268
Betriebsstoffwechsel 57
Bewegungsmangel 27, 155
Bewegungsprogramm 236 f
Bewußtlosigkeit s. Koma
Bewußtseinstrübung bei Tablettentherapie 175
– Unterzuckerung 174
Bier, Wirkung auf den Blutzuckerspiegel 61
Biguanide 82, 84 f, 230
– Kombinationsbehandlung 90
Blähungen 78, 84
Blasenentleerung, unvollständige 203
Blasenlähmung, diabetische 203 f
Blässe 174
– bei Tablettentherapie 175
Blutdruck, diastolischer 194
– erhöhter (s. auch Bluthochdruck) 19, 28 f
– hoher 194
– niedriger 194
– normaler 194
– systolischer 194
Blutdruckmeßgerät 196
Blutdruck-Selbstmessung 196

Blutfette 28, 48
– erhöhte 19, 193
Blutgefäße, große, Erkrankung s. Makroangiopathie
– kleine, Erkrankung s. Mikroangiopathie
Blutgefäßschäden 53
Bluthochdruck 193 ff
– Behandlung 194 ff
– – nichtmedikamentöse 195
– Definition 195
– Nierenerkrankung, diabetische 199
– Schwangerschaft 260
– unbehandelter 194
Blutstropfengewinnung 120
Blutwäsche 199
Blutzucker 32, 34
– Maßeinheit 34 ff
Blutzuckerfühler 165, 167 ff
– Mikrodialysetechnik 169
Blutzucker-Meßgerät 120 f
– Kostenübernahme 121 f
Blutzuckermessung während der Entbindung 261
– unblutige 169
– bei Unterzuckerungszeichen 176
Blutzucker-Selbstkontrolle 118 ff, 224
– bei Erkrankung 217 ff
– Häufigkeit 124
– Insulindosisanpassung 147 f
– Insulinpumpenträger 165
– Meßgerät 120 f
– Nachweis einer Unterzuckerungsreaktion 126
– Sensor-Technik 120 f
– Tagebuch 126 f
– Teststreifen 120
– Typ-1-Diabetiker 18, 125
– Typ-2-Diabetiker 19, 125
– Vorbeugung einer Stoffwechselentgleisung 161
Blutzuckerwert 20, 48
– Alkoholeinfluß 81
– Einfluß der aufgenommenen Kohlenhydrate 58
– – der Ballaststoffe 73
– Einflußfaktoren 53

Sachverzeichnis

Blutzuckerwert, erhöhter 155 f, 223
-- Beschwerden 223
-- nach dem Essen 39
-- bei herausgerutschter Insulinpumpennadel 165
-- im Nüchternzustand 39
-- Sehstörung 206
-- Ursache 149, 226
-- Ursachenforschung 155 f
-- Zeichen 157 f
- Höchststand im Tagesverlauf 124
- hoher, vor dem Abendessen 140
-- vor dem Mittagessen 139
- Medikamenteneinfluß 219
- Nierenschwelle 32, 34 f, 122, 225
- Normalisierung beim Typ-1-Diabetiker 41
- im Nüchternzustand 34
- Partusisten-Einfluß 261
- Schwangerschaft 133
- Schwankung beim Kind 242
-- Pubertät 243
- Senkung 84, 227
- vor der Spritze 133
- stark erhöhter 157
- tagsüber erhöhter 148
- Unterzuckerung 174
- während der Schwangerschaft 255
Blutzucker-Teststreifen 120
Blutzuckerzielbereich, unterschrittener 134
Brand, diabetischer 53
Brennen der Füße 207
Broca-Normalgewicht 91
Brot 60 ff
Broteinheit 59, 60, 228
- langsam wirkende 137
- schnelle 134 f
- Zufuhr bei Unterzuckerung 176
Bundessozialhilfegesetz 273
B-Zelle 32 f
- künstliche 168

Carbamazepin 203
Cholesterin-Produktion, Hemmung, medikamentöse 196

Cholesterinspiegel, Nahrungsfetteinfluß 68
Chronische Krankheit 43
Ciclosporin A 172
Cisaprid 203
Clinistix 123
Clownerie 174 f
Cortisol 31
Cortison, Diabetesauslösung 30
CSII (kontinuierliche subkutane Insulininfusion) 164
CTG 261
Cyclamat 78 f
- Verbrauchshöchstgrenze 79

Dawn-Phänomen 101, 133
- Basalinsulin 135
- Insulinpumpenanwendung 166
Deutsche Diabetes-Gesellschaft, Ausschuß »Soziales« 266 f
Deutsche Diabetes-Union 288
Deutscher Diabetiker-Bund 288 f
Dextro-Energen 176 f, 180
Diabetes 40, 222
- asymptomatischer 21
- Auslösung, infektbedingte 29
-- medikamentenbedingte 30 f
- Beginn während der Schwangerschaft 257 f
- Behandlung 82 ff
-- Kostenübernahme 273
-- medikamentöse 82 ff
- Diagnose 39 f
- dominant erblicher 23
- Erbanlage 265
- Erblichkeit 22 f, 265
- familiäre Belastung 23
- Folgeschäden 42, 192 ff
-- beim diabetischen Kind 247
-- Vorbeugung 53 f, 199 f
-- Vorsorgeplan 199 ff
- fortschreitender 156
- Frühform 21
- Gefahren 52 ff
-- Vermeidung 52 ff

Sachverzeichnis

- Häufigkeit 20
- jugendlicher s. Typ-1-Diabetes
- kindlicher 241 ff
- – Behandlung 244 ff
- Spätschäden 234
- subklinischer 21
- Typ 1 s. Typ-1-Diabetes
- Typ 2 s. Typ-2-Diabetes
- Umweltfaktoren 26
- Untersuchungen, vorsorgende 199 ff
- versteckter 21
- Vorsorgeplan 234 f

Diabetes-Antikörper-Test 26, 172, 265
Diabetesdiät 19
- Geschäftemacher 171
Diabeteseinstellung 202
- gute 20, 42, 49 ff
- – Einfluß auf Folgekrankheiten 53 f
- – Gefahrenvorbeugung 52 f
- – HbA$_{1c}$-Wert 50 f, 53
- – Insulineinsparung 54
- – Medikamenteneinsparung 54
- ambulante 146 f
- vor geplanter Schwangerschaft 253 f
- Kind 242 f, 247
- schlechte, Risiken bei Schwangerschaft 254
- – Zeichen 91
- während der Schwangerschaft 255 f
- Selbstkontrolle 118 ff
- stationäre 146 f
- Vorsorge bei Nachkommen 265

Diabetesentgleisung s. Stoffwechselentgleisung
Diabetes-Journal 289 f
Diabeteskost für die Familie 263 f
Diabetiker, Abwehrhaltung 44 f
- Akzeptieren der Krankheit 46 f
- Anpassung 46
- Außenseiterposition 263, 272
- autofahrender, Auflagen für Stoffwechselkontrollen 276
- – Regeln 279
- Einstellung in den Öffentlichen Dienst 267 ff

- Gesundheit, bedingte 40
- insulinspritzender, berufliche Einschränkung 266 f
- – Führen von Kraftfahrzeugen 275
- jugendlicher 18
- Krankenhausaufenthalt 220 ff
- kranker 217 ff
- Mitmachen bei der Stoffwechseleinstellung 52
- Operation 221
- problematischer, Blutzuckerziele 133
- Reaktion auf die Diagnose 43 f
- – auf Zeitverschiebung 284
- Reise-Checkliste 283
- auf Reisen 280 ff
- schwer einstellbarer 116 f
- Spezialreisen 281
- überspritzter 116
- Verhalten am Arbeitsplatz 271 f
- verkehrsmedizinisches Risiko, Begutachtung 275

Diabetikeralltag, sportliche Aktivität 184
Diabetikerausweis 190
- Führen von Kraftfahrzeugen 277
- Krankenhausaufnahme 220
- Übersetzungshilfen 285 f
Diabetikermarmelade 79
Diabetiker-Nahrungsmittel 229
Diabetikerprodukte 79 f
Diabetikerschulung, Kind 242 f
- des nichtdiabetischen Partners 265
Diabetiker-Süße 60
Diabetiker-Tagebuch 126 f
Diabetikertee 171
Diabur-Test 123
Dialyse 199
Diamicron 85
Diastix 123
Diätlimonade 79
Diätveränderung, Tagebuch 126 f
Diätzucker 78
Disaccharide 58
Diuretika 195
Doppelbilder 174
Druckgefühl 174

Sachverzeichnis

Durchblutungsstörung, Füße 207 f
– sportliche Aktivität 185 f
– Vorbeugung 184
Durchfall 78
– diabetesbedingter 203
– Insulindosierung 218
– Unterzuckerung 173
Durst 18, 157 f
– Kind 243

Einfachzucker 58
Einstellung s. Diabeteseinstellung
Eisenspeicherkrankheit 31
Eiweiße 69
– im Harn 198 f
– Kaloriengehalt 57
– verzuckerte 50
– Vorkommen 69
Eiweißmangelernährung 69
Eiweißverlust 199
Eiweißzufuhr, Schwangerschaft 259
Empfängnisverhütung 261
Energiebedarf s. Kalorienbedarf
Entbindung, Blutzuckerkontrolle 261 f
Entgleisung, hyperglykämische, bei herausgerutschter Insulinpumpennadel 165
Entwässerungsmedikamente 195
EPH-Gestose 260
Erbanlage für Diabetes 265
Erblindung 53, 198
Erbrechen 157, 159 f
– Insulindosierung 218
– Kind 244
– Unterzuckerung 173
Erektionshilfe 294
Erektionsstörung 294
Ernährung 55 ff, 227
– fettarme 68
– Kind 245 ff
– Nährstoffverteilung 57
– Urlaub 282
Ernährungsberatung 56
Ernährungsfehler 155
Erste Hilfe bei Unterzuckerung 180 f

Erwachsenendiabetes s. Typ-2-Diabetes
Essenszeiten, variable 131
Euglucon N s. Glibenclamid
Extra-BE bei sportlicher Aktivität 186 f

Fahrschüler, diabetischer, ärztliches Zeugnis 277
– – Richtlinien 274 ff
Fallfuß 204
Familie 263 ff
Familienplanung 261
Fett 68 f
– Berechnung 228
– Kaloriengehalt 57
– verstecktes 68 f
– zugeführtes, Zusammensetzung 69
Fettabbau 159
Fett-Austauschtabelle 65 ff
Fettbildung 36
Fettgewebsschwund 113
– Vorbeugung 116
Fettleber 205
Fettsäuren, einfach ungesättigte 68
– gesättigte 68
– hochungesättigte 68 f
Fettsäurenüberschwemmung 159
Fettsenker nach Herzinfarkt 196 f
Fettstoffwechsel, Insulineinfluß 36
– Insulinsensitizer-Einfluß 88
Fettsucht 27
– Insulinmangel, relativer 37 f
Fettverbrennung, exzessive 123
Fisch 67, 69
Fleisch 65 f, 69
Folgeschäden 42, 192 ff
– beim diabetischen Kind 247
– Vorbeugung 53 f, 199 f
– Vorsorgeplan 199 ff
Fruchtsaft 80
Fruchtzucker 58, 78
– Wirkung auf den Blutzuckerspiegel 60
Fructosamin-Test 50
Fruktose s. Fruchtzucker
Führerschein 274 ff
– ärztliches Zeugnis 277

Sachverzeichnis

- Auflagen für Stoffwechselkontrollen 276
- Hypoglykämie-Gefahrengruppen 275 f
Furunkulose 205
Fuß, diabetischer 202, 233
-- Pflege 207 ff
- Nervenstörung 202
Füße, Durchblutungsstörung 207 f
- Inspektion 209
- kalte 208
- Nervenstörung 207 f
- Untersuchung, ärztliche 212, 233
Fußgymnastik 210, 212 ff
Fußpflege 207 ff, 233 f
- tägliche 211, 233 f
Fußpilzinfektion 210
Fußpulse, fehlende 208
Fußverletzung 207 ff, 234
- Vorbeugung 209 f, 212
Fußwunde, schmerzlose 207 f

Gallenblasenkolik 204 f
Gallenblasensonographie 204
Gallensteine 204 f
Gangrän 53, 193, 212
GdB (Grad der Behinderung) 268, 270
Geburtsvorbereitungskurs 260
Gefäßkrankheit 192 ff
- Risikofaktoren 193
Gefäßstatus 200 f
Gefäßtraining 212
Gefühlsstörung, Füße 207
Gefühlsverlust, Bein 202
Gehirn, Zuckermangel 174
Gehübungen 215
Geländelauf 184
Gemüse 61, 63, 74
Geschäftemacher 171
Gestationsdiabetes s. Schwangerschaftsdiabetes
Gesundheit, bedingte 217
-- diabetisches Kind 251
Gesundheitspaß Diabetes 199
-- Krankenhausaufnahme 220
Getränke 80 f, 229
- alkoholhaltige 229
- mit Anrechnung 229

- ohne Anrechnung 229
- zu meidende 229
Getreide 62
Gewebswasseransammlung 199
Gewichtsabnahme 18, 37, 40, 70 ff, 227
- bei Bluthochdruck 195
- Einfluß auf die Stoffwechseleinstellung 54
- Kind 242
- bei Mastfettleber 205
- Metformin-Einfluß 84
- unbeabsichtigte 91, 139, 157 f
-- Kind 244
Gewichtszunahme bei Insulinsensitizer-Behandlung 87
- bei Sulfonylharnstofftherapie 87
Glaskörperentfernung 198
Glibenclamid 85 f
- Dosierung 86
- Nebenwirkung 87
- Tabletteneinnahme 92
Glimeperid 82
Glucagon 31
Glucobay s. Acarbose
Glucophage s. Metformin
Glucosidase 83
Glukagon 175, 179
Glukagonspritze 178 f, 181, 190
- Injektionsstelle 179
- beim Kind 247 f
- Lagerung 179
Glukose s. auch Traubenzucker
Glukosebelastung, orale s. Zuckerbelastungstest, oraler
Glukosefühler s. Blutzuckerfühler
Glukoselösung während der Entbindung 261 f
- Neugeborenes 262
Glukose-Sensor 165, 167
Glukotest 123
Glurenorm 85, 87
Glutarsäure-Decarboxylase 24 f
Glykogen 36, 58
Grad der Behinderung 268, 270
-- diabetisches Kind 271
Grundnährstoffe 57

Sachverzeichnis

Gruppenschulung 21
Guar 74

Haemo-Glukotest 120
Hämochromatose 31
Hämoglobin 49
Harn, Azetonbestimmung 123, 125
– Azetongehalt 91, 123, 125, 157, 159 f
Harnblase s. Blase
Harnflut, Kind 243
Harnsperre 203
Harnstatus 200 f
Harnträufeln 203
Harnwegsinfekt, Schwangerschaft 260
Harnzuckerausscheidung 19
– exzessiv hohe 19
Harnzucker-Selbstkontrolle 122 ff
– bei Erkrankung 217 ff
– Häufigkeit 124
– Tagebuch 126 f
– Typ-2-Diabetiker 125
– Vorbeugung einer Stoffwechselentgleisung 161
Harnzuckerwert 20
– verfälschter, durch Medikamente 220
Hartschalenobst 64
Haushaltszucker 58
– Wirkung auf den Blutzuckerspiegel 60
Hautinfektion 52, 205 f
HbA_{1c}-Wert 42, 49 f
– bei Acarbosetherapie 83
– Aussagen 50
– erhöhter, Schwangerschaftsrisiko 254
– bei guter Stoffwechseleinstellung 50 f, 53
– Insulinsensitizer-Einfluß 88
– bei intensivierter Insulintherapie 131
– Kind 247
– Kombinationsbehandlungseinfluß 89
– Metformin-Einfluß 85
– Mini-ICT-Einfluß 137
– Sulfonylharnstoff-Einfluß 86
– während der Schwangerschaft 255
Heißhunger 174
Hepatitis, chronische 31, 205

Herzinfarkt 53, 193
– Betablocker 196 f
– Fettsenker 196
Herzklopfen 174
Herzkranzgefäßerkrankung 193
Hilflosigkeit, diabetisches Kind 271
Hirngefäßerkrankung 193
HLA-DR3 24
HLA-DR4 24
Hochleistungssport 185
Hormone, Gegenregulation bei Unterzuckerung 175
Hormonelle Umstellung 155
Hornhautentfernung 211
H-Tronin 162
Hülsenfrüchte 63
Humalog 98, 100, 238
– Insulinpumpe 162, 164
– Insulintherapie, intensivierte 132
Humaninsulin 96 ff, 103, 238
– biologisch hergestelltes 103
Hungergefühl bei Tablettentherapie 175
Hyperglykämische Entgleisung bei herausgerutschter Insulinpumpennadel 165
Hypertonie, arterielle s. Bluthochdruck
Hypogluc 176
Hypoglykämie s. Unterzuckerung

IA2 (Inselantigen 2) 24
IAA (Insulinautoantikörper) 24 f, 265
ICA (Inselzellantikörper) 24 ff, 265
IDDM (insulin dependent diabetes mellitus) 37
Immunreaktion, fehlgeleitete 26
Immunsystem 24 ff
– Beeinflussung 172
– Unterdrückung, medikamentöse 172
Impfung 284
Indometacin, Blutzuckerbeeinflussung 220
Infekt, fieberhafter, Insulindosierung 218
Infektion 29
– Abwehrreaktion, fehlgeleitete 26
– Insulinresistenz 155
Infektneigung 157

Inselantigen 2 24
Inselzellantikörper 24 ff, 265
Inselzellenzerstörung 25
Insulin 93 ff, 223
– analoges 97
– Aufbewahrung 239
– Aufgabe 36 f
– biologisch hergestelltes 97, 103
– dependent diabetes mellitus 37
– Dosierung 177
– – bei Erbrechen 218
– – bei fieberhaftem Infekt 218
– – bei sportlicher Aktivität 187
– Einsparung bei guter Stoffwechseleinstellung 54
– Entdeckung 93 f
– Hormongegenspieler 31
– Kombinationsbehandlung 89 f
– kurzwirkendes 238
– Lagerung 105
– mittellang wirkendes 238
– nichtzuspritzendes 117
– Restproduktion 85 f
– richtig aufziehen 110
– richtig mischen 111
– schnellwirkendes 238
– Schutz vor Hitze 282
– sehr kurz wirkendes 98, 100
– – – – Wirkprofil 102
– Struktur 96
– tierisches 96 ff
– – Antikörper 103
– trübes 105, 238
– Überdosierung 18, 104, 173
– Umgang 104 f
– unbrauchbar gewordenes 105
– Unterdosierung 104
– Verträglichkeit 115 f
– Wirkprofil 102
– zinkverzögertes 100 f
– – Insulintherapie, intensivierte 132, 135
Insulinabgabe, verzögerte 28
Insulinampulle 104
Insulinanwendung, frühe, vorübergehende 172

Insulinaufnahme in den Muskel, Insulinsensitizer-Einfluß 88
Insulinautoantikörper 24 f, 265
Insulinbedarf nach der Entbindung 261
– gesunkener 173
– Kind 243
– Schwangerschaft 259
– Stillzeit 261
Insulinbedürftigkeit 91, 231, 238
Insulinbehandlung s. Insulintherapie
Insulindosiergerät, implantierbares 167
Insulindosis, Anpassung bei 2-Spritzen-Therapie 150 f
– – bei 3-Spritzen-Therapie 154
– – an Urlaubsaktivitäten 280
– Erhöhung 148 f
– Insulinsensitizer-Einfluß 88
– Verminderung 148
Insulin-Einheit 104
Insulinfreisetzung durch Sulfonylharnstoffe 85
Insulininfusion, subkutane, kontinuierliche 164
Insulininjektion 112, 239 f
– durch Angehörige 113
– morgendliche, Verschiebung 146
– weggelassene 117
Insulininjektionsstelle 113, 114 f
Insulinkonzentration 104
Insulinmangel 32 ff
– absoluter 32, 158
– relativer 32, 34
– – bei Fettsucht 37
Insulinödem 115
Insulin-Pen 104, 106 ff, 239 f
Insulinpräparate 97 ff
Insulinpumpe 18, 104, 129, 162 ff
– Alarmeinrichtung 164
– Alltagstauglichkeit 167
– Basalrate 162, 164
– Bedingungen 166 f
– Blutzucker-Selbstkontrolle 165
– Bolus 164
– Funktionsweise 164
– Komplikation 165

Sachverzeichnis

Insulinpumpe, Patrone 164
- Trainingsprogramm 167
- Typ-1-Diabetiker 18
Insulinpumpennadel 165
Insulinpumpenpause 167
Insulinpumpen-Träger, Attest 287
- sportliche Aktivität 190
Insulinresistenz, antikörperbedingte 115 f
- erbliche 27 f
- Insulinsensitizer-Einfluß 88
- Muskelarbeit 184
- Ursache 155
Insulinresorption 113
Insulinsekretion, basale 128
Insulinsensitizer 82, 87 f
- Dosierung 88
- Nebenwirkung 87 f
- Tabletteneinnahme 92
Insulinspiegel, erhöhter, im Nüchternzustand 28
- Nichtdiabetiker 128
Insulinspritze 239 f
Insulinspritzstelle 240
Insulinspritztechnik 106, 112
Insulinsuspension 105
Insulintherapie 18 f
- Einstieg durch Kombinationsbehandlung 90 f
- bei Erkrankung 217 ff
- intensivierte 18, 20, 94, 128 ff
-- Anpassung an körperliche Aktivität 138
-- Basalinsulinmenge 135
-- Blutzuckerspiegel vor der Spritze 133
-- bei Erkrankung 217 f
-- Insulindosisanpassung 131 f
-- Insulinpumpe 129
-- Kind 247
-- Korrekturdosis 134 f
-- NPH-Mischinsuline 101
-- Schwangerschaft 259
-- Spätmahlzeit 136 f
-- mit Spritzen 129 ff
-- Spritz-Eß-Abstand 136
-- Spritzschema 129 f
-- Typ-1-Diabetiker mit Kurzzeitdiät 137
-- Voraussetzungen 131 f

-- Vorteile 131
-- Zwischenmahlzeit 135 f
- konservative 20
-- Typ-2-Diabetiker 141 ff
- Krankenhausaufnahme 220
- Nebenwirkungen 115 f
- Spritz-Eß-Abstand 136, 239
- Tagebuch 127
- Typ-2-Diabetes s. Typ-2-Diabetes, Insulintherapie
- Wirkablauf 101 f
Insulinwirkung, abgeschwächte, bei Übergewicht 27
Insulitis 25
Isomalt 60, 78

Joule 57
Juckreiz 157, 205
Jugendlichendiabetes s. Typ-1-Diabetes

Kaiserschnitt 261
Kalorie 57
Kalorienbedarf 56, 70 ff
- geschlechtsabhängiger 71
- Kind 246
- Schwangerschaft 259
Kalorienzufuhr, verminderte 70
Kälte, Einfluß auf die Insulinresorption 113
Kalzium-Antagonisten 195
Kartoffeln 63
Ketoazidose 159 f
- Notfallplan 160
Kilokalorie 57
Kind, diabetisches 241 ff
-- Diabeteseinstellung 242 f, 247
-- Elternschulung 242
-- Ernährung 245 ff
--- geregelte 247
-- Folgeschäden 247
-- Gewichtsabnahme 242
-- Grad der Behinderung 271
-- Häufigkeit 241
-- Hilflosigkeit 271
-- Hinweiszeichen 243 f
-- Insulinbedarf 243
-- Insulintherapie, intensivierte 247

Sachverzeichnis

– – Kalorienbedarf 246
– – Merkblatt für Erzieher 249 f
– – Mini-intensivierte-Insulintherapie 243
– – psychologische Führung 250
– – Remissionsphase 243
– – Schulung 242 f
– – Sommerferienlager 251 f
– – Sport 248
– – Stoffwechselinstabilität 244 f
– – Unterzuckerung 247
– übergewichtiges 242
Kleinwüchsigkeit 247
Kohlenhydrat-Austauschtabelle 59, 62 ff
Kohlenhydrate 34, 57 ff, 227
– Abschätzen 59
– Austausch 59
– Berechnung 228
– für Diabetiker geeignete 60
– in Flüssigkeit gelöste 176
– Kaloriengehalt 57
– komplexe 58
– Struktur 58
– für Typ-1-Diabetiker geeignete 60 f
– für Typ-2-Diabetiker geeignete 61
– Umwandlung zu Fett 36
– Verdauungshemmung, medikamentöse 83
– Vorkommen 58
Kohlenhydratstoffwechsel, Insulineinfluß 36
Kohlenhydratzufuhr, Schwangerschaft 259
Koma, diabetisches 18, 52, 93, 157 ff, 224
– – drohendes 123
– – Schwangerschaft 259
– – Warnsymptome 157 ff, 224
– – – beim Kind 244
– Unterzuckerung 73 ff, 181
Konzentrationsstörung 52 f, 174
– Kind 244
Kopfschmerzen 174
– bei Tablettentherapie 175
Körperliche Aktivität 230, 236 f
– – alltägliche 190
– – außergewöhnliche 173
– – bei Bluthochdruck 195

– – ganztägige 187 ff
– – Insulintherapie, intensivierte 138
– – Pulsregel 185
Korrekturinsulin 131 f
– Dosierungsregeln 134
Kortisol 175
Kortison, Blutzuckerbeeinflussung 219 f
Krampfanfall 174
Krankenhausaufenthalt 220 ff
Kribbeln 174, 202
Küchenmaße 59
Kurzsichtigkeit, vorübergehende 206

Laktose s. Milchzucker
Langerhans-Inseln 32 f, 96
– Kultivierung 170
– verkapselte 170
– Verpflanzung 170
Laserkoagulation, Netzhautgefäße 198
LDL-Cholesterin-Wert 196
Lebenserwartung 48 f
Lebensmittel, diätetische 79 f
– verpackte, Kennzeichnung 80
Lebensqualität 48 f
Leberentzündung 31
– chronische 205
Leberglykogen 36
Leberverfettung, alkoholbedingte 205
Leberzirrhose 31
Lichtkoagulation, Netzhautgefäße 198
Light-Getränke 79 f
Lipidstatus 201
Lymphozyten 25

Magenentleerung, verlangsamte 203
Mahlzeit, weggelassene 173
Mahlzeitenhäufigkeit 228
Mahlzeiteninsulin 128, 131 f
– Berechnung 131 f
– Insulinpumpe 164
Mahlzeitenzahl, tägliche 75
Makroangiopathie 192 ff
– Risikofaktoren 193, 234
Malzzucker 58, 228
– Wirkung auf den Blutzuckerspiegel 60
Mannit 60, 78

Mannschaftsspiele 184
Marcumar, Blutzuckerbeeinflussung 220
Mastfettleber 205
Maturity onset diabetes in young people s. MODY-Diabetes
MdE (Minderung der Erwerbsfähigkeit) 268, 270
Mediabet s. Metformin
Medikamente, blutdrucksenkende 195 f
– Blutzuckerbeeinflussung 219 f
– Diabetesauslösung 30 f
– Harnzuckerwert, verfälschter 220
– Immunsystemunterdrückung 172
– wehenhemmende 261
– Wirkung auf die Sulfonylharnstoffwirkung 220
Medikamenteneinsparung bei guter Stoffwechseleinstellung 54
Medikamenteneinwirkung 155
Mehrfachzucker 58
Merkblatt für Erzieher 249 f
Mescorit s. Metformin
Metabolisches Syndrom 28 f, 194
– – Diabetesvorbeugung 29
– – Metformin-Einfluß 85
Metformin 82, 84 f, 230
– Dosierung 85
– Höchstmenge 85
– Kombination mit Insulin 142
– Kombinationsbehandlung 89 f
– Nebenwirkungen 85
– bei Sulfonylharnstofftherapie 87
– Tabletteneinnahme 92
Miglitol 83
Mikroalbuminurie 199, 200
Mikroaneurysmen 197
Mikroangiopathie 192 ff
– Netzhaut 197 f
– Niere 198 f
– Risikofaktoren 193, 234
Milch 62, 65, 80
Milchzucker 58
– Wirkung auf den Blutzuckerspiegel 60
Minderung der Erwerbsfähigkeit 268, 270
– – diabetisches Kind 271

Mini-ICT s. Mini-intensivierte-Insulintherapie
Mini-intensivierte-Insulintherapie 137
– Kind 243
– Kombination mit Tablettentherapie 142
Mischinsulin bei Typ-2-Diabetes 143 f
Mischkost, vollwertige 55 f
Mißbildung 254
MODY-Diabetes 23, 265
– Gendefekt 23
Monosaccharide 58
Müdigkeit 157 f
Mukoviszidose 31
Muskelarbeit 182 ff
– Unterzuckerungsgefährdung 184
Muskelauffülleffekt 187
Muskelglykogen 36, 182 f
Muskellähmung, vorübergehende 204
Muskelmasse 183

Nährmittel 62
Nährstoffe 57
– Verteilung in der Ernährung 57
Nahrungsfett s. Fett
Nahrungsmittel, blutzuckererhöhende 60
– kaum blutzuckererhöhende 61
– kohlenhydrathaltige 227 f
– stärkehaltige 227
– zuckerhaltige 227
Necrobiosis lipoidica 206
Nephropathie, diabetische 198 f
Nervenfunktionsstörung 202 ff
– Behandlung 202 f
– Diabeteseinstellung 202 f
– Füße 207 f
Nervenschmerzen 52
– an den Beinen 157
Nervensystem, Untersuchung, vorsorgende 200 f
Nervosität 174
Netzhautblutung 197 f
Netzhauterkrankung, diabetische 197 f
– – Führen von Kraftfahrzeugen 277
– in der Schwangerschaft 260
Netzhautgefäße, Lichtkoagulation 198

Sachverzeichnis

Neugeborenes, Überwachung 261
Neuropathie, diabetische 202 ff
Nichtdiabetiker, Insulinspiegel 128
NIDDM (non insulin dependent diabetes mellitus) 37
Nieren-Bauchspeicheldrüsen-Verpflanzung 170 f
Nierenerkrankung, diabetische 198 f
Nierenfunktion, Metformintherapie 85
– Sulfonylharnstofftherapie 87
– Untersuchungen 200 f
Nierenschwelle des Blutzuckerspiegels 32, 34 f, 122, 225
Nierenverpflanzung 199
Nierenversagen 53
Nikotinamid 172
Nikotinsäurepräparat, Blutzuckerbeeinflussung 220
Non insulin dependent diabetes mellitus 37
Normalinsulin 98, 100
– Insulinpumpe 162
– Insulintherapie, intensivierte 129 f, 132
– Kombination mit Tablettentherapie 142
– Korrekturdosis 134
– Spritz-Eß-Abstand 100
– bei Typ-2-Diabetes 144
– Wirkprofil 102
Notarzt 179
Not-BE 176 f
Notfallplan bei Stoffwechselentgleisung 160
Notruf 181
Novolet-Fertigpen 104
Novonorm 85
NPH-Insulin 98, 100
– Insulintherapie, intensivierte 132
– Kombination mit Tablettentherapie 142
– Spritz-Eß-Abstand 100
NPH-Mischinsulin 98, 100 f, 238
– Kombination mit Tablettentherapie 142
– Spritz-Eß-Abstand 101
– Wirkprofil 102
NPH-Verzögerungsinsulin 238
Nüchternblutzucker 133

– erhöhter 148
Nüsse 64

Obst 60 f, 63 f
Öffentlicher Dienst, Einstellung von Diabetikern 267 ff
Operation 221
Ovulationshemmer 31, 261

Palatinit 60, 78
Pankreatitis 31
Partnerschaft 264 f
Partusisten 261
Pelzigkeit um den Mund 174
Pen 106 ff, 240 f
Pigmentierungsgrad, niedriger 26
Pilzkrankheit 205
Plastikspritze 106
Potenzstörung 52
Prädiabetes, Diabetes-Vorbeugungsmaßnahmen 172
Prä-Typ-1-Diabetes 137
Pubertät 243
Pulsregel 185
Pumpenträger-Attest 287
Pyrazolon, Blutzuckerbeeinflussung 220

Quaddelbildung 113
Quellballaststoff 73 f

Radtour 188 f
Ratschow-Rollübungen 216
Rauchen 193, 202
– Bluthochdruck 195
Reduktionskost 72
Reflolux S 120
Reise-Checkliste 283
Reisen für Diabetiker 281
Remissionsphase, Kind 243
Renin-Angiotensin-System 195
Retinopathie, diabetische 197 f
– – Führen von Kraftfahrzeugen 277
– nicht-proliferative 197
– proliferative 198
– in der Schwangerschaft 260

Sachverzeichnis

Rinderinsulin 96 f, 116
Risiko, perinatales 254
Rohrzucker 58, 176 f, 228
Rollübungen nach Ratschow 216
Rooming-in 261
Rübenzucker 58

Saccharin 78 f
– Verbrauchshöchstgrenze 79
Salate 61
Salizylat, Blutzuckerbeeinflussung 220
Säurevergiftung 52
Schaufensterkrankheit 193, 207, 212
Schielen 202
Schlaganfall 174, 193
Schmerzempfindung, verminderte 193, 207 f
Schmerzmittel 203
Schock, hypoglykämischer 174
Schrumpfleber 205
Schuhwerk 209 f
Schwangere, diabetische, stationäre Aufnahme 261
Schwangerschaft 30, 253 ff
– Blutzuckerspiegel 133
– Diabeteseinstellung 49
– geplante 256, 261
– – Risikofrauen 258
– Glukosebelastung, orale 258
– Insulinbedarf 259
– Insulintherapie, intensivierte 259
– Kalorienbedarf 259
– Stoffwechselentgleisung 259
– Stoffwechselveränderung 259
– Überwachung 253, 260
– – des Kindes 261
– Unterzuckerung 259
– Wassereinlagerung 260
Schwangerschaftsdiabetes 30, 257
Schwangerschaftsvergiftung 260
Schweineinsulin 96 f, 116
Schwerbehinderten-Gesetz 270
Schwindel 174
Schwitzen 174
Sehstörung 52, 198, 206

– Stoffwechselentgleisung 157
– nach Insulintherapiebeginn 115
– Unterzuckerung 174
Selbstkontrolle 118 ff
Semilente-Insulin 99, 101, 135
Sensor-Technik 120 f
Siofor s. Metformin
Sommerferienlager für diabetische Kinder 251 f
Sonographie, Gallenblase 204
– Schwangerschaftsüberwachung 261
Sorbit 60, 78
Spät-Basal-Insulin 101
Sportarten 184, 236
Sportliche Aktivität 182 ff, 236 f
– – Diabetikeralltag 184
– – Diabetiker-Ausrüstung 190
– – Extra-BE 186 f
– – Insulindosisverringerung 187
– – Insulinpumpen-Träger 190
– – Insulintherapie, intensivierte 138
– – Kind 248
– – Pulsregel 185
– – Stoffwechselmaßnahmen 186 ff
Sprachstörung 174
2-Spritzen-Therapie, Insulindosisanpassung 150 f
– Umstellung auf 3-Spritzen-Therapie 153
3-Spritzen-Therapie, Insulindosisanpassung 154
– bei Typ-2-Diabetes 145
4-Spritzen-Therapie bei Typ-2-Diabetes 145
Spritz-Eß-Abstand 177, 239
– Insulintherapie, intensivierte 136
Spritzfehler 155
Spritztechnik 106, 112
Stärke 58
Statine 196
Stillen 261
Stoffwechsel, Schwangerschaft 259
Stoffwechseleinstellung s. Diabeteseinstellung
Stoffwechselentgleisung 52, 157 ff
– akute 52

Sachverzeichnis

– drohende 123
– Notfallplan 160
– Schwangerschaft 259
– Zeichen 157 f
Stoffwechselführung 42, 42
Stoffwechselinstabilität, Kind 244 f
Stoffwechselkontrolle, Unterzuckerungsgefahrengruppen 275
Stoffwechsellage, diabetische, Schwangerschaft 30
Stoffwechselmaßnahmen bei sportlicher Aktivität 186 ff
Stoffwechselverschlechterung, Ursachenforschung 155
Streß 156
24-Stunden-Blutdruckmessung, ambulante 195
Sulfonamide, Blutzuckerbeeinflussung 220
Sulfonylharnstoffe (s. auch Tablettentherapie) 82, 85 ff, 230
– Dosierung 86
– Kombination mit Insulin 142 f
– Kombinationsbehandlung 89 f
– Nebenwirkungen 87
– Wirkung, Medikamenteneinfluß 220
Süßigkeiten 61
Süßstoff 78 f
– Verbrauchshöchstgrenzen 79

Tabletteneinnahme 92
– vergessene 92
Tabletteneinnahmefehler 155
Tablettentherapie 82 ff, 230
– Führen von Kraftfahrzeugen 275
– Kombination mit Insulin 142
– Sekundärversagen 141
– Tagebuch 126 f
– Unterzuckerung s. Unterzuckerung
Tablettenüberdosis 173
Tagesablauf, variabler 131
Taschenapotheke 190
Tegretal 203
Temperaturempfindung, verminderte 207 f
Tennisspiel 189

Teststreifen 119 f
– Blutzucker-Selbstkontrolle 120
– Harnzucker-Selbstkontrolle 122 f
Thiazolidiudione 88
Thioctsäure 203
Traubenzucker (s. auch Glukose) 34, 58, 228
– Aufnahme in das Gewebe 36
– Bindung an Hämoglobin 49
– Freisetzung aus der Leber 36
– Not-BE 176 f
– Speicherung 36
– Wirkung auf den Blutzuckerspiegel 60
Traubenzucker-Gel 177
Traubenzuckerspritze 179
Triglyzeridspiegel, Insulinsensitizer-Einfluß 88
– Metformin-Einfluß 84
Troglitazon 82, 87 f
– Kombinationsbehandlung 89
– Tabletteneinnahme 92
Typ-1-Diabetes 37 f
– Azetonbestimmung im Urin 125
– Beginn während der Schwangerschaft 257
– Blutzucker-Selbstkontrolle 125
– Bluzuckerwert-Normalisierung 41
– Erblichkeit 22
– Ernährung 76
– Häufigkeit 20
– HbA_{1c}-Bestimmung 50
– HLA-Merkmale 24
– Immunsystem 24 ff
– Insulinpumpenanwendung s. Insulinpumpe
– Kind 242 ff
– Remission 41
– späteinsetzender 26
– Stoffwechseleinstellung 51
– zeitliche Entwicklung 41
Typ-2-Diabetes 222
– Blutzucker-Selbstkontrolle 125, 147 f
– Einstellung, ambulante 146 f
– – stationäre 146 f
– erbliche Veranlagung, Auswirkung 27

■ Sachverzeichnis

Typ-2-Diabetes, Erblichkeit 22 f
– Ernährung 77
– familiäre Belastung 257
– Harnzucker-Selbstkontrolle 122
– HbA$_{1c}$-Bestimmung 50
– Insulinbedürftigkeit 91, 141
– Insulindosis, Anpassung 147 ff
– – Erhöhung 148 f
– – Verminderung 148
– Insulintherapie 143 ff
– – Abstimmung mit den Mahlzeiten 145 f
– – intensivierte 20
– – konservative 20, 141 ff
– Kombinationsbehandlung 89 ff
– milder 19
– 2-Spritzen-Therapie, Insulindosisanpassung 150 f
– – Umstellung auf 3-Spritzen-Therapie 153
– 3-Spritzen-Therapie 145
– 4-Spritzen-Therapie 145
– Stoffwechseleinstellung 51
– Sulfonylharnstoff-Wirkung 86
– Tabletteneinnahme 92
– Tablettentherapie 82 ff
– – Kombination mit Insulin 142
– – Sekundärversagen 141
– Therapie, medikamentöse 82 ff
– Therapie-Stufen 86
Typ-1-Diabetiker 18
– mit Kurzzeitdiät, Insulintherapie, intensivierte 137
Typ-2-Diabetiker 19 f
– Energiebedarf 56
– mit Insulinbehandlung 19 f
– ohne Insulinbehandlung 19
– Schulung 222 ff
– sportliche Aktivität 186
– Übergewicht 27 f

Übelkeit 157, 159 f
Übergewicht 27 f, 54, 193
– Fettleber 205
– Gallensteine 204
– Insulinresistenz 155
– Kind 242

– Vorbeugung bei Nachkommen 265
Ultraschalldiagnostik, Gallenblase 204
– Schwangerschaftsüberwachung 261
Umschulungsmaßnahmen 267
Umweltfaktoren 26
Untergewicht, Kind 93, 95, 247
Unterzuckerung 48, 173 ff, 231 f
– bei Acarbosebehandlung 177, 180
– am Arbeitsplatz 272
– Behandlung, notfallmäßige 31
– Bewußtlosigkeit, Sofortmaßnahmen 181
– BE-Zufuhr 135, 176
– Blutzuckermessung 126
– Blutzuckerwert 174
– Broteinheiten, schnelle 135, 176
– Definition 174
– Erste Hilfe 180 f
– Gefahr bei Stoffwechselentgleisung 160
– – im Straßenverkehr 274
– Gefahrengruppen 275 f
– Gegenregulation 156
– – hormonelle 174 f
– – – Gegenregulation 175
– Glukagonspritze 178 f
– Handeln der Angehörigen 178, 181
– bei Humaninsulintherapie 103
– insulinbedingte 116
– Kind 247
– leichte 174, 180
– medikamentenbedingte 220
– Merkblatt für Erzieher 250
– durch Muskelarbeit 184
– nächtliche 137, 139 f
– Not-BE 176 f, 180
– Notruf 181
– Partnerinformation 265
– Schwangerschaft 259
– schwere 174, 180
– Sehstörung 206
– Sulfonylharnstoff-bedingte 86 f, 175
– Symptome 31
– tagsüber 139
– Typ-1-Diabetiker 18
– Ursache 139 f, 148, 173
– mit Verkehrsunfallfolge 278

- Vermeidung 53
- Verwechslung mit Betrunkenem 175
- Vorbeugung 177
- vormittags 139
- Warnzeichen 180
- durch weggelassene Zwischenmahlzeit 145
- Zeichen 174
- Zuckerspritze 179
Unterzuckerungsrisiko, berufliche Einschränkung 266
Urlaubsaktivität, Insulindosisanpassung 280

Verhalten, clownartiges 174 f
Verkehrsmedizinisches Risiko, Begutachtung 275
Verkehrsunfall bei Unterzuckerung 278
Verzögerungsinsulin 94, 98, 100, 238
- Insulintherapie, intensivierte 129 f
- Kombination mit Tablettentherapie 142
- Spritz-Eß-Abstand 100
- Wirkprofil 102
Virusinfektion, Abwehrreaktion, fehlgeleitete 26
Vitaminzufuhr 71
Vitrektomie 198
Voglibose 83
Vollkornprodukte, Wirkung auf den Blutzuckerspiegel 60
Vorsorgeplan 199 ff
Vorsorgeuntersuchungen 234 f

Wachstumshormon 31, 175, 243
Wachstumsstillstand 247
Wadenkrämpfe 157
Wadenschmerzen 193, 207 f
Wärme, Einfluß auf die Insulinresorption 113

Wassereinlagerung, Schwangerschaft 260
Wasserlassen, vermehrtes 18, 157 f
Wehen, vorzeitige 261
Wein 81
Weitsichtigkeit, vorübergehende 206
Wöchnerin, diabetische, Insulinbedarf 261
Wundheilung, schlechte 157
Wurstwaren 66 f

Xylit 60, 78

Zehenrötung, schmerzhafte 208
Zeitverschiebung 284
Zittrigkeit 174
- bei Tablettentherapie 175
Zucker 58
Zuckeralkohole 60
Zuckeraufnahme 84
Zuckerausscheidung im Urin 32, 34, 158
Zuckeraustauschstoffe 60, 78
- Nebenwirkungen 78
- Wirkung auf den Blutzuckerspiegel 60
Zuckerbelastungstest, oraler 21, 28, 39
-- Schwangerschaft 258
Zuckerfühler s. Blutzuckerfühler
Zuckerhämoglobin s. HbA_{1c}-Wert
Zuckerinfusion 179
Zuckerkrankheit 40
Zuckermangel im Gehirn 174
Zuckerneubildung 84
Zuckerspritze 179
Zuckerverwertung 84
Zufallsdiabetiker 21 f
Zweifachzucker 58
Zwillinge 22
Zwischenmahlzeit 135 f
- am Arbeitsplatz 273
- weggelassene 145

Übergewicht läßt sich abbauen.
Lesen Sie dazu dieses aktuelle
TRIAS-Buch:

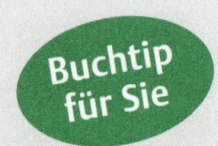

Finden Sie dauerhaft zu Ihrem optimalen Gewicht

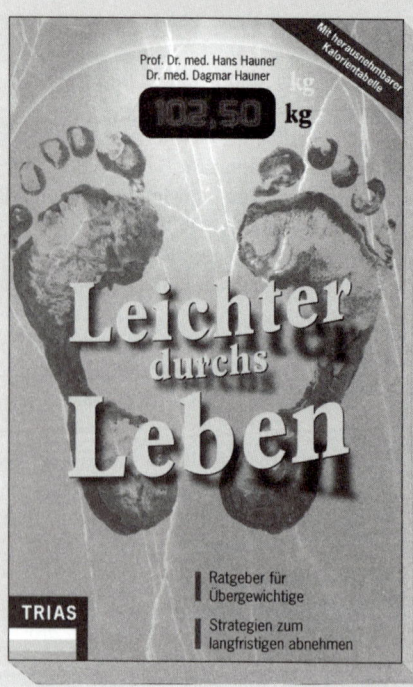

- Erfahren Sie alles über die rund 30 bekanntesten Diäten und Abnehm-Programme.

- Nutzen Sie die vielen Tips, wie Sie beim Abnehmen besser durchhalten.

- Mit handlicher Fett- und Kalorientabelle zum Herausnehmen.

269 S., 20 Abb.
DM 39,80 / SFr 37,50 / ÖS 291,–
ISBN 3-89373-335-3

TRIAS Verlag
Postfach 30 11 20
70451 Stuttgart
Tel. 07 11 / 89 31-0
Fax 07 11 / 89 31-752

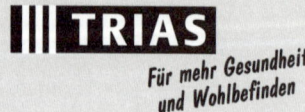